名师讲中药

四十年临床心悟

第 3 版

王绪前　编著

北京科学技术出版社

图书在版编目（CIP）数据

名师讲中药：四十年临床心悟 / 王绪前编著 . — 3 版 . — 北京：北京科学技术出版社，2024.4

ISBN 978-7-5714-3752-7

Ⅰ. ①名… Ⅱ. ①王… Ⅲ. ①中药学—研究 Ⅳ. ① R28

中国国家版本馆 CIP 数据核字 (2024) 第 051773 号

策划编辑：	刘　立
责任编辑：	刘　立
责任印制：	李　茗
封面设计：	申　彪
出 版 人：	曾庆宇
出版发行：	北京科学技术出版社
社　　址：	北京西直门南大街 16 号
邮政编码：	100035
电　　话：	0086-10-66135495（总编室）
	0086-10-66113227（发行部）
网　　址：	www.bkydw.cn
印　　刷：	三河市国新印装有限公司
开　　本：	710 mm × 1000 mm　1/16
字　　数：	253 千字
印　　张：	17.5
版　　次：	2024 年 4 月第 3 版
印　　次：	2024 年 4 月第 1 次印刷

ISBN 978-7-5714-3752-7

定　　价：68.00 元

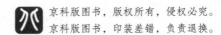

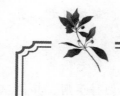

前　言

　　医之道，源于岐黄；本草学，始于炎帝。《神农本草经》（以下简称《神农》）开药物之先河，为药之祖也。古之对于本草有真知灼见者，如陶弘景、苏敬、李时珍、赵学敏，其宗皆源于《神农》。自古仁人精医道而救人于水火，圣贤崇医术以冀脱离病患。然外受风寒暑湿，内伤喜怒忧思，身恙在所难免。以本草祛除邪恶，用医术告别疾苦，皆人之所求。草木良毒各异，若悟其真谛可远离病痛。

　　余事岐黄近五十载，博涉本草，尤崇尚《神农》；结合古贤经验，根据临床体会，反复实践，逐渐对药物有一些见解，也对某些药物有一些新识。

　　本书所选辑的药物，均依笔者临床应用之心得、体会、读书新知而著录。虽管见一二，亦希冀弘扬岐黄之术，拓展临床用药思路。余以己之验证，付诸临床，确证有效，故录于是书，以惠及后人。

　　余在选辑药物时，采集精华，力求简洁、明了、清晰，以通俗语言表述该药物的特点，力避语言深奥艰涩。余无甚特技，亦不矜奇术，只求广播本草新知。医虽小道而义精，工贱而任重，些许用药体会多从临床领悟而来。学问之道，半在读书，半在阅历。熟读王叔和，不如临证多。余长期从事中医临床，每有体验，辄笔录之。余亦担当中药学教学之职，每有疑问即遍查本草，寻求古训。学不加思，岂能冥心顿悟，渐有长进；思而不撰，岂不油尽灯灭，憾对自身。故临证之中，处处留意药征，时时进行总结。日积月累，略有收获。吾望天下医者，慎勿妄恃己长，以希苟得之利。熟悉本草，以求弃纸上谈兵，面对病家方心中有底。只有阅书多方能娓娓道来，临证多方能救死扶伤。阅历本草，若豁然有得，辄撷取之，于是乎长年积累，是以为书。

本书按照肺系疾病、心系疾病、脾胃疾病、肝胆疾病、肾系疾病、气血津液疾病、肢体经络疾病、外科皮肤疾病、肿瘤疾病、妇科疾病、其他用药心悟进行编写。

是书在第 2 版原载 277 味药物基础上，增加了笔者近几年来新的临床用药体会，并新增一些药物。基本上每释一药，着重对其治疗某疾病的特效性进行了阐发。虽非尽善尽美，企与读者共飨，光大医药。若有不正之处，亦冀指正是幸。

湖北中医药大学　王绪前

2024 年 1 月

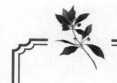

目　录

1

第五讲　肾系疾病用药心悟

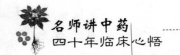
第六讲　气血津液疾病用药心悟 ………………………… 128

第七讲　肢体经络疾病用药心悟 ………………………… 141

第八讲　外科皮肤疾病用药心悟 ………………………… 152

第九讲　肿瘤疾病用药心悟

第十讲　妇科疾病用药心悟

第一讲　肺系疾病用药心悟

肺系疾病包括常见的咳嗽、喘息、咽喉肿痛、声音嘶哑、鼻塞不通等。现代医学的支气管炎、支气管哮喘、咽喉炎、鼻炎等属于肺系疾病。

笔者体会，肺系疾病用药多比较轻灵，用量多偏小，所谓"上焦如雾"是也。又有"上焦如羽，非轻莫举"之说。肺主气，李时珍的《本草纲目·卷三十》在"柿"条下有"脾、肺，血分之果"的认识，就是说肺病有血分病，还有从血治之说。结合临床，肺以气病为主，应重在调气，包括补气、顺气、降气。

土牛膝为治疗咽喉肿痛最佳之品

土牛膝为苋科植物牛膝的野生种及柳叶牛膝、粗毛牛膝的根及根茎。因植株地上部分的节似牛的膝关节，故名。

土牛膝味微苦、酸，性寒，可清热利咽而用于治疗咽喉肿痛，还可活血通淋而用于治疗小便不利。土牛膝是治疗咽喉肿痛的要药，也是治疗咽部疾患的首选药，其利咽作用较射干强。土牛膝苦寒之性不甚，若咽喉痒，可以配伍蝉蜕。土牛膝也是治疗热毒、实热、虚热等所致病变的常用药。其清降火热，功专破血下行。土牛膝既可以入煎剂，也可以生捣汁内服。若将土牛膝捣烂，其渣和醋调敷肿处也有作用。根据古今本草记载，其治喉风等证有大效。

笔者体会，土牛膝为治疗咽喉肿痛最佳之品，既能清热利咽，又能活血消肿。针对咽痛，笔者有一经验方，命名为土牛膝利咽汤。组成为：土牛膝15g，玄参15g，桔梗10g，麦冬12g，山茱萸15g，牡丹皮10g，山药15g，茯苓15g，生地黄15g，泽泻10g，青果15g，甘草6g。水煎饮服。此方为六味地黄丸、玄麦甘桔汤加土牛膝、青果，可以用于治疗各种咽喉疾病，有良好效果。经多年临床验证，凡急慢性咽喉炎，均可以选用之。在利咽方面，还可以选用玉蝴蝶、牛蒡子、板蓝根、射干等。此方中的土牛膝为必用之品，若无土牛膝，川牛膝、怀牛膝可以替代，但利咽效果不及土牛膝好。三种牛膝应用有别：怀牛膝主要针对肝肾不足、腰膝骨痛病证；川牛膝主要引血下行，尤对淋证治疗作用强；土牛膝善治咽喉疾患。

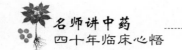 鱼鳔治疗小儿感冒咽喉肿痛有特效

鱼鳔是大黄鱼、小黄鱼、鮸鱼、黄姑鱼等的鱼脬经干燥而成。

鱼脬烹制菜肴，可与燕窝、鱼翅齐名。做食用和药用者均以黄鱼的鱼脬为佳。鱼脬含有大量胶质，能滋润皮肤，使皮肤细腻光润、避免枯燥干裂，用以治疗皮肤皲裂；同时可促进生长发育，增强抗病能力，起到延缓衰老和抵御癌症的作用。

鱼鳔可治疗多种疾病。《本经逢原·卷四·鱼部》认为，鳔胶"合沙苑、蒺藜，名聚精丸，为固精要药。丹方又以一味炒研，砂糖调，日服一钱匕，治痔最良，经久痔自枯落。烧灰，治产后风搐、破伤风痉，取其滋荣经脉，而虚风自息也"。

鱼鳔以治疗咽喉肿痛疗效为佳。经常感冒的小儿服用本品以后能明显减轻症状，增强抗病能力。笔者曾治疗一小儿，女，3岁，据其家长讲，小儿三年来经常感冒，发热，咽喉肿痛，总也治不好，几乎有一年的时间是在医院度过的，乃求诊于我。我告知其家长将鱼鳔油炸后给小儿食用，现炸现吃，每次6 g左右。小儿连续服用100 g后，几乎再无发热、感冒、咽喉肿痛。

笔者临床体会，鱼鳔治疗成年人咽喉肿痛或者某些过敏性疾病，也能取得良好效果。

重用木蝴蝶治疗声音嘶哑

木蝴蝶为紫葳科植物木蝴蝶的干燥成熟种子，因药材似飞舞的蝴蝶，故名。其颜色为白色，故又名玉蝴蝶、云蝴蝶。其犹如放久的纸，故也名云故纸、千张纸。

木蝴蝶味苦、甘，性凉，能清肺利咽，用于邪热伤阴、咽喉肿痛、声音嘶哑、肺热咳嗽证。本品为治咽喉肿痛之常用药，可单味泡水服。笔者在临床上尤其喜欢用木蝴蝶治疗声音嘶哑。若平时讲话多，导致伤气而不愿意讲话者，可以将木蝴蝶与西洋参交替应用，既能提气，又能防止声音嘶哑。笔者体会，木蝴蝶治疗声音嘶哑较胖大海效果好，可以大剂量使用，尤其平时讲话多、咽喉不适、声音不洪亮者，用开水泡服木蝴蝶治疗效果好。若声嘶较重，喉内不适，有异物感，也可以用木蝴蝶10 g泡水饮服。若慢性咽炎，可用木蝴蝶、金银花、生甘草各3~5 g，开水冲泡频服。

咽喉肿痛多从热论，可见于急性或者慢性咽炎、喉炎、扁桃体炎、疱疹性咽峡炎、溃疡膜性咽峡炎、咽喉脓肿等。这些疾病均可引起咽喉局部的肿痛，且临床以热证为多见，常表现为咽部赤肿疼痛、咽干、口渴、吞咽不适、便秘、尿黄。根据临床表现特点，多应清热利咽、润燥生津。所以，选用药物多为养阴生津、利咽解毒之品。对于一些病证较轻者，选用木蝴蝶具有良好的效果。

笔者体会，治疗咽喉肿痛，木蝴蝶配伍土牛膝则作用加强。对于久久不愈之证，可以少佐肉桂以引火归原。在某种情况下，咽喉肿痛也有用温补之品的情况，但相对而言较少见。

蝉蜕开音作用极强

蝉蜕为蝉科昆虫黑蚱羽化时脱落的皮壳，因是蝉蜕下的皮壳，故名。蝉蜕味甘，性寒，主治惊痫，《本草纲目》言其能治疗"哑病、夜啼

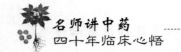
者，取其昼鸣而夜息也"。现临床用蝉蜕主要取其利咽开音、息风止痉之功。其乃开音要药。

蝉蜕为治疗声音嘶哑要药，开音作用极强。从传统用药来看，其对于金实不鸣、金破不鸣均有良效。所谓金实不鸣，指的是肺的实证，比如感冒后导致声音嘶哑，发音不出；所谓金破不鸣，指的是肺的虚证，如因讲话太多，或身体极度虚弱，肺气不足，导致发音不出。笔者体会，蝉蜕配伍石菖蒲效果更好，这是因为石菖蒲具有开九窍的作用。肺窍不利会出现声音嘶哑，而蝉蜕能开音，故蝉蜕为治疗声音嘶哑要药。蝉蜕也是治小儿夜啼的要药。若小儿夜啼，烦闹而无器质性或感染性疾病者，用蝉蜕15～20 g，水煎加糖，睡前喂服。如此患儿即可安然入眠。其主治夜啼，结合现在的认识，乃取其安神作用，所以现在临床上也有用蝉蜕治疗失眠多梦者。

传统使用蝉蜕，多去掉头足，而现在临床上一般是不去头足的，一是因为比较麻烦，二是因为并不能明显提高疗效。蝉蜕质地很轻，2400～2600只才够1 kg，采集费时费力，而去头去足也费时费力。

蝉蜕能止咳嗽，特别是对喉痒之咳，有迅速止咳痒而愈咳嗽的作用，无论风寒、风热皆可用之。凡咳时有喉痒状，以蝉蜕10 g单味煎汤服甚效，亦可配伍其他药物应用。笔者临床凡见咽喉痒即将蝉蜕作为首选之品。

胖大海利咽性缓效平

胖大海为梧桐科植物胖大海的成熟种子。

胖大海能利咽开音，用于肺热咽喉不利、疼痛。一般是将其直接泡水服，但作用平和。

胖大海经过水泡发后，膨胀成海绵状，可以达到原体积的3～5倍。笔者体会，胖大海的利咽效果不及木蝴蝶好，且胖大海泡发后，不太好饮用，所以笔者在临床上更喜欢使用木蝴蝶泡水饮服以利咽。

胖大海同时具有微弱的通便作用，用于上火引起的便秘，主要是因其能清肺热，不过此作用不强。

绿萼梅善治咽部异物感

绿萼梅即梅的干燥花蕾，气香味淡而涩，入药以含苞待放、萼绿花白、气味清香者为佳。李时珍称萼绿花白者为白梅花，花冠红色者为红梅花。本品入药以白梅花为主。

梅花疏肝解郁，和中化痰，用于治疗肝胃气滞之胁肋胀痛、脘腹痞满、嗳气纳呆以及痰气郁结之梅核气。根据其治疗梅核气的功用，现用其治疗咽部异物感，也用其治疗食管方面的疾病，如食管癌。其理气而不伤阴。若咽痒、慢性咽喉炎及其他多种咽部疾患可以选用绿萼梅入药，可以入煎剂，也可以直接泡水饮服。

白及能补肺

白及为兰科植物白及的干燥块茎。其根色白，连及而生，故名。

白及味苦、甘、涩，性寒。其主要功效是收敛止血，用于体内外诸出血证，对肺、胃出血者更为适宜，如验方独圣散。又因其味甘兼有补肺及生肌之功，故对肺痨（肺结核）或消化道的出血，不但能有效止血，而且能促进病灶愈合。

《本草纲目·卷十二》引用南宋文学家洪迈《夷坚志》中记载的一个故事，"台州狱吏悯一大囚，囚感之，因言：'吾七次犯死罪，遭讯拷，肺皆损伤，至于呕血。人传一方，只用白及为末，米饮日服，其效如神。'后其囚凌迟，刽者剖其胸，见肺间窍血数十处，皆白及填补，色犹不变也"。此案例虽有疑点，但也说明白及是治疗肺出血之咯血、胃出血之吐血的要药。

白及的止血作用极强，在止血方面可以单用，一般应研末内服。白及粉以凉开水调服作用强。白及具有补肺作用，可以治疗肺虚的病证，尤其是肺痨咳嗽、咳血，也可以治疗其他虚损病证。现代医学的肺结核、慢性气管炎、肺纤维化、肺不张、硅沉着病等均可见肺痿的征象，也多选用白及治疗。

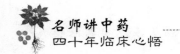 西洋参补气不壅滞

西洋参为五加科植物西洋参的干燥根。因原产自加拿大、美国，故名。

西洋参味甘、微苦，性凉。关于西洋参的作用，有清热的说法，其实这只是与人参相比较而言，并不是说热证就要用其清热。西洋参性偏寒，若气虚兼有热者，可以选用，尤其是秋季时天气干燥，人们常常感觉食欲不振、口干舌燥，故常用之。但临床是不用其来治疗某脏腑热证的。西洋参在应用方面比较灵活，其可研粉煮粥，也可以切片用开水泡服，或切片炖服，或泡酒饮服。最简单的方法是将西洋参切片后，直接用开水泡服。本品尤其适合于讲话多、身体虚弱者应用。

人参、西洋参均为强有力的补气之品，用于气虚欲脱之气短神疲、脉细无力等症。人参历来被称为振危救脱第一要药，而西洋参补气作用较为平和。二者均能生津，单纯从生津作用来说，西洋参更强一些。从临床来看，人参以冬季应用为宜，因为其性偏温；而西洋参以夏季应用为宜，因为其性偏寒。西洋参补气不壅滞，尤其适合气阴两伤者使用，如容易耗气者应用则有明显效果。经常讲话多者（如教师）容易伤气，一次性讲话过久更容易出现少气懒言、不欲讲话，有的人甚至声音嘶哑、咽喉干痛，此时可以将西洋参切片泡水饮服。初次服用西洋参可以少量，3 g 左右，以后根据情况可以逐渐加大剂量，以能够承受为佳。西洋参、生晒参作用相似，生晒参性略温，二者可以互相代替使用。

百部止咳嗽以炙用为佳

百部为百部科植物直立百部的块根。百部的名称根据李时珍的解释，"其根多者百十连属，如部伍然，故以名之"。意思是说，百部的丛生根

多，长在一起，就像一支部队。

百部味苦、甘，性微温。百部性质平和，止咳作用很强，不论新久、寒热、虚实、内伤、外感咳嗽均可以使用。在止咳方面，百部以炙用为佳。咳嗽的种类有多种，如风寒咳嗽、风热咳嗽、燥热咳嗽、痰湿咳嗽、阴伤咳嗽、气虚咳嗽。咳嗽，尤其是肺痨咳嗽，以百部为要药。按现在的研究来看，其主要作用是杀痨虫（结核菌）。此药除擅长治疗肺痨咳嗽外，也是治疗百日咳的常用之品。百日咳表现为阵发性、痉挛性的咳嗽。根据现在的研究，百部可以直接杀灭百日咳杆菌。临床上百部被用来治疗咳嗽，但并不用于治疗喘息。百合也善治肺燥咳嗽，而肺燥证多见于秋季，临床表现为干咳无痰，或痰少而黏不易咳出，或痰中带血，口燥咽干，形体消瘦，五心烦热，午后潮热，盗汗，颧红，声音嘶哑，唇、舌、咽、鼻干燥欠润。笔者常用四百二冬膏（见"白果"条）治疗燥咳。根据百部止咳作用强、杏仁多用于咳喘病证的特点，笔者治疗咳嗽喜将二药配伍应用。

此外，百部还用于治疗虫证，尤以蛲虫为佳，以外用为好。将百部煎水外洗，具有直接杀灭蛲虫的作用，对于阴道滴虫也有很好的治疗效果。治疗皮肤疾患的瘙痒，百部为常用之品，苦参止痒汤（见"苦参"条）中即配伍有本品。根据其杀虫的作用，可以用其烧烟熏衣，使虱自落，煮汤洗亦可。

川贝母研粉单用效更佳

川贝母为百合科草本植物川贝母的鳞茎，以粒小均匀、色洁白、粉性足者为佳。浙贝母药材形体较大，故又称大贝母。通常讲的贝母指的是川贝母，又称尖贝母。

川贝母的止咳作用极强，主治热咳，也可以用于治疗其他原因导致的咳嗽，无论痰多痰少均可选用。其治疗热痰、燥痰、肺虚劳嗽、久嗽、痰少咽燥、痰中带血等甚为对证。临床应用时一般是将其研末冲服。许多止咳方多以川贝命名，如川贝止咳露、川贝清肺膏、川贝枇杷膏等。因其药性和缓，气味不浓，故小儿与年老体弱病人久服亦不伤胃。其清火散结之力不及浙贝母。

川贝母是治疗咳嗽的要药，研粉单用即有良好的疗效。为节约药材，不提倡入煎剂。治疗热痰、热咳、阴虚燥咳，可以将川贝研细粉后，置入挖空的梨膛中，加入适量冰糖，隔水蒸熟后吃。在秋季出现燥咳时使用本品效果良好。

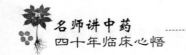 款冬花治咳嗽多蜜炙

款冬花为菊科草本植物款冬的花蕾。

款冬花温而不热，辛而不燥，甘而不滞，为润肺化痰止嗽之良药，用于多种咳嗽，不论外感、内伤、新久、寒热、虚实，皆可施用，但以肺虚久嗽、肺寒痰多之咳嗽最为适宜。肺热痨嗽、咯血等亦常用之。但其止咳作用不持久。取其止咳之功时，多蜜炙用，以增强润肺止咳的作用。

《本草衍义·卷十·款冬花》记载治疗咳嗽的一种特殊用法，云："有人病嗽多日，或教以燃款冬花三两枚，于无风处，以笔管吸其烟，满口则咽之，数日有效。"宋代《图草本经》也认为，"疗久咳熏法：每旦取款冬花如鸡子许，稍用蜂蜜拌润，纳入一密闭铁铛内；铛上钻一小孔，插入一笔管；铛下着炭火，等烟从笔孔口出，以口含吸烟之，烟尽乃止。数日必效"。

嗅鼻法是中医外治法之一，多用于急性昏迷病，用药大都为芳香开窍之品。而单独用款冬花烟熏吸入以止咳，不能不说是一种颇有创意的发明。若久咳不愈，可取款冬花一小团，拌蜜少许，放在瓦罐内烧烟，罐留一孔，让烟出，以口吸烟咽下。如此五日，至第六日，再吃一餐羊肉包子，可以加速病愈。

款冬花为常用止咳之品，是治疗慢性支气管炎、肺气肿咳嗽、痰多、气喘的常用药，也常用于治疗其他的肺部慢性疾病。款冬花一般不用于宣肺，即不用于受凉感冒后咳嗽咽痒痰少或无痰的情况。从使用来看，款冬花配伍紫菀并蜜炙后，止咳化痰作用加强。

鱼腥草善治肺热咳嗽

鱼腥草为三白草科植物蕺菜的地上部分。因其新鲜茎叶中有一股浓烈的鱼腥气，故名。作为食物食用，则称其为蕺菜。

鱼腥草味辛，性微寒。常人以为此药气腥味劣，难以下咽。其实，此药阴干后，不但没有腥气，而且微有芳香。加水煎汁时，能挥发出一种类似肉桂的香气，煎出的汁如淡的红茶汁，仔细品尝时也有类似红茶的味道，芳香而稍有涩味，毫无苦味，且无腥臭味，对胃也无刺激性。

鱼腥草乃治疗肺热咳嗽要药，笔者临床体会，配伍芦根、黄芩，作用更强一些。《滇南本草》记载其"治肺痈咳嗽带脓血、痰有腥臭、大肠热毒，疗痔疮"。传统将其作为治疗肺痈要药。但由于现在肺痈已少见，所以主要将其用于治疗肺热咳嗽。对于外感咳嗽，本品也是可以选用的。《名医别录·下品》记载鱼腥草"多食，令人气喘"，这是讲若食用本品过量、过多，会使人出现身体不适。由于此药清肺热作用强，笔者喜用其治疗因肺热导致的一些疾病，如将其与百部、鹅不食草、麦冬等配伍，用于治疗百日咳。现也认为其能抗过敏，所以对于过敏性疾病，笔者也喜用之。近年来本品多用于治疗大叶性肺炎、急性支气管炎及肠炎、腹泻等疾病，颇有疗效。鱼腥草在治疗感冒方面有效，主要是因为其能清除肺热，所以有"红肿疼痛又发热，不要小看鱼腥草；常吃鱼腥草，不会得感冒"的说法。鱼腥草治疗肺热咳嗽剂量应适当加大。

鱼腥草清热解毒的作用不强。若治疗热毒痈肿，可单味煎汤内服，也可用鲜草捣烂外敷。

罂粟壳止咳，但不可轻易选用

罂粟壳为罂粟科植物罂粟的成熟蒴果的外壳。其实状如罂子，其米如粟，故名。

罂粟壳味酸、涩，性平，有毒。据《本草纲目》记载，罂粟壳可治疗泄泻、久痢、久咳不已，但只有在无湿邪的情况下方可使用。罂粟壳具有很强的收敛作用，但对于滑脱病证不能轻易选用，只有在病程长，尤其是兼有疼痛的情况下才选用。临床使用罂粟壳日久容易导致成瘾性、依赖性，作为医生应严格控制其使用剂量。但如果咳嗽日久，应用之正好对证。笔者临床体会，罂粟壳虽止咳作用强，但必须虚证方可用之。朱震亨云："治嗽多用粟壳，不必疑，但要先去病根，此乃收后药也。治痢亦同。"（《丹溪心法·卷二·咳嗽》）治疗新感咳嗽不要轻易选用此药。笔者曾见到一中医师治疗8岁的小儿，因其咳嗽已半个月，此医乃投以含有罂粟壳10 g的中药方子。患儿服用2剂后，咳嗽即止；但连用5剂后，患儿胸闷难受，甚至拿小刀划胸部以解胸部憋闷的不适感；后才慢慢调理正常。总之，外感、湿热之证均不能轻易选用本品。罂粟壳是国家管制药品，在使用时不可过量，也不可使用时间过长。

芦根清肺热剂量当在 30 g 以上

芦根为禾本科多年生草本植物芦苇的新鲜或干燥根茎。芦苇多生于水边，茎中空，茎可编席，亦可造纸，简称芦。因本品药用芦苇之根茎，故名。

芦根味甘，性寒，以条粗壮、表面黄白色、有光泽、无须根、体轻质韧、不易折断者为佳。在唐代多用苇茎，即芦苇的嫩茎，其性能、功用、用量、用法均与芦根相同。然苇茎更长于清肺排脓，多用于肺痈，芦根长于生津止渴。孙思邈《备急千金要方》中的苇茎汤，以苇茎为治疗肺痈之要药。现药店中多无苇茎供应，可以芦根代之。

芦根质轻，清淡平和，甘淡而力缓，善于清肺胃之热，且清热不伤正，性寒不伤胃，味甘不泥膈，生津不恋邪，利尿不伤阴，多作为辅助药物使用。凡温病热恋卫气，或热病后有伤津口渴，以及肺热咳嗽、痰稠、口干之证，均可以使用。夏季外感咳嗽，多为风热引起，中医习惯用桑菊饮来治疗，此方中就含有芦根。现代研究证明，芦根有较强的镇痛解热作用。

清代医家吴鞠通创立了五汁饮（梨汁、荸荠汁、鲜芦根汁、麦冬汁、藕汁）一方，专治热病伤津、口干心烦，其中就含有芦根。该方用药省，无论煎汤还是沸水泡饮，对夏令汗多、头昏、咽干、烦闷、便秘等都有良好的防治效果。现以麦冬、芦根为主方，用于肿瘤病人，能明显减轻放射治疗所致的口干、食欲不振、大便不畅等副作用。芦根可上清肺热，中清胃热，下清膀胱之热。芦根性质平和，清肺热作用强，凡治肺热病证皆为首选之品，使用时剂量应在 30 g 以上。因其利尿不伤阴，所以即使津伤者也可使用。

古代本草书中记载芦根能解毒，如河豚毒、鱼蟹毒、酒毒等。唐代《备急千金要方·卷二十四·解食毒》载："锉芦根，春取汁，多饮良，并治蟹毒。亦可取芦苇茸汁饮之，愈。"民间亦有此用法者。若突然食物中毒，可饮服新鲜芦根汁。从临床使用来看，其解毒作用并不强，多只作辅助药物使用。

辛夷宣通鼻窍入散剂为佳

辛夷为木兰科植物望春玉兰或武当玉兰的干燥花蕾。李时珍曰："夷者荑也。其苞初生如荑而味辛也。"荑，荑草也，茅之初生也，意即辛夷外面的毛如茅草初生。唐代陈藏器曰："辛夷花未发时，苞如小桃子，有毛，故名侯桃。初发如笔头，北人呼为木笔。其花最早，南人呼为迎春。"宋代寇宗奭曰："辛夷处处有之，人家园亭亦多种植，先花后叶，即木笔花也。其花未开时，苞上有毛，尖长如笔，故取象而名。花有桃红、紫色二种，入药当用紫者，须未开时收之，已开者不佳。"因药材似毛笔头，故本品又名木笔花。

辛夷味辛，性温，主要功效为宣通鼻窍，故用于治疗鼻渊、鼻塞流涕、不闻香臭。其芳香通窍，性善上达，为治多种鼻病、头痛的要药。《神农本草经》虽云辛夷治疗身体寒风，但只有在兼有鼻塞的情况下才选用。《本草纲目》载其主治"鼻渊、鼻鼽、鼻窒、鼻疮，及痘后鼻疮，并用研末，入麝香少许，葱白蘸入数次，甚良"，并认为"鼻气通于天。天者头也，肺也。肺开窍于鼻，而阳明胃脉环鼻而上行。脑为元神之府，而鼻为命门之窍。人之中气不足，清阳不升，则头为之倾，九窍为之不利"。以上强调用辛夷治疗鼻病，并提出了"脑为元神之府"的著名见解。直至现在，临床也将辛夷作为治疗鼻病的要药。辛夷作用比较单一。

在通鼻窍药物之中，以辛夷最有名气。现认为，辛夷入煎剂时有效成分破坏较多，若入丸剂则有效成分不易发挥作用，而在散剂中药效最易发挥，故使用辛夷时以散剂为佳。临床上应用辛夷常配伍他药，也可以将其单用。通鼻窍的药物有白芷、苍耳子、细辛、鹅不食草等，但以辛夷最为常用，且作用更强。辛夷花上有绒毛，若入煎剂会刺激咽喉部引起不适感，故宜包煎。笔者治疗鼻病，将辛夷作为首选之品。笔者有一首经验方，命名为辛夷通鼻汤：辛夷 10 g，细辛 3 g，防风 10 g，白芷 10 g，黄芩 10 g，藿香 12 g，乌梅 10 g，僵蚕 12 g，仙鹤草 15 g，芦根 30 g，鱼腥草 15 g，枳壳 10 g，天花粉 15 g。水煎服。此方对于多种鼻病有良好的治疗效果，如过敏性鼻炎。

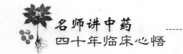 苍耳子为治鼻塞不通、鼻渊要药

苍耳子为菊科植物苍耳的带总苞的干燥成熟果实。

苍耳子善通鼻窍以除鼻塞，止浊涕，缓解前额及鼻内胀痛，为治鼻塞不通、鼻渊要药。治疗急慢性鼻炎，可以将苍耳子轻轻捶破，加适量麻油，文火煮开后，去苍耳，待冷后，将药液倾入小瓶中备用。用时以棉签蘸药液涂鼻腔，每日 2～3 次，坚持应用。

苍耳子配伍白芷、细辛、辛夷、鹅不食草后，其宣肺通窍、散风止痛作用加强。白芷芳香上达，消肿止痛；辛夷散风解表，宣通鼻窍；细辛通窍作用强；而鹅不食草乃治疗鼻病的主药。一般临床上常将以上五药联合应用，治疗鼻渊之证见头痛鼻塞、不闻香臭、常流浊涕者，效果好。

苍耳子药材外面有刺，其毒性也主要在此。对苍耳子炮制加工主要是用炒的方法，因为炒了以后药材表面就焦了，毒性也就小了，也便于配方和有效成分溶出。根据现在的认识，苍耳子的毒性主要是损害肝脏和肾脏

的功能。

　　笔者临床体会，苍耳子通鼻窍作用较辛夷强一些，但因其有毒，所以剂量不宜过大，尤其是小儿不宜久用。

重剂神曲治鼾证

　　神曲为面粉和其他药物混合后经发酵而成的加工品。古代酿造神曲，认为在五月初日、六月初日，或三伏日为佳。李时珍言："取诸神聚会之日造之，故得神名。"现在不限于上述时日，以在热天酿造为宜。

　　神曲味甘、辛，性温。其为鲜辣蓼、鲜青蒿、鲜苍耳子切碎，杏仁、赤小豆研末，和入麦麸、白面后，经发酵而成的曲剂，具有健脾和胃、消食调中的功效，因由六味药组成，又名六神曲。

　　神曲的主要功能是消食导滞，一般炒用。炒神曲的制作方法是：取麸皮撒匀于热锅内，起烟后将神曲倒入，炒至黄色，取出，筛去麸皮，放凉；或不加麸皮，炒至黄色亦可。焦神曲的制作方法是：取神曲置锅内，炒至外表呈焦黑色、内部焦黄色，取出，略喷些清水，放凉。现在认为六神曲麸炒品和焦炒品均能较好地促进胃消化酶的分泌，促进胃肠蠕动。因其含有多量酵母菌和复合维生素 B，故有增强食欲、维持正常消化功能等作用。神曲消食作用比较平和，单独使用作用不显，在消食药中不作为首选之药应用，但配伍山楂、麦芽（即炒三仙）后作用加强。由于此药能够帮助金石矿物类药材消化，所以在处方中有矿物药材时，笔者喜加用神曲。因为此药兼有微弱的散表作用，故在治外感表证而食欲不振时可选用之，而此种情况尤以患儿多见，所以治疗患儿多加用之。

　　从临床使用来看，神曲具有制止打鼾的作用。打鼾俗称打呼噜，是指睡眠之中的人喉里发出鼾声，是睡眠呼吸暂停综合征的一个主要临床表现。其司空见惯，有人甚至把打鼾看成睡得香的表现。其实打鼾是健康的大敌，久鼾成病，因为打鼾使睡眠时的呼吸反复暂停，易造成大脑、血液缺氧，进而诱发心脑血管疾病。睡眠占生命 1/3 的时间。打鼾既影响自己的身心健康，又妨碍别人休息。

笔者体会，治疗鼾证，神曲、葶苈子为首选之品。笔者多大剂量使用神曲，一般在30 g以上。鼾证的产生与痰有关，又与气道壅阻有关。葶苈子善治痰证，而神曲虽为消食之品，但也有畅通气道的作用。笔者喜将二药配伍，并且大剂量使用。

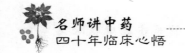

葶苈子为治鼾证首选之品

葶苈子为十字花科植物独行菜或播娘蒿的成熟种子。

葶苈子味苦、辛，性大寒。笔者遍查古代文献，未发现有关鼾证治疗方面的论述。其原因可能是古人认为打鼾没有必要治疗，或者认为打鼾说明睡得深沉，再就是病家打鼾并不找医生治疗，以至于古今用中药治疗鼾证者鲜见。打鼾会导致头痛头昏、失眠健忘、记忆力减退等，同时，还会导致心理压力较重，睡眠时精神紧张，工作和学习时昏昏沉沉，丢三落四，以及面色萎黄、皮肤粗糙、肥胖臃肿、口臭口苦等。因打鼾会影响同室之人的睡眠，进而可能会导致人际关系不融洽。

鼾证有实证和虚证之分。实证的主要病机为痰湿、瘀血阻窍，脏腑功能失调，与肺、脾、肾三脏的关系密切。如肥胖者多因嗜食膏粱厚味，使脾失健运，聚湿生痰，以致体态臃肿，痰湿上阻于气道，肺气不利，呼吸功能失常，出现鼾声如雷、呼吸暂停。虚证的主要病机也与痰湿有关，其鼾声多低沉，夜间憋醒次数较多，伴有神疲乏力、夜尿频多、盗汗、记忆力下降、腰膝酸软等。

治疗鼾证主要从痰湿入手。在多年的临床中，笔者发现治疗鼾证应首选葶苈子、神曲，因葶苈子具有较强的泻肺祛痰的作用，神曲畅通气道。《金匮要略·痰饮咳嗽病脉证并治》有葶苈大枣泻肺汤治疗"支饮不得息"的记载。葶苈子是治疗饮邪阻于胸膈而致痰涎壅塞、肺气不利、胸闷喘咳、呼吸困难的要药。平时鼾声不是很严重者，可以用葶苈子15 g、大枣20 g煎水或泡水饮服，坚持应用一周。

在临床应用中，将葶苈子与大枣配伍应用，既能起到泻肺作用，又能防止葶苈子的作用太强而伤正气。据黄宫绣《本草求真·卷五》记载，葶葶苈子的泻水作用很强，可大泻肺中水气，药力不亚于芒硝、大黄。临床使用葶苈子时也不一定要配伍大枣，只是在病人身体虚弱的情况下配伍大枣，以防止损伤正气。

　　笔者体会，以葶苈子配伍半夏、炒白术、石菖蒲、焦神曲后治疗鼾证作用更强。笔者有一治疗鼾证的经验方，命名为葶苈止鼾汤：葶苈子15 g，牛蒡子15 g，半夏15 g，炒白术15 g，茯苓20 g，石菖蒲15 g，焦神曲30 g，竹茹15 g，泽泻10 g，黄芩10 g，苍耳子10 g，辛夷10 g，炒杜仲15 g，丹参20 g，合欢皮15 g。水煎服，亦可做成其他剂型服用，效果良好。

　　临床治疗咳嗽、喘息，葶苈子应为首选之品，其较杏仁止咳平喘作用迅速。有泡沫痰涎时更应选用葶苈子；若喘息症状较重，还可以加大剂量，用20～25 g。葶苈子上可泻肺，下可利水，用于水气不行之水肿胀满，尤善治胸腹积水，如治心胸水饮之大陷胸丸，治腹部水肿之己椒苈黄丸，均取葶苈子泻水以治胸腹部水饮病证。古代本草记载葶苈子泻水作用强，此药即使稍大剂量（一般20 g）也未偾事。

　　另外，葶苈子有强心作用，能使心肌收缩加强、心率减慢，还可增加心脏输出量，降低静脉压。因此，风心病、肺心病并发心力衰竭者均可用之。

香薷泡服预防夏季感冒

　　香薷化湿解暑，用于夏季贪凉饮冷或感受暑湿而致畏寒、发热、头痛、无汗或腹痛、吐泻等。其外祛暑邪而解表，内化湿浊而和中，为祛暑解表要药，主治阴暑证。香薷虽能祛暑，但性温辛散，多适用于阴暑病证，而不适于阳暑病证。所谓阴暑证，是暑天感受暑热邪气以后又贪凉饮冷导致疲倦、乏力、头昏、头痛等。至于暑热引起的大汗、大热、烦渴等，再用香薷就不合适了。李时珍云："香薷乃夏月解表之药，如冬月之用麻黄，气虚者尤不可多服。而今人不知暑伤元气，不拘有病无病，概用代茶，谓能辟暑，真痴人说梦也。"香薷芳香，但其香气不正，味道并不好闻，所以临床用之并不多。在临床使用中，将香薷单独泡水服，可以预防夏季感冒。

香薷、麻黄作用相似，均能解表，可以治疗外感表证。从发汗作用来看，麻黄作用强，称为发汗猛药；香薷作用略弱，为祛暑解表要药，多用于夏季。二药还均可利水消肿，用于治疗阳水病证，对于消除腰以上的水肿具有明显的作用。

笔者临床体会，夏季使用香薷治疗暑湿病证，配伍藿香、佩兰之后，芳香化湿作用更强，但在剂量上香薷稍少于藿香为好。

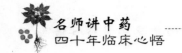# 黄精治秋燥效果尤佳

黄精为百合科植物黄精的根茎。李时珍曰："黄精为服食要药，故《名医别录》列于草部之首，仙家以为芝草之类，以其得坤土之精粹，故谓之黄精。"

黄精味甘，性平。黄精使用历史悠久，历来作为延年益寿的妙品应用。本草书籍对于黄精的评价非常高。黄精的作用与山药很相似，主要是补益气阴，但从补益作用来看，黄精更强，所以古代一些延年益寿的方子多选用黄精。

黄精性平和，作用缓慢，可作久服滋补之品，无大补温燥之弊。《本草纲目·卷十二》载其能"使五脏调良，肌肉充盛，骨髓坚强，其力增倍，多年不老，颜色鲜明，发白更黑，齿落更生"。现临床就将其作为补益妙品应用，既可以泡酒服，也可以做膏剂、丸剂使用。

黄精的润燥效果尤佳，可用于秋冬季口唇干燥，手足皲裂、脱皮，手部水疱，手足痒，出汗，脚裂口等。将其外用还可以治疗诸如手足癣、甲癣、脚痒等。应用方法是将黄精以水浓煎后，加入食醋，待水温降低后，将手或脚浸泡其内，每次20～30分钟，手或脚不揩干，再用生猪油在局部外搽，连用几次效果明显。还可以将黄精以95%酒精浸1～2天，蒸馏去大部分酒精，使其浓缩，加3倍水，沉淀，取其滤液，蒸去其余酒精，浓缩至稀糊状，成为黄精粗制液。使用时将黄精粗制液直接搽涂患处，每

日 2 次。也可以直接用高度白酒或食醋浸泡后外搽。

《玉楸药解·卷一》云："黄精滋润醇浓，善补脾精，不生胃气，未能益燥，但可助湿，上动胃逆，浊气充塞，故多服头痛。湿旺者不宜。"而苍术燥性可以防黄精之润，所以二药相伍补脾胃之精、润心肺之燥、健脾防助湿，尤宜治疗消渴兼有脾虚夹湿之证。

黄精具有"下三尸虫"的作用，用于治疗蛲虫病。在杀虫方面，还可以治疗肺结核，方法是将黄精熬膏后用。

白果尤善治久病体虚咳喘

白果为银杏科植物银杏的成熟种子。因其形似小杏而核色白，故名。

白果味甘、苦、涩，性平，有毒，所含的毒性成分经水解后产生氢氰酸，有缓解支气管平滑肌痉挛的作用，故可敛肺平喘，用于肺虚咳喘之证，尤以久病体虚咳喘者多用，如果痰多时应配伍祛痰之品。此药对于结核菌有抑制作用，可以治疗肺结核。从食疗方面来说，可以将其与食物炖食。笔者治疗病程时间长之咳喘，喜将白果、杏仁配伍应用。就单味药作用而言，杏仁平喘作用更强。若长期慢性咳喘，可以选用百部、百合、白及、白果、麦冬各 100 g，天冬 50 g，熬制膏剂服用。此方笔者命名为四百二冬膏。

白果有毒，其毒性以绿色的胚最大，小儿如吃 7~15 粒，很有可能导致中毒死亡。白果炒熟后毒性减低，但也不能过多食用。李时珍在《本草纲目·卷三十》中引用李鹏飞的《三元延寿参赞书》云："白果食满千个者死。""昔有饥者，同以白果代饭食饱，次日皆死也。"食用白果时，成人剂量应该控制在 10 粒左右，不要超过 15 粒。若白果中毒，紧急时可内服蛋清，或煎服 60 g 生甘草，用以解毒。

因白果有收敛作用，故也善治带下，但使用时间不宜过长。李时珍有一治带方，用治"赤白带下，下元虚惫：白果、莲肉、江米（即糯米）各五钱，胡椒一钱半，为末。用乌骨鸡一只，去肠盛药，瓦器煮烂，空心食之"（《本草纲目·卷三十》）。此方补气固涩之力较强，颇有效果。白果上可敛肺气而平喘咳，下能涩湿浊而祛痰湿。现临床将白果作为常用的治疗带下的药物，从应用来看，寒湿、湿热带下均可以配伍应用。

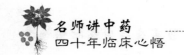

麻黄平喘需陈放用或炙用

麻黄为麻黄科植物草麻黄、木贼麻黄和中麻黄的干燥绿色嫩枝（草质茎）。其命名缘由，李时珍疑与其味麻而色黄有关。

麻黄味辛、微苦，性温，汉代已广泛应用于临床。《伤寒论》《金匮要略》两书中用麻黄命名或方中配伍有麻黄的方剂有近30首，其中《伤寒论》以麻黄命名的方剂有8首，尤以麻黄汤著名，《金匮要略》以麻黄命名的方剂有8首。晋唐以后，医家逐渐认识到麻黄乃治疗肺家病变的主药。在现代临床上，麻黄主要被用于发汗、宣降肺气、利水消肿，被认为是治疗咳喘、风水水肿的第一要药。

麻黄历来被认为是解表第一要药，有"麻黄轻可去实，为发表第一药"的说法；麻黄发汗作用强于其他一般的解表药，又有"发汗峻剂"的说法。麻黄与桂枝配伍以后发汗力量更强，这是一种协同作用，也是相须配伍所产生的效应。治疗外感表证，实际应用麻黄并不多，乃由于麻黄的发汗力太强。麻黄发汗作用的强弱，可用石膏来调节，石膏量大于麻黄，则麻黄发汗力减弱。如越婢汤即如此配伍以主治"恶风，一身悉肿，脉浮，不渴，续自汗出，无大热"。一般在需要发汗的时候，石膏的量不宜过大。

金元时期，刘完素为纠正辛温发汗的片面性，遵《黄帝内经》之旨，阐发火热病机，不遵仲景用麻黄、桂枝发表之法，成为反对张仲景辛温发汗的先行者。明末清初之后，叶桂、王士雄、吴瑭等温病大师相继出现，主张用辛凉法治疗外感者占了上风，废黜麻黄、桂枝解表，独崇银翘、桑菊诸方。所以现代人也多认为麻黄辛热开泄，性温力猛，化热伤阴，亡阳劫液，实为虎狼之药。

麻黄主治喘证时，为缓解其发散作用多炙用，也可捣绒用。张仲景的小青龙汤中起平喘作用的药物主要是麻黄。用麻黄治疗喘咳，最好配上杏仁。麻黄宣通肺气以平喘止咳，杏仁降气化痰以平喘止咳；麻黄性刚烈，杏仁性柔润。二药合用，可以增强平喘止咳的作用。麻黄开肌腠，杏仁通肺络；麻黄性刚，杏仁性柔；麻黄外扩，杏仁内抑。麻黄以杏仁为臂助，二者合而邪乃尽除。麻黄汤主治"头痛……骨节疼痛，恶风，无汗而喘者"，射干麻黄汤主治"咳而上气，喉中水鸡声"，厚朴麻黄汤用治咳喘，"防己黄芪汤"条下有"喘满加麻黄半两"，故麻黄主要作用还是平喘。麻黄主治寒证之喘，但配伍石膏后又可以治疗热证之喘，如麻黄杏仁甘草石膏汤，此乃去性取用法，即以石膏的寒性制约麻黄的温性，只取麻黄的平喘作用。麻黄发汗作用强，若使用不当，极易耗气伤正，导致发汗过多而亡阳。麻黄经陈放之后变得醇和，发汗而不易伤正，不会出现过汗之象。另外，麻黄中的麻黄碱有中枢神经兴奋作用，麻黄存置一两年后，兴奋中枢神经的作用也会降低。麻黄炙用后其辛散之性也能得到制约。笔者创制的治疗咳喘的一二三四五六汤（见"杏仁"条）中的麻黄，用的也是炙麻黄。张仲景多用五味子、白芍来抑制其辛散特点。以葶苈子的泻肺特性也可以缓解麻黄的辛散，所以临床上笔者喜将麻黄与葶苈子配伍应用。总之，麻黄要陈放用或炙用为宜。笔者临床使用麻黄平喘时，剂量多控制在6 g以内。

　　临床治疗耳鸣、耳闭、耳聋，多从肝肾入手，乃因肾开窍于耳、肝肾同源，但也有通过宣肺治疗此病者。笔者治疗此病，就常在辨证论治的基础上加用麻黄3 g（不宜量大），通过宣肺能收到较好效果。所以麻黄治疗耳病不可忽视。

　　《名医别录·中品》载麻黄"止好唾"，意思是说，如果唾液多的话，可用麻黄来治疗。现有医家认为这里的唾当为睡，即麻黄"治好睡"，因麻黄有兴奋神经作用。对于麻黄是治疗"好睡"还是"好唾"，对此有争议。笔者认为这两种说法均说得通。麻黄治疗多唾，也治疗多睡，在临床上我用麻黄来治疗多唾、多睡，均有效果。有人认为"止好睡"，即发散其阳，动摇其体，如治疗重症肌无力时除大补元气外，加入麻黄可以兴奋神经，亦能防止"好睡"。时时吐涎末，唾液多，用麻黄治疗也是可以的。

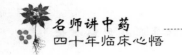
杏仁止咳平喘特效方

杏仁为蔷薇科植物山杏的成熟种子。李时珍曰："杏字篆文象子在木枝之形。"因药材为杏的果仁，故名。

杏仁味苦，性微温，有小毒，历来被作为止咳平喘、通导大便的要药，主要是走气分。杏仁治疗咳喘效果好，笔者有一经验方，命名为一二三四五六汤：葶苈子15g，陈皮10g，法半夏12g，茯苓15g，莱菔子15g，白芥子10g，苏子10g，炙麻黄10g，杏仁15g，党参15g，白术12g，炙甘草10g。此方治疗各种咳喘皆有良效。一二三四五六汤是笔者经过多年的临床实践总结的一首经验方。方中有寒药（葶苈子），有温药（麻黄），将寒温性质不同的药物熔于一炉，以协调阴阳；有补药（人参、白术）治疗虚证，有泻药（葶苈子）治疗实证；有止咳平喘药（麻黄、杏仁、葶苈子、莱菔子、苏子、甘草）治疗咳喘，有祛痰药（白芥子、莱菔子、陈皮、半夏、茯苓）除痰，祛除致病之因。诸药合用，兼顾寒热、虚实、补泻，共奏止咳、平喘、化痰之功。临床治疗咳喘应遵循的原则是：①治咳不离肺，又不限于肺；②重视化痰，因为脾为生痰之源，肺为贮痰之器；③不可忽视健脾。如本校教师杨某，女，50岁，反复咳喘2个月余，咽部有痰，但不易咳出，喉中鸣响，无发热。用中西药物连续治疗2个月，效果不显。食欲、大便正常，舌质淡，苔微腻，脉沉。辨证则寒热虚实均不明显，乃投以一二三四五六汤原方。患者服3剂后诸症状明显减轻，又服3剂，症状全部消失。杏仁有苦、甜两种，作为药用则用苦杏仁，食用则用甜杏仁。

杏仁、麻黄均能止咳平喘，用于咳嗽、气喘，其特点是能宣能降，常配伍同用以加强止咳平喘的作用，如麻杏甘石汤、三拗汤。麻黄以宣为主，性温而力强，主要用于寒性病证，走前阴利水道，又能发散风寒。杏仁以降为主，性润而力缓，走后阴润肠道，为治疗咳喘的要药，无论寒热虚实病证均可以选用。麻黄性刚烈，杏仁性柔润，二药配伍有助于发汗祛邪、宣通鼻窍、开宣肺气、通调水道而祛除痰涎清稀。临床上用杏仁者，以为麻黄之臂助也：麻黄开肌腠，杏仁通肺络；麻黄外扩，杏仁内抑。二者合而邪乃尽除。关于麻黄与杏仁的配伍关系，在《本草思辨录》中表述得非常清楚。笔者选用麻黄、杏仁治疗咳喘，麻黄的剂量轻微，而杏仁常为麻黄的3倍。

矮地茶祛痰作用强，剂量当在20g以上

矮地茶为紫金牛科常绿亚灌木平地木的全株，因植物的叶片像茶树的叶，比较矮，故名矮地茶。本品又因接近地面，长不高，所以又叫平地木。

矮地茶味苦、辛，性平。《本草纲目·卷十三》以紫金牛作为正名，《中华人民共和国药典》（以下简称《中国药典》）以矮地茶作为正名。临床常常忽略矮地茶的化痰作用，只将其作为治疗黄疸的主药。

矮地茶、田基黄作用相似，一是均能利湿退黄，用于湿热黄疸，可以单用，也可以配伍使用，且退黄作用强；二是均能活血化瘀，用于血瘀、跌打损伤、疼痛。矮地茶化痰作用强，能止咳平喘，用于肺热咳喘痰多。田基黄清热解毒，用于体内外的痈肿，可单用捣烂外敷，或煎水内服。二药的区别是，矮地茶侧重化痰，田基黄侧重退黄。个别病人服用矮地茶后，可有头痛、头晕、胃部不适、恶心、口干、胸闷、腹胀、腹痛、腹泻等，均较轻微、短暂。笔者用此药一般剂量偏大，常用量为20g以上。

笔者体会，矮地茶乃祛痰要药，虽主治热痰，但也可以治疗寒痰。凡临床上见痰多而不易排出者，选用矮地茶治疗效果好。现在治疗气管炎、哮喘可以选用本品，但剂量要偏大，量小效果不显。另外，肥胖症有痰湿一说，所以治疗肥胖的病人，笔者常加矮地茶，常用剂量为15～30g。

防风乃风药中润剂

防风为伞形科植物防风的干燥根。李时珍云："防者，御也。"其功疗风最要，故名。

防风味辛、甘，性微温。防风擅长治疗风证，能防止风邪侵袭，为诸祛风药中常用之品，有"除上焦风邪之仙药"的美名。其可以用于治疗外感风邪，以及风湿痹痛、皮肤瘙痒病证。笔者临床体会，防风因祛风作用平和，治疗风湿痹痛、皮肤瘙痒作用并不显著，只宜作为辅助药物使用。防风甘缓不峻，故凡风证，无论寒热皆可配伍应用。

防风可祛全身风邪，但祛内风作用不强。李杲云："防风治一身尽痛，乃卒伍卑贱之职，随所引而至，乃风药中润剂也。"说明防风既能祛风寒而解表，又能祛风湿而止痛，微温而不燥，药性也缓和，故又可用于风热壅盛、目赤肿痛、咽喉不利等，多与荆芥、薄荷、连翘等同用。至于祛风解痉，则力量较弱，如用治破伤风，多作为辅助药，不能独任其功。其祛风不损阴，微温而不燥，经临床随证配伍，可治多种风邪，故有"风药中润剂"的说法。

防风与荆芥常同用，二者均能祛风解表，有如麻黄配桂枝以发汗解表，也是取其相须为伍。但荆、防发散之力不如麻、桂，作用较为缓和。荆、防两药相比，则荆芥发汗之力较强，而防风祛风止痛之功较强；荆芥祛肌表之风，防风祛肌肉之风。在止痒方面，荆芥、防风同用后作用更强。

防风治疗多种风证，外风如感冒，内风如抽搐等，作用平和，柔润不燥烈。现认为其有抗过敏之效，故治过敏性疾病常选用之。将此药配伍乌梅、仙鹤草，可以加强抗过敏作用。对于过敏性鼻炎的治疗，笔者常将此药与辛夷、苍耳子、白芷等同用。防风在治疗风湿痹痛方面作用不强，多只作为辅助药物使用。

防风具有双向调节作用。①能发汗，又能止汗。如九味羌活汤中用其发汗，而玉屏风散中用其配黄芪、白术，具有较强的止汗作用。方中黄芪实卫，得防风则使邪去而外无所扰，得白术以培中固里，所谓"发在芪防收在术"，内外兼顾，诚固表止汗之良方也。②能止泻，又能通便。防风止泻，多炒炭用，如《赤水玄珠·卷八·泄泻门》之苍术防风汤、《脾胃论》之升阳益胃汤，以及痛泻要方，所用防风皆可起到止泻作用；但防风也用于大便不通的病证，如防风通圣散。③能止血，又能通络。《本草纲目·卷十三·防风》曰："妇人崩中，独圣散：用防风去芦头，炙赤为末，每服一钱。"防风炒黑，入血分增强止血之功，故槐角丸中用防风配槐角、地榆、枳壳等，治诸痔、脱肛及肠风下血。防风治疗风湿，是因为其具有通络止痛之功，如羌活胜湿汤。

内伤咳喘用苏子，外感咳嗽用苏叶

紫苏为唇形科草本植物紫苏的叶和茎，苏子为紫苏的成熟果实。

苏子通过降气作用可以达到止咳目的，但作用并不强，主要用于寒性病证，经配伍以后也用于热性病证。苏子降气汤中应用此药，取其止咳平喘之功。内伤咳喘用苏子，外感咳嗽用苏叶。苏子祛痰作用也不强，但是在配伍莱菔子、白芥子后作用加强，因此三药常同用。三药相比较而言，苏子祛痰作用平和一些。本品因富含油脂，所以也用于治疗大便秘结。治疗咳喘，笔者喜将苏子配伍杏仁应用。

紫菀可通便

紫菀为菊科多年生草本植物紫菀的根及根茎。《本草纲目·卷十六》曰："其根色紫而柔宛，故名。"菀，茂盛也；其须根丛生，细密繁茂，故有"菀"名。

传统使用紫菀是取其润肺止咳化痰之功，用于多种咳嗽气逆之证，即不论寒、热，还是外感、内伤，皆可配伍使用。其不温燥，不滋腻，不伤阴，不助阳，为常用之品，以炙用为佳，配伍款冬花后作用增强。

《本草汇言·卷四·隰草类下》引《名医别录》语，以其治疗"大便不通"，说紫菀有通便的作用，这大概与其归肺经，而肺与大肠相表里有关。

明代俞弁所著《续医说·卷二·古今名医》载："宋蔡元长苦大便秘，国医用药俱不能通利，盖元长不肯服大黄故也。时史载之未知名，往谒之，阍者龃龉，久之乃得见，既而诊脉，史欲出奇，曰：请求二十文钱。

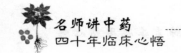

元长问：何为？曰：欲市紫菀耳。史遂以紫菀末之而进。须臾，大便遂通。元长惊异，询其故。曰：大肠，肺之传送，今之秘结无他，以肺气浊耳，紫菀能清肺气，是以通也。"自此史载之医名大著，元长深敬服之。

这是说，宋代权奸蔡京苦于便秘，请国医多人治疗均无效，蔡某又不愿服大黄通下，更使国医束手无策。史载之往诊，但因当时名气并不大，守门人不让进，良久才得以进门。史切脉后，嘱以二十文钱购买紫菀，研末冲服，一会儿元长（即蔡京）大便遂通，很是惊讶，问其故。史载之说大肠乃肺之传道，今之秘结无其他原因，是因为肺气浊。紫菀能肃肺气，是以通也。所以当大便不通时要考虑从肺治，因为肺与大肠相表里。用紫菀通大便的做法现临床较少使用，此案例可以开拓用药视野，故录之，供临床参考用药。

番泻叶通便不可久用

番泻叶为豆科植物狭叶番泻或尖叶番泻的小叶。"番"，外来药材也，药用其叶，功专泻下通便，以通泻功效命名。

番泻叶泻热通便，用于实热积滞、大便秘结之证。取其通便只宜暂用，不宜久服，这是因为番泻叶通导之力很强。一般是将其单独泡水服。因其特点是苦味不重，所以治疗便秘，泡水饮服较大黄多用。本品不宜应用于习惯性便秘，因为番泻叶通导大便时可带走大量水分，继而导致大便更加干结。

番泻叶通过通利二便以减少水湿及食物残渣停留，达到减肥之功。然而，近年来有关番泻叶不良反应的报道屡屡出现。番泻叶中所含的番泻苷能抑制大肠对水分的吸收，使肠内容物急剧增加，同时还能增加大肠的张力，引起腹痛、恶心、呕吐等，严重者可诱发上消化道出血，表现为上腹疼痛、呕吐咖啡样液体或出现柏油样便。因此，有胃溃疡或有消化道出血病史者不能使用。老年病人服用番泻叶后可出现头痛、频繁呕吐、血压不稳定。

有些病人在开始使用番泻叶时，较小剂量即可立竿见影，然而随着使用时间的延长，常常需要增加剂量才能再见效，且停用番泻叶后不仅便秘更为严重，还会出现戒断症状，表现为心烦、失眠、焦虑不安、全身不适甚至感到疼痛。故使用番泻叶治疗便秘应慎重。番泻叶只适合于急性便秘，不适合于慢性、习惯性便秘，且只能治标，不能治本。若治疗习惯性便秘，比较恰当的方法是选用肉苁蓉、锁阳、当归、麻仁、生地黄、生首乌等补肾、养阴、润下之品。

另外，目眵（俗称眼屎）多，多因肺经实热所致。肺与大肠相表里，因番泻叶具有通导大便的作用，所以现有用其治疗目赤目眵者，单用泡水饮服有效，一般剂量控制在 3 g 以下为宜，也只可暂用。

鹅不食草主治鼻病

鹅不食草为菊科植物石胡荽的干燥全草。《本草纲目》以石胡荽作为正名。

鹅不食草乃治疗鼻病专药，可单用，现用治各种鼻炎，如急性鼻炎、慢性单纯性鼻炎、肥厚性鼻炎、过敏性鼻炎等，无论寒热病证均可以应用。若临床见鼻塞、喷嚏频作、流涕，加用鹅不食草能够明显提高临床疗效，并能迅速缓解鼻病症状。

鹅不食草以常用剂量为宜，若剂量偏大，因其味道难闻，刺激胃部，有可能导致胃痛。

笔者临床体会，将鹅不食草、辛夷、苍耳子、细辛、黄芩、白芷配伍同用，可以加强通鼻窍的作用，尤其是当鼻塞不通时，联合使用，较单用其中某味药作用要强。也可以将鹅不食草配伍于辛夷通鼻汤（见"辛夷"条）中一起使用。

石膏清阳明经热用量当在 30 g 以上

石膏为含水硫酸钙纤维状结晶聚合体的矿石。

石膏自古以来就是治疗伤寒、温病等内热炽盛必用之药，善于清肺胃

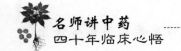
之热，常用于外感热病的热盛烦渴。临床实践表明，石膏用量要大，否则起不到解热作用。笔者临床体会，若辨证为肺热、胃热时，生石膏用量一般在 30 g 以上。另外，因先煎比较麻烦，故多与他药同煎。在使用时，亦多加用护胃之品。用大剂量石膏亦治疗小儿流感高热、麻疹、乙脑、流脑等高热不退，大热烦渴。

石膏配伍知母则退热作用加强，有"石膏无知母不寒"之说。张锡纯对石膏的应用非常娴熟，他总结外感之热、瘟疹之热、咽喉之热、头目之热，以及疟疾发热、脑漏发热、产后温热等，均可放胆用石膏治疗。

煅石膏以外用为主，治疗诸如湿疹、湿疮、湿毒、烧烫伤等。

第二讲　心系疾病用药心悟

心系疾病常见心悸、怔忡、失眠、惊悸、口疮、癫狂等。现代医学所云各种心脏病、动脉硬化等属于心系疾病。

笔者体会，心系疾病用药尤以活血、止痛之品为主，这是心主血之故，同时多加用安神之品，所谓"心主神明"是也。由于气行则血行，行气药可以加强活血药物的作用，所以治疗心系疾病时又常配伍行气药物。

治失眠而未见湿热当选五味子

五味子为木兰科植物五味子或华中五味子的成熟果实。中医认为药物的味道有五种，即辛、甘、酸、苦、咸，而五味子具有这五种味道，故名，但以酸、甘味为主，中药书籍均记载其味为酸、甘。从应用方面来说，有人认为五味子捣破后五味乃全，若不捣破则主要是酸、甘味。

五味子味酸、甘，性温，分北五味子、南五味子。北五味子作用更强，粒大，肉厚，味浓，光泽油润。李时珍《本草纲目·卷十八》载"五味今有南北之分，南产者色红，入滋补药必用北产者乃良"。《本草蒙筌·卷一》认为，"风寒咳嗽，南五味为奇；虚损劳伤，北五味最妙"。

五味子具有补气安神的作用，主要用于治疗由体虚导致的失眠，在古代的方药中应用的例子很多，如天王补心丹。若其他原因所致失眠，在选用五味子时可以根据情况配伍其他药物。笔者临床凡遇失眠而未见湿热者，皆将其作首选之品。治疗失眠，可以将五味子研末，制成蜜丸，每次服 5 g；也可以将五味子 10 g，水煎，早晚分 3 次服；或五味子、酸枣仁、丹参各 10 g，水煎，早晚分 3 次服。五味子补气作用并不强，现在的中药书籍中多不明确记载其补气作用。

五味子具有收敛之性，主要用于治疗各种滑脱病证，包括汗、尿、精、便、带之异常，如自汗、盗汗、遗尿、尿频、遗精、滑精、久泻、久痢、带下过多等。因此其收敛的范围是很广的。古方中将其作为治疗汗证、滑精、泻痢的主药。对于上述五味子功效（敛肺、涩肠止泻、固精止遗、固表止汗）的表述，可以用"收敛固涩"简言之。张仲景用五味子治疗咳喘多同时配伍干姜，一开一阖，互相牵制，如小青龙汤、苓甘五味姜辛汤。

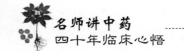 酸枣仁治疗失眠应重用

酸枣仁为鼠李科植物酸枣的成熟种子。酸枣亦名山枣。此果树之果肉味极酸，药用其仁，故名酸枣仁。实际上，果仁并不酸。李时珍曰："仁，味甘，气平。"

酸枣仁味甘、酸，性平。酸枣仁是安神要药，早在汉代张仲景的《金匮要略》中就已使用，其中所载的酸枣仁汤主治虚劳虚烦不得眠。在安神药中，从效力来讲，以朱砂力量最强，但由于朱砂有毒，在临床上并不多用，而作用强且无副作用者当属酸枣仁。临床上酸枣仁治疗失眠应大剂量使用。血不归脾而睡卧不宁者，宜用酸枣仁补心脾，以使血归脾而五脏安和，睡卧自宁。

酸枣仁具有补虚的作用，主要用于治疗血虚病证。因为酸枣仁汤的主治病证就是肝血虚所致的失眠，故血虚、阴虚的其他病证也可以选用酸枣仁。酸枣仁在古方中也用于气虚的病证，如天王补心丹中就配伍有本品。此药可以单味大剂量使用，一般无副作用。若配伍于复方中治疗失眠，可以选用酸枣仁 50 g，夜交藤 30 g，五味子 10 g，茯神 15 g，合欢皮 15 g，并以此为基本方加药煎水内服，多有效。酸枣仁可以补益多个脏腑。心气不足，则惊悸怔忡、神明失守；肺气不足，则气短神怯、干咳无痰，或腠理不密而自汗盗汗；肝气不足，则筋脉痉挛、爪甲枯折；肾气不足，则遗精梦泄、小便淋沥；脾气不足，则寒热结聚、肌肉羸瘦；胆气不足，则振悸恐畏、虚烦不寐等。是皆五脏偏失之病，得酸枣仁之酸甘而温，则血气

安平，敛而能运者也。

酸枣肉是酸的，但口尝酸枣仁并未有酸味，而在记载其味时多云其具有酸味。这是因为酸枣仁具有止汗作用，如果不云其具有酸味不好解释其作用，而云其有酸味又与实际情况不符。这样根据药性理论来说其具有酸味，即源于临床用药的总结。

酸枣仁有生用和炒用的区别，在古代的本草书中记载了二者的不同，如《本草纲目》记载"熟用疗胆虚不得眠、烦渴虚汗之证，生用疗胆热好眠"。意思是说，炒枣仁具有安神作用，而生枣仁则治疗好眠多睡的病证。从现在的研究来看，二者均具有安神作用，但酸枣仁的表面有一层薄皮，为了使有效成分充分地煎煮出来，一般是将其炒后应用。在炒制过程中，不能将其炒得太过，否则也会影响疗效。

笔者体会，凡是使用酸枣仁安神，应大剂量使用，通常应在 30 g 以上，再大剂量还可以用 50～80 g，若量小则不能达到预期效果。且大剂量使用酸枣仁无副作用。此乃安神药中之佳品，作用强于柏子仁、合欢皮、夜交藤。将酸枣晒干后，磨制成酸枣面，沏水代茶饮，对心脑血管疾病的病人大有裨益。以酸枣面与米同炒食用，有解饥渴的妙用。以酸枣为原料可以加工制作多种食品。若工作压力大，饮食不规律，生活节奏快，睡眠不充足，常常感到身心疲惫，倦怠，吃一些酸枣可以有效改善症状。常喝酸枣汁则可以益气健脾，改善面色不荣、皮肤干枯、形体消瘦、面目浮肿的状态，使皮肤与毛发具有光泽，甚至让面部皱纹舒展。

重剂柏子仁并治失眠、便秘

柏子仁为柏科植物侧柏的成熟种仁。万木皆向阳，而柏独西指，故字从白。白者，西方也。柏之指西，犹针之指南也。柏有数种，入药惟取叶扁而侧生者，故曰侧柏，用其子仁。

柏子仁养心安神，用于心阴虚和心肾不交之心悸失眠以及虚烦不眠、惊悸、盗汗者。柏子仁安神作用不及酸枣仁强，与酸枣仁同用则作用增强。根据古方记载，柏子仁有延年益寿的作用，老年人服用既可缓解大便燥结，又有滋养润肤之功。在通便方面，其尤多用于血虚肠燥便秘，可以与当归、肉苁蓉、桑椹子同用。笔者临证用药时，若失眠、大便秘结同时存在，多使用较大剂量。笔者有一经验方，命名为子仁润肠膏，其中就有柏子仁，具有润肠通便、生津除燥作用，治疗肠燥便秘、口干舌燥、舌红少津，组成如下：火麻仁15g，郁李仁15g，桃仁10g，杏仁15g，瓜蒌仁15g，柏子仁15g，决明子15g，胡麻仁15g，当归15g，枳实10g，生地15g，肉苁蓉15g，生首乌15g，莱菔子15g。

根据柏子仁补养的特点，笔者体会，其有养颜作用，故面色晦暗、精神不佳、失眠者可用之。更年期妇女出现烦躁、面色晦暗、情绪不稳时，选用柏子仁治疗效果也很好。

合欢善治情志不畅导致的失眠

合欢皮为豆科植物合欢的干燥树皮。根据古代记载，将合欢植之庭院，可使人不忿、解除忧郁。因用其树皮，故名。本草书籍记载"合欢因何命名，谓其服之脏腑安养，令人欢欣怡悦，故以'欢'名"。

合欢皮味甘，性平。《神农本草经》认为服用合欢皮后，"利心志，令人献乐无忧"，强调其具有消除忧愁的作用。合欢树的树叶属落叶羽状对偶复叶，夜间双双闭合，象征夫妻恩爱和谐、婚姻美满，故称合欢树为"合婚"树。古代民居多是四合院，有一种说法是将合欢树种植于庭院，那么居住于四合院的人家会和睦相处。嵇康《养生论》有"豆令人重，榆令人瞑，合欢蠲忿，萱草忘忧，愚智所共知也"的记载。这是说合欢花、合欢皮能使人忘掉忧愁和烦恼，故适用于虚烦不眠、抑郁不舒、健忘多梦等症。

作为药用的合欢皮、合欢花主要是用于因情志不畅所致的病证，而情志不畅又是导致失眠的主要原因，因此也用其治疗失眠。合欢花解郁作用优于合欢皮。合欢花也称夜合花，气微香，味淡，以身干色黄、无泥染、花不碎者为佳，可于夏季花开放时择晴天采收，及时晒干。合欢花主治失眠健忘、胸闷不舒等症。若因情志不畅导致的心情不爽，可以直接用合欢花泡水饮服，每次 15 g。若小儿磨牙，可用合欢花煎浓汁，拭口中。若跌打损伤疼痛，可用合欢花研为细末，调酒服用。若风火眼疾，可用合欢花配鸡肝、羊肝或猪肝蒸服。合欢皮、合欢花主治情志郁结之失眠，夜交藤主治心血不足之失眠，二者常同用。凡情志病变导致的忧思不畅、失眠，宜选用合欢皮或合欢花治疗，其安神作用虽不强，但解郁作用似于香附，可以作为疏肝药物使用。

夜交藤安神需量大

夜交藤为蓼科植物何首乌的干燥藤茎，亦名首乌藤，能养血安神，用于阴虚血少之失眠多梦、心神不宁、头目眩晕、心神不安等。其作用平和，需要大剂量应用。笔者使用此药，通常在 30 g 以上。由于此药价格相对较便宜，货源充足，故为常用之品。夜交藤与何首乌乃同出一物，制首乌具有较强的补益作用，夜交藤也可以治疗各种虚证，对于治疗白发有一定作用。夜交藤可以养血，故用于血虚所致的失眠，对其他各种原因所致的失眠，亦可作为佐使药。

夜交藤亦能通经、止痒。李时珍认为"风疮疥癣作痒，（夜交藤）煎汤洗浴，甚效"。

莲子交通心肾

莲子为睡莲科植物莲的种仁。

莲子养心安神，用于心肾不交之虚烦、心悸、失眠。所谓交通心肾是指使心火下降于肾，肾水上腾于心，水火互济，阴阳协调，达到安神的目的，以治疗失眠、心烦等病证。临床如取莲子交通心肾，不宜去心。通常讲交通心肾是将黄连配伍肉桂（交泰丸），取黄连清心火，肉桂温肾阳，从而协调阴阳，而交通心肾。莲子是治疗失眠的常用药品及食品，谚云："若要不失眠，煮粥加白莲。"如果精神不好、睡眠不佳，可以莲子为食疗之品应用。

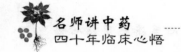
《神农本草经》把莲子列为上品。千百年来，人们对莲子作用的认知均一致，认为久服能延年益寿。其功用概括为"养心，补脾，益肾，固涩"八个字，李时珍称它"禀清芳之气，得稼穑之味，乃脾之果也"，为平补之品。所以莲子的主要特点是补益心、脾、肾。

琥珀主治惊吓

琥珀为古代松树、枫树等渗出的树脂，埋于地下经久而成的化石样物质。

琥珀镇惊安神，用于心神不宁、心悸失眠、健忘以及惊风、癫痫等。其安神的作用主要是用于突受惊吓以后所导致的病证，此乃琥珀与其他药物在安神方面的主要区别点。若非突受惊吓所致失眠者，则用之较少。

在安神方面，琥珀、茯苓可以配伍使用。茯苓安神，可以广泛用于多种失眠的病证；而琥珀则侧重于突受惊吓以后所导致的失眠、胆小怕事，心中时时恐惧等病证。琥珀可以治疗血淋，亦治疗精浊，现主要用于治疗尿路结石、前列腺炎，以冲服效果为佳，若入煎剂效果反而差。

笔者临床体会，琥珀安神作用较强，但临床不作为首选之品，因牵涉到药品品质问题。在安神用药方面，笔者更习用合欢皮、夜交藤、柏子仁、酸枣仁。

朱砂不可久用

朱砂为天然的辰砂矿石，又称丹砂、辰砂，为古代方士炼丹的主要原料，也可制作颜料、药剂。

我国利用朱砂作颜料已有悠久的历史。晋代葛洪《抱朴子·内篇》云："朱砂为金，服之升仙者，上士也。"就讲到朱砂是作为炼丹用的仙药。明代卢之颐用18年时间写成的《本草乘雅半偈》，在"丹砂"条下竟然载有"只须丹砂一味，病莫不治，诸药俱可废矣"，简直把朱砂看成包治百病的灵丹妙药。其实这有点夸大其作用。现临床使用朱砂应持慎重态度。

朱砂的主要化学成分是硫化汞。东汉之后，为寻求长生不老而兴起的炼丹术，使得朱砂的应用非常盛行，并逐渐应用化学方法生产朱砂。

从安神的作用来看，朱砂的力量非常强，但并不常用，主要是因为有毒，久用或剂量过大，就容易导致中毒。《本草纲目·卷九·丹砂》中记载的两例治疗精神恍惚的病例很有意思。"夏子益《奇疾方》云：凡人自觉本形作两人，并行并卧，不辨真假者，离魂病也。用辰砂、人参、茯苓，浓煎日饮，真者气爽，假者化也。《类编》云：钱丕少卿夜多噩梦，通宵不寐，自虑非吉。遇邓州推官胡用之曰：昔常如此。有道士教戴辰砂如箭镞者，涉旬即验，四五年不复有梦。因解髻中一绛囊遗之。即夕无梦，神魂安静。道书谓丹砂辟恶安魂，观此二事可征矣"。前一则病案是说病人自觉自身之体有二人，而服用朱砂、人参、茯苓则愈。后一则病案是说病人夜多噩梦，将朱砂佩戴于身而治愈。这都说明朱砂治疗神志病变效果良好。

临床使用朱砂，笔者总结有四宜四不宜。①剂量宜小不宜大，常用量在 1 g 以下，《中国药典》规定为 0.5 g 以下。②宜暂用不宜久服。临床有病人因患顽固性失眠而长期轮换服用朱砂安神丸等含朱砂制剂，造成慢性肾功能衰竭。一般病人，连续服用朱砂及其制剂的时间不宜超过 7 天。若久服会导致痴呆，也就是反应迟钝，意识障碍。③宜入丸、散剂，不宜入煎剂。④宜生用不宜火煅，否则见火析出水银易致中毒。一般水飞用。《中国药典》规定炮制朱砂时，先以磁铁吸去铁屑，然后以水飞法不断加水研磨，方可得到红色细粉正品朱砂。这样炮制后的朱砂，游离汞和可溶性汞盐的含量最低。另外，肝肾功能不佳者也是不宜使用朱砂的。朱砂应避免与含铝成分的药物（如明矾）同用，也不宜盛放在铝器皿中或置于铝器中加水研磨。孕妇不宜使用。

古人用朱砂辟邪防腐，在保管一些容易霉变、生虫的药物时，将朱砂作为丸药的外衣。

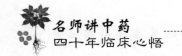

远志剂量生用在 6 g 以内，蜜炙在 10 g 以内

远志为远志科植物远志的根皮。服此草能益智强志，故名。

远志味苦、辛，性温。远志利九窍，益智慧，强志倍力，使耳目聪明，不忘。其安神作用并不强，但由于有祛痰作用，故多用于因痰证引起的神志病变。其既能开心气而宁心安神，又能通肾气而强志不忘，为交通心肾、安定神志、益智强志之佳品，尤其是在治疗健忘证方面效果好，可以配伍茯神、人参应用。通过祛痰涎，远志也用来治痰阻心窍所致癫痫抽搐、惊风发狂、昏仆、痉挛抽搐。

传统使用远志时是去掉木质心的，因其木质心对胃黏膜有刺激性，可引起恶心呕吐，从而会导致心烦、满闷不适。而现在临床使用远志一般是不去心的，因此使用远志剂量不宜过大。为了减轻远志的不良反应，多将其蜜炙后使用。

在大学教材《中药学》中，益智药物多指的是人参、远志。据此现主要将二者用于防治老年性痴呆。凡容易忘事，记忆力不佳，生活中丢三落四者，宜选用人参、远志治疗。二者均有安神作用，用于健忘，以及失眠多梦，可以配伍应用。如归脾汤、天王补心丹中即配伍有此二药。临床使用远志，若生用，剂量应限制在 6 g 以内，蜜炙远志剂量应控制在 10 g 以内。

笔者临床体会，凡梦多、失眠者，远志为首选用药，还可以配伍灵芝、酸枣仁等。

麝香开窍醒神，可用樟脑、冰片替代

麝香为鹿科动物林麝、马麝或原麝成熟雄体香囊中的分泌物干燥品。

麝香具有很强的开窍通闭、辟秽化浊的作用，用于各种原因所致的闭证神昏，无论寒闭、热闭，用之皆有效。其开窍作用非他药可以媲美，凡治神志昏迷因于实证者，皆为必用之品。若因为实证导致昏迷，可以用麝香研末，和匀灌之，效果立竿见影。

麝香、冰片均能开窍，用于热病神昏、中风痰厥、气郁窍闭、中恶昏迷等闭证，二者配伍后，寒、热闭证均可用。二者常同用，如安宫牛黄丸、至宝丹。麝香、冰片还均能治疗疮疡、肿毒。麝香还有活血化瘀之功。现临床许多外用的方子配伍有麝香，主要是因为其透皮作用强，可以使药物加快吸收。由于麝香价格高昂，笔者常以樟脑、冰片作为代用品。

麝香还是难得的高级香料，其香味浓烈，古代常用麝香配合其他芳香物质做成各种香料，用来熏衣、刷墙及添加到食品中食用，以达到养生目的。麝香辛香走窜，力达胞宫，无论内服或外用，均可导致堕胎，故孕妇禁用。

笔者临床体会，麝香因透皮作用强，故治疗脱发时，应用侧柏叶生发酒（见"侧柏叶"条）再加麝香后生发作用增强。

葛根善治心脑血管病

葛根为豆科植物野葛的根。

葛根味辛、甘，性凉。传统认为葛根主要作用部位在项部。根据张仲景的用法，葛根善治项强，有较强的缓解肌肉痉挛的作用，故常用于颈椎增生的辅助治疗。

葛根具有活血作用。唐代《本草拾遗·卷八》有"生者破血，合疮，堕胎"的记载，后《大明本草》也说其可"排脓破血"。根据此说，用葛根活血、降脂，防治一些血管性疾病，如其通过活血可达到降低血脂的目的，用治高脂血症。有研究认为葛根能够扩张动脉血管，改善微循环，改善外周血管阻力，降低血压，用于治疗心脑血管疾病。此可以作为应用葛根的理论依据。

笔者体会，葛根可活血，以改善面部血液循环，从而能美容养颜，主治忧思所致面色黧黑不泽。常食葛根粉能促进皮肤白皙、光润、细腻。

另外，葛根具有生津之功，可用来治疗口干、口渴、消渴等。生津与养阴不同，二者虽均可用治口干、口渴、消渴，但葛根生津不养阴，而生

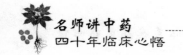

地、玄参、麦冬养阴又生津。所以葛根主治津伤病证，而不是主治阴伤病证，此作用与天花粉相似。

古代本草书记载，葛根具有解酒毒的作用。当饮酒过度导致酒精中毒时可以应用葛根治疗，但葛花解酒毒作用强于葛根。《本草纲目》记载一经验方：未饮酒之前，将绿豆、小豆、葛根各等份，研末，服 1～2 匙，可令人不醉。

大蒜降脂防栓

大蒜乃百合科植物大蒜的鳞茎。

大蒜为美食佳蔬，含有人体必需的多种营养成分，且物美价廉，安全无害，食用方便，能达到防治疾病、延年益寿的目的。王祯说："携之旅涂，则炎风瘴雨不能加，食馂腊毒不能害。夏月食之解暑气。北方食肉面尤不可无。乃《食经》之上品。"许多日常食物，如香肠、咸肉等，吃多了之后就会使血液中的脂肪含量成倍上升，但如果同时吃蒜，其上升的趋势就会受到遏制。因大蒜有助于降低血脂，预防和降低动脉脂肪斑块聚积，故多食之就不容易患高血压、心脏病、脑出血等疾病。此外，大蒜还可以防栓，如果治疗脑血栓，可以用大蒜泡酒，以 1000 g 大蒜浸泡 2000 g 粮食白酒，2 周后即可服用。每日少量吃几粒大蒜，就具有良好的预防和治疗作用。生食大蒜与酒浸大蒜医疗作用不同，大蒜在酒精的化学作用下生成一种化合物和大蒜素 N，可以防治多种疾病，如中风、心肌梗死、皮肤病、高血压、糖尿病等。所以，大蒜既是调味佳品，又是一味预防保健、治疗疾病的多功能的良药。

大蒜也能止血。《本草纲目》载："尝有一妇，衄血一昼夜不止，诸治不效。时珍今以蒜傅足心，即时血止，真奇方也。"此方对于人体上部出血的确有效。如若鼻衄不止，可以将大蒜捣烂后敷于足底。

经常食用大蒜能预防多种疾病。笔者临床观察，经常食用大蒜的人体质较为强健，所以笔者经常鼓励人们食用大蒜，一般以晚上食用为佳。

薤白乃治胸痹要药

薤白为百合科植物小根蒜的地下干燥鳞茎。薤，韭类也，又因其色白，故名。

薤白味辛、苦，性温，亦名薤头，既是药品，也为食物，有散结作用。以薤白治疗胸痹最早见于《金匮要略》。张仲景治疗胸痹首选的药物就是薤白，如瓜蒌薤白白酒汤、瓜蒌薤白半夏汤、枳实薤白桂枝汤。治疗胸痹，薤白单用即可，临床配伍瓜蒌效果更好。今人将薤白的功效总结为通阳泄浊开胸痹，利窍滑肠散结气。治疗冠心病就可以选用薤白。

临床治疗胸痹病证，将《金匮要略》中的几个治疗胸痹的方剂同用较单用某方效果要好。这些方剂包括瓜蒌薤白白酒汤、瓜蒌薤白半夏汤、枳实薤白桂枝汤、茯苓杏仁甘草汤、橘枳姜汤。单纯从通阳方面来说，桂枝作用强，因桂枝走血分，容易动血，有"桂枝下咽，阳盛则毙"的说法，而配伍甘草后可以减轻此动血的情况。从食疗的角度来说，胸痹病人可以经常食用薤白，笔者即常嘱咐病家食用之。但由于薤白具有较为浓厚的大蒜气味，病家不太容易接受。若食用后口中散发出浓烈的大蒜气味，可以采用以下几种方法祛除：①嚼些茶叶；②用白糖水漱口；③将一片当归含口内；④吃几枚大枣；⑤吃几粒花生；⑥将少许大蒜茎叶放口内细嚼；⑦喝点生姜水；⑧用山楂泡水饮。薤白的大蒜味较浓厚，一般剂量不宜太大。

大青叶清热解毒作用强于板蓝根

大青叶具有清热解毒作用，用于温热病各个阶段。其苦寒之性较重，且凉血作用较强，故主要用于血热病证。其治疗温病初起者，也就是能够治疗表证，但在功效表述方面不云其解表，这是因为大青叶主要治疗血分病证，凉血消斑才是其主要功效。

大青叶、板蓝根、青黛均能清热解毒、凉血，三者大体同出一源，功

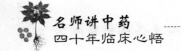

效亦相近，既走气分，又入血分。大青叶较偏于散，主清心胃毒热，长于凉血消斑，善治温热病毒，凉血作用强于板蓝根。板蓝根对各个部位的热毒证均有较强的解毒作用，现常用于感冒、肝病引起的各种不适，尤善治咽喉肿痛、痄腮、大头瘟、痈肿疮毒。其性较偏于降，为治咽痛要药。青黛偏于清泻肝火，用于肝火犯肺、痰中带血的咳血证，如黛蛤散。

大青叶作用虽与板蓝根作用相似，但远不及板蓝根多用。笔者临床使用此药比较慎重，因其味太苦，病家难以接受。在需要使用时，多以板蓝根代之。但由于大青叶的凉血作用强于板蓝根，所以血热病证盛者则应选用大青叶。将大青叶外用治疗热毒病证则不用虑其味苦。

第三讲　脾胃疾病用药心悟

脾胃系统病证常见呕吐、呃逆、泄泻、腹胀、便秘等。现代医学的胃炎、胃溃疡、十二指肠溃疡、功能性消化不良、胃黏膜脱垂等均为脾胃系统疾病。

笔者体会，脾胃系统疾病用药多应健运中焦，时时照顾消化功能，以健脾、消食导滞之品为常用。所谓"中焦如沤"，又有"中焦如衡，非平不安"之说。

大枣乃脾之果

大枣为鼠李科乔木植物枣的成熟果实。李时珍曰："按陆佃《埤雅》云，大曰枣，小曰棘。棘，酸枣也。枣性高，故重朿（cì）；棘性低，故并朿。朿音次。枣、棘皆有刺针，会意也。"这是说枣、棘植物基本相同。枣树高，且大，故字从朿，曰大枣，因成熟后紫红色，又名红枣。而酸枣树矮，故从棘，为两个朿也。

大枣味甘，性温。古方归脾丸有多首，其中一首由白术、茯神、黄芪、龙眼肉、酸枣仁、人参、木香、炙甘草、当归、远志组成，加生姜、大枣水煎服。本方之所以用大枣煎汤送服，是因为大枣具有补脾作用。而脾主运化，用大枣煎汤送服药物，可以加强脾胃的补益、运化作用，促进脾胃更好地吸收。

《本草纲目·卷二十九·枣》载一谚语："一个乌梅二个枣，七枚杏仁一处捣；男酒女醋齐送下，不害心痛直到老。"此方现在用来治疗胃痛，就是取其补脾之功。也有人认为此处所说的心痛就是真正的心痛，所以现也用于心慌气短、心胸部疼痛的病证。临床上凡是治疗脾病，大枣都为常用之品。

大枣也能美容，民间有"一日吃三枣，终生不显老"的说法。大枣能益气健脾，促进气血生化。气血充足则面色红润，皮肤润泽，肌肉结实。长期每天少量服用大枣可以治疗面色不荣、皮肤干枯、形体消瘦。大枣对痤疮、雀斑、口角炎等影响面部美容的疾病有一定的治疗作用，可平展面部皱纹，使皮肤与毛发光润，皮肤更加健美。所以说大枣具有美容、嫩肤作用。大枣药食兼用，以色深紫、肉肥美、油润、皮薄、纹细、饱满、形大、核小、味甜者为佳。

根据李时珍的经验，大枣乃脾之果，故凡脾胃疾病而偏于虚损者可常食之。大枣养血，历来被作为治疗脏躁的要药。许叔微的《本事方·卷九·甘麦大枣汤》及陈自明的《妇人良方·卷十五·妊娠脏躁悲伤方论》均记载用大枣治疗脏躁悲伤病证。若心血暗耗导致神不守舍，大枣乃必用之品。大枣与生姜同用，是汉代张仲景传下来的宝贵经验。

近年发现大枣具有较强的抗癌作用，能抑制癌细胞的增殖。肿瘤病人在应用其他抗肿瘤措施治疗的同时，可以每日服大枣数个或吃一些由大枣制成的食品。这样既能抗肿瘤，又可益气养血，增强体质，缓解放疗、化疗的副作用。《本草纲目》中就有用大枣治疗反胃呕吐（相当于现今所称的胃癌）的记载：大枣一枚去核，用斑蝥一只去头翅，入大枣内，煨熟去蝥，空腹食之，以白开水下良。此方以大枣配有毒的斑蝥，一方面取大枣补益脾胃、益气养血之功，另一方面使大枣缓解毒药峻猛酷烈之性而缓缓发生效力，减少毒药对胃肠道的刺激。

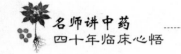 甘松醒脾作用强

甘松为败酱科植物甘松或匙叶甘松的根及根茎。

甘松味辛、甘，性温，为醒脾开胃要药。凡思虑伤脾或脾胃虚寒之食欲不振、饮食无味、食多腹胀、倦怠气短者较为多用。其在治疗脾胃气滞方面乃常用之药，可行气止痛，故消除胃痛、胸腹胀满效果尤佳。因此，《本草拾遗》《开宝本草》等许多医学典籍都将甘松作为重要药物收入。

笔者体会，甘松可促进脾胃的运化功能，以中焦气滞病证较为多用。对于脾胃功能不佳、食少纳差、脘腹胀满者，将甘松配伍佛手应用，则醒脾作用更强。此二药的功效也有相似之处，临床使用剂量不宜太大，否则反伤脾胃。临床上更多用佛手。

甘松外用有收湿拔毒之功，善治脚趾痒痛、潮湿灼热、水疱糜烂等。如《本草纲目》云："治脚气膝浮，煎汤淋洗。"从临床应用来看，甘松与荷叶常相须为用，甘松得荷叶，除湿作用增强。

九香虫可代丁香

九香虫为蝽科昆虫九香虫的干燥体。

活体九香虫会放出一种奇臭难闻的气体，使人避而远之，俗称打屁虫。九香虫无毒，闻起来臭，吃起来香，但要经过炒制才能吃。因九香虫具有补阳作用，故吃了九香虫后，冬天不怕冷，夜间无夜尿。其能理气止痛，用于胸胁、脘腹胀痛。李时珍云"主治膈脘滞气""久服益人"。《本草纲目》介绍本品"治膈脘滞气、脾肾亏损，壮元阳，久服益人"。从现在应用的情况来看，其对于多种胃病，尤其是老年萎缩性胃炎、胃肠疼痛、胆绞痛较为常用。现临床主要用于：①胃脘疼痛，经久时发，痛处固定，痛甚时或窜及下胸、背、胁等部位；②胃脘痞胀，甚则心窝部时有堵塞感，其胀可及于下胸、腹部，嗳气、矢气不缓解；③食物反流，如反流性食管炎、贲门失弛缓症，病人自觉胸骨下方隐痛不适，常伴有嘈杂、恶心、反流、呕吐等症状。

九香虫的作用与丁香相似：均能温肾助阳，用于阳痿、腰膝冷痛、尿频；均能散寒止痛，用于中焦虚寒脘腹冷痛。二者可以互相代替使用。九香虫气香走窜、温通而利膈。有嫌丁香太香者，可以九香虫代之。

干姜乃温脾要药

干姜为姜科植物姜的干燥根茎。

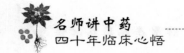

干姜温中（此处所谓中，主要指脾）散寒，用于脾胃虚寒之脘腹冷痛、食欲不振或呕吐泄泻。其为温脾之主药，无论外寒内侵的实寒证，还是阳气虚寒从内生的虚寒证，均可使用。

生姜用的是嫩姜，干姜用的是老姜。生姜主要作用于胃，所以主治呕吐，俗有"呕家圣药"称谓；而干姜主要作用于脾，所以主治泄泻，其性温，多云性热。

姜类药材包括生姜、姜汁、煨姜、干姜、炮姜、姜皮。生姜汁偏于祛除风痰，止呕。煨姜较生姜则不散，较干姜则不燥，较炮姜功同而力逊。干姜温肺寒而除痰饮，温脾阳而散里寒，温肾阳而救厥逆。炮姜的主要作用是止血。生姜皮利水消肿。干姜、炮姜入药为老姜，生姜、煨姜、姜汁、姜皮为嫩姜。前五种药性温，唯姜皮辛凉。

张仲景是善用干姜温中第一人，《伤寒杂病论》中的大建中汤、理中丸等均有干姜，用来治疗脾胃虚寒之腹痛泄泻证。仲景又善将干姜与黄连同用以平调寒热，治疗心下痞及腹痛等，如黄连汤、干姜黄芩黄连人参汤。干姜不只对中焦阳虚寒盛之腹痛效佳，对中焦虚寒所致之呕吐、泄泻、下利，也是必用之品。其健运脾胃，使脾胃升降得序，胃气得降而呕止，脾气得升而泄止。

笔者临床体会，食凉贪冷之胃肠病，中焦虚寒、寒热错杂者较多，只要有中阳不足者，用干姜效果好。干姜对于中焦虚寒之口水多者甚效，乃温脾要药，若虚寒泄泻为首选之品。若中焦虚寒太盛，干姜、高良姜同用，散寒作用更强。

麦冬为养胃阴要药

麦冬为百合科植物麦冬的块根。李时珍曰："麦须曰虋，此草根似麦而有须，其叶如韭，凌冬不凋，故谓之麦虋冬。"因书写原因，俗作麦门冬，简称麦冬。

麦冬味甘、微苦，性微寒。其以养阴为主，侧重于肺、胃、心三脏，尤以补益胃阴作用为重，为养胃阴要药。麦冬补阴的另一个特点是，清心润肺。其主心气不足，惊悸怔忡，健忘恍惚，精神失守；或肺热肺燥，咳声连发，肺痿叶焦，短气虚喘，火伏肺中，咯血咳血；或虚劳客热，津液干少；或脾胃燥涸，虚秘便难。此皆心、肺、胃虚火之证也。《本草新编》云麦冬通过滋阴而降火。

从补益作用来看，麦冬虽不及天冬滋腻，但也是滋腻药物，临床与半夏配伍可以防此弊，如麦门冬汤。清代徐灵胎认为咳嗽不可用麦冬，因其胶黏太甚，容易留邪，若配伍半夏则无此不良反应。而根据张仲景用麦冬的经验，是将其与半夏同用的，如麦门冬汤、竹叶石膏汤，取其润燥相济。此说有一定的道理，可以借鉴用药。秋季天气干燥，人们常常感到口干咽燥、咽喉干痛，喜饮，此时如果用点麦冬，即有润燥生津的作用。用麦冬泡水饮服，即能缓解燥邪引起的不适，使用时每天不超过 15 g；也可以用麦冬配乌梅等量泡水饮服，取其酸甘化阴、生津止渴之用，对肺胃津伤疗效好。若消渴，肢体倦怠，气短懒言，口干作渴，汗出不止，也可以用生晒参 10 g，麦冬 15 g，五味子 10 g，水煎温服。若齿缝出血，可用麦冬煎汤漱口。传统使用麦冬要去心，有不去心"令人烦"之说，现在临床上一般是不去心的。

笔者体会，使用麦冬，一般剂量不宜过大，因为其虽然生津，但有滋腻的特性，量大会碍胃，影响运化功能。

石斛为养胃阴常用药

石斛为兰科植物金钗石斛、霍山石斛、鼓槌石斛等的茎。

石斛益胃生津，用于胃阴虚及热病伤津烦渴，为养胃阴常用之药。由于胃阴虚与脾阴虚在表现形式上相似，主要表现为不思食、口干不欲饮、手足心热等，故现在也有人认为石斛主要用治脾阴虚证。一般而言，养阴之品比较滋腻，但石斛并不滋腻，配伍麦冬更能加强养阴作用。

笔者认为，石斛养阴力量较麦冬弱，故多用于轻微的胃阴伤者。

刺猬皮乃治反胃要药

刺猬皮为刺猬科动物刺猬或短刺猬的皮。

刺猬皮主要用治三个方面的病证，即反胃呕吐、肠道出血、尿频、遗精，其中又尤以治疗反胃呕吐为主。如《本草纲目·卷五十一·猬》引用《普济方》载："反胃吐食，猬皮烧灰，酒服。或煮汁，或五味淹炙食。"从现在的应用来看，刺猬皮主要治疗反胃，相当于食管癌所致的病证。治反胃吐食，可用刺猬皮煅存性研末服。另外，对于肠风下血、痔疮、脱肛、遗精，本品也为常用药。

刺猬皮治疗遗精滑精，以单味研末服用为佳。因味道不好，现将其装入胶囊后服。《医林改错》中载有"刺猬皮散：治遗精，梦而后遗，不梦而遗，虚实皆效。刺猬皮一个，瓦上焙干为末，黄酒调，早服。实在效，真难吃"。笔者多以刺猬皮研末，入胶囊，于临床应用中有效。《备急千金要方·卷六·鼻病》记载"治鼻中息肉方：炙猬皮末，绵裹塞之三日"。此方简单，可作为临床参考应用。

高良姜温胃作用强

高良姜为姜科植物高良姜的干燥根茎。

高良姜味辛，性热，温胃作用很强，可散寒止痛，主治胃寒证。凡治胃寒凝滞，此为首选之品。

红豆蔻为高良姜的种子，作用与高良姜相似，用于治疗脘腹冷痛、食积胀满、呕吐泄泻及饮酒过多所致病证。临床上红豆蔻、高良姜可以互相代替使用。若虚寒病证，用红豆蔻；若寒湿重者用高良姜。先师熊魁梧治疗胃寒病证一般是首选高良姜的，笔者受先师影响，只要见到呕吐清水者也是必用此药的。红豆蔻治胃痛功同高良姜，但温性更胜，以体虚多用。高良姜、干姜均为温中之品，高良姜偏散胃寒，主治脘腹冷痛、呕逆之证，温中作用强于干姜。干姜偏散脾寒，主治腹痛、泄泻之证，又能回阳救逆，温肺化饮。若胃寒重，笔者常将二药配伍同用。

山药善治消化道溃疡

山药为薯蓣科植物薯蓣的根茎。原名薯蓣，后改为山药，以古怀庆府产者为佳，名怀山药。

山药味甘，性平，既是药品，也是食品，甘甜适口，补而不腻。从食物品质来说，山药应是以体重沉、须毛多、肉色白、黏液稠者为上品。其可以治疗多种胃病，尤其是对于胃溃疡、十二指肠球部溃疡效果最佳，应用的方法是将山药研末后以水调服，有保护胃黏膜的作用。笔者通过多年的临床，总结出一个诊断上消化道溃疡的方法：若病人舌头正中心有一条前后裂纹者，多提示有溃疡病；若裂纹在舌头中心的前端，可能有胃溃疡的病变；若裂纹在舌头后端，可能有十二指肠球部溃疡的病变。一般在病人背部的敏感穴位也会有相应的表现，如在位于第 7 胸椎棘突下旁开 1.5 寸部位的膈俞穴有敏感点，若位于右侧可能是胃溃疡，若位于左侧可能是十二指肠球部溃疡。若此处敏感点不明显，在位于第 11 胸椎棘突下旁开 1.5 寸部位的脾俞穴、第 12 胸椎棘突下旁开 1.5 寸的胃俞穴有压痛点，若位于右侧多为胃溃疡，若位于左侧多为十二指肠球部溃疡。此种情况即可以用山药治疗。将山药研末后用温开水冲服，坚持应用有效，这是因为山药具有收敛作用。按照现在的认识，山药含有黏液质，能促进溃疡面的愈合，也可以少佐白及同用。

山药药性平和，临床可以大剂量使用。除将山药研末后用温开水冲服外，还可以将山药粉煮粥吃，或于每次饭前食用 100～120 g 蒸熟山药，连续应用。其虽为平补上、中、下三焦的药物，但重在补脾胃，且其调补而不骤，微香而不燥，常服有白肤健身之益。《医学衷中参西录·药物·山药》中载"宜用生者煮汁饮之，不可炒用，以其含蛋白质甚多，炒之则其蛋白质焦枯，服之无效。若作丸散，可轧细蒸熟用之"。张锡纯认为山药宜生用而不宜炒制，其所创立的方子中所用山药均为生品。如在资生汤后注曰："此方若用炒熟山药，则分毫无效。"在其他很多方中，亦强调山药

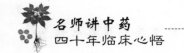

需生用。现代研究已证实，蛋白质结构在高温条件下容易变形而失去活性，这说明张氏之主张是有科学性的。故现在临床，山药以生用为好。

张介宾认为山药"气轻性缓，非堪专任""故补脾必主参、术，补肾水必君茱、地，涩带浊须破故同研，固遗泄仗菟丝相济"。陈修园等人亦认为山药为寻常服食之物，不能治大病。但张锡纯反对山药不堪任重之说，在多方中仍重用之以为君药，如一味薯蓣饮单用山药120 g（原方4两）、薯蓣粥单用山药500 g（原方1斤），还有玉液汤、滋培汤、滋膵饮、加味天水散等均以之为君，用于治疗将脱等重危之证。在《医学衷中参西录》所拟之方中，经统计共有49方用山药，而用量在30 g以上者竟有32方，如资生汤、滋培汤、急救回阳汤等。张锡纯在薯蓣粥后注云："此粥多服久服间有发闷者，应注意预防。"

山药也是治疗糖尿病的常用药，需大剂量使用。张锡纯有两张治疗消渴病的效方，即玉液汤、滋膵饮，均以大剂量的山药配伍黄芪应用，并云："治消渴，曾拟有玉液汤，方中以怀山药为主，屡试有效。"（《医学衷中参西录·医方·滋膵饮》）

谚语有云"男山药，女百合"，意思是说男性应多吃山药，而女性应多吃百合。这是因为山药甘平无毒，偏于补气，而男子应以补气为主，且山药食之补而不腻、块茎肉质柔滑、营养丰富，常被人们誉为滋补保健佳蔬。百合偏于补阴，而女子应以补阴血为主，故虚烦、饮食欠佳、劳热咳嗽、大便不实，用百合效果很好。

现代研究认为，山药可保持血管的弹性，防止动脉粥样硬化过早地发生，减少皮下脂肪沉积，避免出现肥胖。山药还可扩张血管，改善血液循环；防止结缔组织的萎缩，预防胶原病，如类风湿关节炎、红斑狼疮、硬皮病；增强细胞免疫功能。山药可作为抗肿瘤和放化疗及术后体虚者的辅助药物。

山药为平补肺、脾、肾三焦之品，又为食物，可以大剂量使用，也能美容，凡面色晦暗均可以选用。在治疗消化道溃疡方面，山药使用剂量应大些。

瓦楞子为制胃酸要药

瓦楞子为蚶科动物毛蚶的贝壳。以其壳似瓦屋故名。《名医别录·上品》记载"名魁蛤"，现以瓦楞子为正名。

瓦楞子味咸，性平。传统用其治疗癥瘕、痰积。其可活血化瘀，治疗癥瘕痞块；同时又能消痰软坚，现以此治疗肝脾大及消化道肿瘤等。如《本经逢原·卷四·魁蛤壳》云瓦楞子"其壳煅灰，则有消血块、散痰积、治积年胃脘瘀血疼痛之功。与鳖甲、䗪虫，同为消疟母之味"。此处所谓疟母就相当于肝脾大。黄宫绣的《本草求真·卷七》也是这样认识的，"此与鳖甲、䗪虫同为一类，皆能消疟除积。但䗪虫其性最迅，此与鳖甲其性稍缓耳"。瓦楞子虽有活血作用，但力量不强，故临床不作为治疗血瘀病证的常用药。

笔者体会，瓦楞子的制酸止痛作用强于其他药，如牡蛎、乌贼骨、海蛤壳、珍珠母等。治疗胃痛泛酸、吞酸、吐酸，胃痛嘈杂，常将其作为首选之品。治疗胃痛泛酸又有瘀血者，本品尤为适宜。一般来说，介壳类药材多有制酸止痛的特点，笔者尤喜应用瓦楞子，因其疗效最佳。凡治泛酸者，其为首选之品，剂量一般在 20 g 以上，若胃酸多，剂量还应加大。

代赭石降肺胃肝

代赭石为三方晶系氧化物类矿物赤铁矿的矿石。

代赭石质地重坠，其作用可以用一个"降"字来概括。代赭石能清泻肝火、平肝潜阳，用治肝阳上亢之头晕目眩、头痛头胀、目赤耳鸣、烦躁易怒，多与白芍、生龙骨、生牡蛎等平抑肝阳之品同用，如镇肝熄风汤、建瓴汤。肝阳上亢之高血压也可选用之。笔者临床体会，治疗肝阳上亢病证，将代赭石、石决明配伍应用，平肝作用更强些。

代赭石还能降肺平喘，用于肺气上逆所致的喘息；降胃能止呕，用于胃气上逆所致的呕吐、呃逆等。代赭石降逆作用强，尤以降胃气上逆

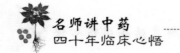

多用。《医学衷中参西录·赭石》对其评价云："治吐衄之证，当以降胃为主，而降胃之药，实以赭石为最效。"

中医认为胃气以下降为顺，故张仲景用旋覆代赭汤治疗胃气上逆所致呕吐病证，而此方更以痰浊呕吐为多用。由于代赭石煎出来的颜色漆黑，不耐看，病家难以接受，同时又不易消化，所以笔者对于此药的使用比较慎重。

历代将旋覆花、代赭石作为治疗多种呕吐的常用对药，二者配伍后作用加强。根据旋覆代赭汤原方的配比旋覆花三两、代赭石一两，代赭石、旋覆花的剂量比例当以旋覆花为主。临床一般常用旋覆花配伍半夏、陈皮等，同样可以达到降逆止呕的目的。

木瓜消肉食

木瓜为蔷薇科植物贴梗海棠的成熟果实，如小瓜，酢而可食，故名。宋代《图经本草·果部·卷十六》说木瓜"今处处有之，而宣城者为佳"，故又有宣木瓜之称。

木瓜味辛、酸，性温。木瓜药材以个大、皮皱、紫红色者为佳。若将刚刚摘下来的成熟木瓜藏于大衣柜、木箱中，只要一开启柜门或箱门，就有清香扑鼻而来。将它置于房中案几床头旁，既可供观赏玩味，又能吸臭。木瓜果芳香馥郁，其馥香之味沁人心脾、舒心健身。因其所含酵素近似人体生长激素，故多吃木瓜可延年益寿。

木瓜具有消食作用，主要是消肉食。木瓜中的木瓜蛋白酶，可将脂肪分解为脂肪酸，且其含有一种酵素，不仅可分解蛋白质、糖类，更可分解脂肪。故木瓜可以祛除赘肉，促进新陈代谢，及时把多余脂肪排出体外，从而达到减肥的目的。其有利于人体对食物的消化和吸收，故消化不良和胃病病人，多吃木瓜有益。现木瓜主要用治脂肪类的食积，作用较山楂平和。

木瓜具有很强的化湿作用，可用于湿浊阻滞中焦的病证。《本草纲目·卷三十七·木瓜》云："木瓜所主霍乱吐利转筋、脚气，皆脾胃病，非肝病也。"其对腓肠肌痉挛有明显的缓解和治疗作用。

木瓜味酸，而酸味具有收敛的特点。《本草备要·果部·木瓜》引郑奠一曰："木瓜乃酸涩之品，世用治水肿腹胀，误矣。有大僚舟过金陵，爱其芳馥，购数百颗置之舟中。举舟人皆病溺不得出，医以通利药罔效。迎予视之，闻四面皆木瓜香，笑谓诸人曰：'彻去此物，溺即出矣，不必用药也。'于是尽投江中。顷之，溺皆如旧。"这是讲木瓜因收涩之性，导致多人不得小便。此说虽存疑，但其收敛作用确不可忽视。据此分析，木瓜有抑尿的特点。若下元虚损、小便频数、夜尿多者，可以选用之。

根据文献记载，木瓜可以治疗风湿痹痛，然而在临床应用中，其治疗风湿痹痛疗效并不佳；又云木瓜善治小腿痉挛疼痛，然其疗效也不佳。现《中药学》教材并不云其具有收敛作用，但其味酸，有一定的收敛之性，所以小便难出者不宜使用。

急性子消肉食作用强

急性子为凤仙花科植物凤仙花的干燥成熟种子，又名凤仙子。

急性子能破血消肿、软坚消积。急性子之性急速，有毒，善行瘀滞。古代医家提示，急性子性强烈，不可多服，见效即停用。

李时珍谓："凤仙子其性急速，故能透骨软坚。庖人烹鱼肉硬者，投数粒即易软烂，是其验也。"然凤仙子最能损齿，故凡服者不可着齿，多用亦戟人咽。其具有损骨的特点，且作用很强，凡是肉食不消可选用。木瓜、山楂、急性子均能消肉食积滞，但作用有所不同。木瓜作用较为平和。李时珍说山楂"凡脾弱食物不克化，胸腹酸刺胀闷者，于每食后嚼二三枚，绝佳。但不可多用，恐反克伐也。按《物类相感志》言：煮老鸡、硬肉，入山楂数颗即易烂。则其消肉积之功，益可推矣"。用急性子"投数粒即易软烂"，而"入山楂数颗即易烂"，且急性子颗粒小、山楂颗粒大，这就说明急性子的消积作用更强。现在认为急性子可以治疗多种癌症，如鼻咽癌、肝癌、直肠癌、舌癌、乳腺癌等。

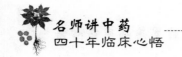 丁香善治口臭

丁香是丁香树的花蕾，也称公丁香，因其形状像"丁"字，而且又有强烈的香味，故名。花蕾干燥后酷似鸡舌，所以又名鸡舌香。丁香果实称为母丁香，作用与公丁香相似，但力弱。

丁香强烈的香味来自所含的挥发油。正因为其香味浓郁，并有类似于花椒的麻味，故能增进食欲，促进胃液分泌，有利于消化。作为食物，丁香主要是用作配料，尤其是卤制菜品时加用，可使菜肴散发出浓烈的香味，刺激食欲。若口臭可用其香口除臭，取丁香1~2粒含口中，疗效甚佳。治疗口臭还可以选用白豆蔻、藿香、佩兰、砂仁、厚朴花、木香、白芷、砂仁、苍术、益智仁、石菖蒲这些芳香的药物。临床治疗口臭以芳香化湿、健运脾胃为主。

通常认为丁香是治疗呃逆的主药，然笔者并不喜用此药，主要是因其香味过重，病家难以接受。公丁香药效迅速，母丁香药力持久。若治疗呃逆嫌公丁香香味太浓，可以选用母丁香。

笔者临床体会，丁香香气太浓，刺激性强，使用时剂量不宜太大，也不宜久用，可控制在6g以内。

白豆蔻可治口臭

白豆蔻为姜科植物白豆蔻或爪哇白豆蔻的成熟果实。凡物盛多曰蔻，豆象形也，且因其色白，故名白豆蔻。

白豆蔻味甘，性温，乃芳香化湿常用之药，治疗湿阻气机的病证效果好，侧重于中上焦的病变，尤其是湿阻中焦病证的首选之品。使用此药，一般剂量不能太大，以免耗气。笔者使用此药，根据先师熊魁梧教授的经验，多限制在6g以内。

笔者体会，白豆蔻因其芳香，乃治疗口臭常用之药。其治疗口臭最早记载于《名医别录》，云"去口臭气"。其气味芳香，行气开郁，化湿和

胃，而临床上产生口臭的原因主要与湿浊关系密切，故本品具有良好的香口除臭的疗效。其实，无论何种原因所致的口臭，选用白豆蔻治疗都是可以的。

金荞麦善治口臭

金荞麦为蓼科植物金荞麦的干燥根茎。

金荞麦具有清热解毒、排脓祛瘀的作用，治肺痈疗效很好，可单用本品，也可配合鱼腥草等药同用。由于抗生素的普及，肺痈比较少见，而咳嗽乃临床常见疾病，以金荞麦治疗咳嗽则多用。其治咳嗽痰多，并可使痰液分泌减少，咳嗽逐渐减轻。

金荞麦对于舌苔厚腻者有明显的改善作用，效果优于藿香、佩兰等化湿药。此药不伤脾胃，不会化燥生热。

笔者临床体会，金荞麦具有祛除口中异味的作用。如果患者口臭、食纳不佳，金荞麦乃为首选之品，可以配伍藿香、佩兰同用。

车前子善治泄泻

车前子为车前科植物车前的成熟种子。此草好生道边及牛马迹中，药用其子，故名。

车前子味甘，性微寒。临床上通过利小便以实大便，是治疗泄泻的一种常用方法，即通过疏利小便而使大便成形，又称"开支河"或"分消走泄"。其理论来源于张仲景《伤寒论》第159条"伤寒服汤药，下利不止……复不止者，当利其小便"及《金匮要略·呕吐哕下利病脉证治》"下利气者，当利小便"。晋代王叔和亦在《脉经》中提出"溏泄，宜利小便"。后世医家，特别是金元时期医家尤为重视淡渗利小便的治法。如朱震亨《金匮钩玄·卷三·泄泻从湿治有多法》云："治湿不利小便，非其治也。故凡泄泻之药，多用淡渗之剂利之。"明代张景岳在《景岳全书·泄泻》更是明确提出："凡泄泻之病，多由水谷不分，故以利水为上策。"更直接地将"湿"改为"泻"字，而成"治泻不利小便，非其治也"。这些便是至今临床上遵循的"利小便，实大便"的理论依据。《医学心悟·卷三·泄泻》指出，"凡治泻，须利小便"。中医治疗泄泻，常借鉴疏通水道的方法。如后阴大便稀溏，此时若单纯采用止泻，往往治疗效果并不明显，而若使后阴的水湿从前阴排出，减少后阴水湿，大便就会自然成形，这就像大禹采用疏通之法治水。所以中医将这种治法也称为"开支河"。

车前子能利水湿而分清浊，使小便利而泄泻止，将后阴的水湿从前阴排出，大便自然就干了。车前子治暑泻和一般泄泻，虽药味简单，然医理深奥，且药源广泛，价格低廉，药效速捷，如辨证配伍他药，更相得益彰，实为治泄泻的良药。临床治疗泄泻，可以用车前子单药研末后服用。车前子通过利尿而能治疗泄泻，但需要适当加大剂量，若量小效果并不显著，以每剂药 30 g 以上剂量为好。其具有较强的利尿通淋作用，可以治疗多种淋证，主要是治疗热淋。其虽利尿，但作用较平和，功用似泽泻。笔者有一首经验方车前止泻汤：车前子 15 g，白术 15 g，白芍 15 g，陈皮 15 g，防风 10 g，党参 15 g，茯苓 15 g，薏苡仁 30 g，莲子 15 g，山药 15 g，扁豆 15 g，砂仁 6 g，桔梗 10 g，大枣 15 g，甘草 10 g。具有健脾祛湿、培补中气的作用，主治脾胃虚弱、饮食不进、多困少力、精神不振、泄泻便溏。

车前子在清肝明目方面作用较弱。古代本草书中记载，车前子能益肾种子、强阴益精，五子衍宗丸中即配伍有本品，用治不孕、不育症。其机制是：菟丝子、覆盆子偏于助阳，五味子偏于涩精，枸杞子乃为阴柔之品，故用车前子小利，寓补而兼泄，寓闭而兼利，使精窍通，水窍开，精神健，达到益肾种子之效。对于五子衍宗丸中所用车前子，有人认为是通过补虚之功，达到治疗目的；也有人认为是以泄为补，寓补而兼泄，寓闭而兼利，使精窍通，水窍开，精神健，达到益肾种子之效。笔者根据沈金鳌《妇科玉尺·卷一》"治男女求嗣方"中"惯遗精者，去车前，以莲子代之"，在临床使用五子衍宗丸时多用莲子代车前子。

半夏善治湿痰

半夏为天南星科植物半夏的块茎。因夏天过半采收其块茎，故名。

半夏味辛，性温，有毒。张仲景善用半夏，如著名的半夏泻心汤。半夏为最常用的化痰药，可以治疗多种痰证。笔者体会，临床上只要见到痰证，即可以选用半夏。但半夏以治疗湿痰为主，也常用于寒痰、热痰、燥痰、风痰以及其他广义之痰，治疗风痰多配伍天南星。在临床应用中，半夏常与苦降之药配伍，以发挥辛开苦降的作用，如半夏泻心汤。临床应用此方，只要见到黄白相兼的舌苔，以及胃脘不适，如恶心、欲吐、食欲不振等症状就可以选用，此乃先师熊魁梧教授之经验。半夏多用生姜、白矾等炮制后使用，如姜半夏、法半夏等。现各版《中药学》教材中均记载半夏能燥湿化痰。其治疗湿痰，配伍陈皮作用会更强一些，如二陈汤。半夏治痰，自古即被认可，验之临床，确实是一味治痰良药。然其治痰之机制却有燥、化的争议。

用半夏配伍秫米治疗失眠，主要是因失眠为脾胃湿浊阻滞所致，即所谓胃不和则卧不安，故以半夏祛痰，以秫米和胃，使痰消湿除，从而达到入睡的目的。以半夏治疗失眠并不单用，与秫米配伍是固定用法。现在也有以半夏配伍茯苓、半夏配伍百部、半夏配伍夏枯草治疗失眠者。

半夏也为治疗呕吐的良药。张锡纯记载：一英国军医屡屡吐，绝食者久矣。一日本医生和美国医生协力治疗之，呕吐卒不止，已认为病人为不起之人，遂求张锡纯"一决其死生"。张用小半夏加茯苓汤（半夏、生姜、茯苓），"一二服奇效忽显，数日竟回复有之康健"。（《医学衷中参西录·药物·半夏》）半夏对于寒热虚实病证所致呕吐均适用。有人认为生半夏止呕作用更强，疗效优于法半夏。张仲景书中所用半夏只注一"洗"字，即洗去泥沙，皆系生半夏，但生半夏的毒性较大，其毒性成分会麻痹呼吸肌，引起窒息而死亡。笔者曾亲历我校一老中医用生半夏6g治疗一癫痫病人，煎汤内服，险致病人死亡。所以，临床应用生半夏内服还是应慎重。生半夏久煮变熟，则无毒性。根据传统用药特点，法半夏偏于燥湿化痰，姜半夏偏于降逆止呕。临床以法半夏更多用。虽生半夏有毒，内服应慎，但外用之则消肿止痛作用极强。

十八反中有半夏反乌头的记载，笔者认为这主要是指将其作为内服药应用，而如果将其作为外用药外敷，煎水外洗，并未见不良反应。通过多年的临床实践，笔者创制一首外用方治疗骨质增生，效果良好，命名为六生液（生川乌 30 g，生草乌 30 g，生马钱子 10 g，生半夏 30 g，生南星 30 g，生狼毒 30 g，樟脑 10 g）。古方中也有将半夏、乌头同用的先例。此方除了治疗膝关节炎外，还可治疗肩周炎、腰椎肥大、跟腱炎等，且止痛效果迅速。所以我的体会，半夏、乌头可以外用于一方，并且止痛效果好。

生半夏外用，还可以治疗疮痈疖肿。若用于治疗鸡眼，可将其研末，以鸡蛋清调后外敷，效果明显。

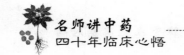 ## 苍术善化浊，可治糖尿病

苍术为菊科植物茅苍术或北苍术的根茎。术字篆文，像其根干枝叶之形，又因其色苍黄，故名。

苍术味辛、苦，性温，芳香，尤善化浊。苍术具有逐山岚寒疫的作用，在古代的楚国，有燃烧苍术而达到芳香化湿目的的做法，这就是李时珍所谓的"烧苍术以辟邪气"。现也有以苍术、白芷烟熏，预防感冒及传染病者。《本草衍义补遗·苍术》云："苍术治上、中、下湿疾，皆可用之。"苍术性温而燥，燥可祛湿，主治风寒湿痹、山岚瘴气、皮肤水肿。若湿在上焦，蒙蔽清窍，头痛如裹，以此散寒除湿；湿在中焦，阻滞运化，导致泄泻，以此健运脾胃；湿在下部，足膝痿软，以此同黄柏治痿，能令足膝有力。从临床来看，苍术以治疗中焦湿邪为主，为健脾要药。

痰、火、湿、食、气、血六郁，皆因传化失常，不得升降，病在中焦，故药必兼升降。将欲开之，必先降之；将欲降之，必先升之。苍术气味辛烈，健脾以治食郁，燥湿以治湿郁，湿阻则为痰，故又治痰郁。所以苍术在越鞠丸中治疗多种郁证，但以治湿为主。

现在认为糖尿病的产生与痰浊、瘀血停滞有关，苍术健脾化湿，使高血糖之浊脂化解，痰瘀分消，并使血糖下降。根据现代药理研究，苍术有降低血糖的作用，若配伍玄参作用会更强，剂量一般可以稍大一些，结合前人经验，多应在 15 g 以上。笔者体会，苍术化浊作用强，尤对中焦寒湿、湿浊来说乃首选之品。其性较燥，也容易伤阴，但制用则作用较为平和，在健脾方面较白术少用。

佩兰善治涎水过多

佩兰为菊科植物佩兰的地上部分，叶似马兰，香气浓，女子喜佩之，故名。

佩兰味辛，性平。此药芳香气味浓，又名兰草，古时女子常将其佩戴在身上，以散发香气。若将其插在头上，能使头脑清醒，故又名醒头草。中医认为，暑季炎热，多挟有湿邪。湿邪困着，难以速退，需要选用化湿的药物，而佩兰具有解暑化湿的作用，尤其在盛夏酷暑，当出现精神疲倦、四肢无力、食欲不振、大便稀溏等暑湿困脾之证时，可用佩兰治疗。所以有佩兰消暑、化脾湿而辟浊的说法。

《黄帝内经》中用佩兰治疗脾瘅病证。所谓脾瘅，是指感受湿邪以后，脾的运化功能受到影响，表现出口中甜腻、周身困重、口甘。其产生原因与多食美味，助湿碍脾，导致湿浊内阻有关，久之又可转为消渴。佩兰化湿、除秽恶作用强，现临床多用于治疗湿浊内停，诸如恶心呕吐，大便溏泄、臭秽不堪，也治消渴。据此，临床也以佩兰主治涎水过多。

涎水多与脾胃的运化功能失调有密切的关系。佩兰的作用类似于藿香，但香味更浓一些，其主要作用是化湿。对于湿浊病证，此药为首选之品。佩兰、益智仁均为治疗口水多、流涎水的常用药物，但佩兰主要是通过芳香化湿，使湿浊芳化，而益智仁主要是通过温暖脾阳而减轻病证。口水多的病证多见于小儿、老人，佩兰多用于小儿，益智仁多用于老人。凡遇口水过多者，将二药配伍治疗，效果良好。若口中甜腻而口味重者，以佩兰、藿香同用效果为好。

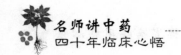

佩兰也是治疗磨牙的常用药物，以及治疗口臭效果较好的药物。笔者从临床实践中体会，治疗磨牙一般不能缺少佩兰，配伍益智仁则作用更强。

枳实善治内脏下垂

枳实为芸香科植物酸橙、甜橙的未成熟的果实。枳乃木名，从只，谐声也。实乃其子，故名。

枳实味苦、辛、酸，性微寒。其最早记载于《神农本草经》，本草书籍中均记载行气为其主要作用。《本草衍义补遗》曰："枳实泻痰，能冲墙倒壁，滑窍泻气之药也。"是说其祛痰作用明显。王好古《汤液本草》中强调了枳实消痞的作用。枳实历来被作为消痞、除痰之品。

金元时期李杲著《脾胃论》，创补中益气汤。此方具有补中益气、升阳举陷之功效；主治脾虚气陷证，如饮食减少、体倦肢软、少气懒言、面色萎黄、大便稀溏、久泻久痢、崩漏、脱肛、子宫脱垂等；临床常用于治疗内脏下垂、月经过多等中气下陷者。内脏下垂尤以中气下陷者多见，对于此证传统的治疗方法多选用补中益气汤（黄芪、人参、白术、炙甘草、当归、陈皮、升麻、柴胡），现临床应用中常配伍枳实，以增强补中益气汤的升提作用。这是取欲升先降之意，犹如一个拳头要打出，先收回再出手，力量则更大。现应用枳实配伍茺蔚子治疗子宫脱垂，效果也明显。从行气的作用特点来说，枳实主横行，莱菔子主下行，因此肝郁气滞者多选用枳实，胃肠气滞者多选用莱菔子。

笔者体会，枳实行气兼能降气。有"枳壳治高、枳实治低"之说，也就是说，枳壳偏治胸部病变，枳实偏治腹部病变。结合现在的认识，枳实可以加强平滑肌的收缩作用。所以除治疗内脏下垂可以选用枳实外，治疗肠蠕动无力、尿路结石亦可以选用。

枳实有下气导滞的作用。大承气汤通过峻下热结治阳明腑实证和热结旁流证，其中就用到了枳实行气导滞的作用。而枳实导滞汤、麻子仁丸同样也是取枳实导滞之功。也就是说，在大便不通的情况下，要应用下气导滞之品，而枳实即为常用之品。若因腹中积聚痞满，按之硬痛等，可用枳实配伍白术除之，因枳实为消痞要药。如枳术汤治疗心下硬大如盘、痞满。枳实破气结的作用强，能横行，以积滞、痞闷、腹痛多用。凡治疗腹部攻撑作痛，枳实为首选。

厚朴为治腹满要药

厚朴为木兰科落叶乔木厚朴或凹叶厚朴的干皮、根皮及枝皮。李时珍解释"其木质朴而皮厚，味辛烈而色紫赤，故有厚朴、烈、赤诸名"。

厚朴味苦、辛，性温。厚朴入药部位有干朴、根朴和枝朴之分。干朴是树皮，有油性；根朴（根皮）质稍坚硬；枝朴（枝皮）质脆，易折断，断面呈纤维性。三者均以皮厚、肉细、油性大、断面紫棕色、气味浓厚者为良。本品以四川产者为佳，故名川厚朴。

《名医别录》首次认识到厚朴可以治疗胀满，《医学启源·卷下·药类法象》尤其提到厚朴祛除腹胀，现临床以厚朴为治满要药。所谓满，既有湿阻致满，又有气滞致满，凡腹部胀满不适，尤其是大腹部即肚脐眼周围胀满者以厚朴为首选。从应用来看，厚朴配伍白术以后，能治疗虚胀，故平胃散中将苍术、白术、厚朴同用。厚朴理气宽中，导滞而治腹满，如《伤寒论》第 79 条"伤寒下后，心烦腹满，卧起不安者，栀子厚朴汤主之"。此方虽以栀子清热除烦为君，但伍以厚朴宽中导滞、消胀除满，苦辛并用以治下后"心烦腹满"所致的"卧起不安"等症。

厚朴通过下气除满又治疗便秘。仲景用厚朴配大黄、枳实治疗实证便秘与热证便秘者，有大承气汤、厚朴三物汤、小承气汤、厚朴大黄汤等四方。其中大承气汤主治阳明腑实热结重证，以厚朴行气，合为破气散结、泻下清热之方。而麻子仁丸用厚朴，取其下气除满，防止大黄寒凉太过，可治便秘。

根据行气散结作用，结合除满的特点，厚朴又可以用来治疗癥瘕，如张仲景《金匮要略·疟病脉证并治》篇用鳖甲煎丸治疗疟母，是以血药为主，气药为辅，借厚朴辛温通闭、下气导滞之功，率血药以达破血散癥之目的。

厚朴、厚朴花同出一物。厚朴花为厚朴的干燥花蕾，于春季花未开放时采摘，稍蒸后，晒干或低温干燥。厚朴花味苦微温，具有芳香化湿、理气宽中的作用，主治湿阻气滞之胸腹胀满疼痛、纳少苔腻等症，常与藿香、佩兰等同用。厚朴、厚朴花均具芳香味，可宽中行气、化湿开郁，用于湿困脾胃、食积气滞所致的胸腹痞满胀痛，以及梅核气。厚朴花芳香上浮，偏于走上，能化湿而用于胸闷不适、胃脘胀痛等症，但作用不及厚朴广泛。

笔者体会，厚朴乃行气的常用之品，虽可以治疗多个部位的病变，但主要治疗腹部病变，与陈皮配合用于治疗湿困脾胃、脘腹胀满作用更强。古方中的平胃散、藿香正气散、不换金正气散等均是将二药配伍应用的。单用厚朴不及配伍陈皮作用强。厚朴除无形之胀满，消有形之实满，乃除胀满要药。另外在平喘方面，厚朴配伍麻黄效果要好一些。

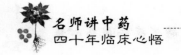 莱菔子善治下腹部胀痛

莱菔子为十字花科草本植物萝卜的成熟种子。萝卜古称莱菔。

莱菔子味辛、甘，性平。现在临床用其治疗气滞病证。根据前人的认识，莱菔子有推墙倒壁之功，若水研服，吐风痰甚验。故有"散气用生姜，下气用莱菔"之说。莱菔子善治腹部胀气，尤以下腹部气胀、矢气难出者效果好。

笔者临床上尤其喜用莱菔子除下腹部气滞胀满，其炒用并不伤气。食积多有气滞病证，莱菔子因能行气故治疗食积腹胀、便秘效果很好。古今本草均无莱菔子通便的记载，用其治大便不通则取其行气之功，促进大肠蠕动以通导大便，故莱菔子对于欲大便而不能排便者疗效好。当欲大便而难以排出，腹部胀满、胀痛者，莱菔子为常用之品。莱菔子配伍槟榔加强行气作用，促进通便。

根据莱菔子通便的特点，笔者又用其减肥瘦身，治疗肥胖者多选加此药。笔者有一首减肥瘦身方，名山楂瘦身汤，其中即选用了莱菔子。山

楂瘦身汤组成：生山楂、橘络、决明子、茯苓皮、莱菔子、大腹皮、虎杖、茵陈各 15 g，玉米须、冬瓜皮、薏苡仁各 30 g，泽泻 10 g，生何首乌 20 g，荷叶 50 g。水煎服，或以此比例做成丸剂服用，坚持应用有效。

相对而言，莱菔子的消食作用较麦芽、谷芽、神曲都要强，此药对于下腹部积滞的治疗效果好。高血压病人保持大便通畅很重要。便秘时病人胸腔、腹腔压力升高，全身紧张，烦躁不安，会加重血压升高，单纯应用降压药疗效甚微，而大便通畅、全身放松、配合降压药物治疗，常获较好效果。笔者认为莱菔子能调理肠胃功能，降气排便，有较强的降压作用。所以高血压者可以选用之。

有观点认为，莱菔子耗气而不能与人参同用，中药书籍也记载莱菔子与人参同用伤气，但从清代陈士铎、近代张锡纯对其作用的认知来分析，二药作用不存在相拮抗的现象，可以同用。《本草纲目·卷十二》"黄芪""人参"条下，均有将莱菔子、萝卜与人参同用的记载。虽云莱菔子破气，但它作用平和，临床可以放心大胆地使用。笔者使用莱菔子，一般剂量较大，多在 15 g 以上。

笔者体会，莱菔子、人参同用，并不伤气。如果咳嗽痰涎壅盛，或因痰浊上蒙清窍而头重昏眩者，可用生莱菔子 30 g 研末调服，探吐之，邪去则正安。李时珍也认为莱菔子长于利气，生能升，熟能降。升则吐风痰，散风寒，发疮疹；降则定痰喘咳嗽，调下痢后重，止内痛。其应用，果有殊绩。

萝卜、莱菔子不能与地黄等同用，否则会导致白发、脱发，这在唐代就有记载。唐代大医家孙思邈、本草学家甄权均有此认识。宋太宗赵光义欲重用寇准，但当时寇准只有 30 多岁，皇帝担心寇准太年轻，群臣不服管，所以一直不能下定决心。寇准知道皇上想提拔自己，就服用地黄，又同时吃萝卜，结果没有多久，头发、胡须都白了。头发一白，就显得成熟、老练，寇准如愿以偿，被皇帝提拔重用。然白发、脱发现象的出现，原因是多方面的，与精神因素、环境因素、疾病因素等都有关。

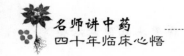

槟榔善行下腹部气滞

槟榔为棕榈科常绿植物槟榔的成熟种子。

槟榔味苦、辛，性温，为治疗腹胀主药，《药性论》云能"宣利五脏六腑壅滞，破胸中气，下水肿，治心痛积聚"。槟榔能除各种气滞病证，尤对于下腹部气胀疗效好。李时珍云："治泻痢后重、心腹诸痛、大小便气秘、痰气喘急，疗诸疟，御瘴疠。"因其能泄胸中至高之气，使之下行，性如铁石之沉重，能坠诸药至于下极，故治诸气、后重如神也。

槟榔行气作用强，其作用部位在下腹部，若下腹胀满不适、矢气不出时用槟榔就很合适。《本草蒙筌·卷四·木部》云："（槟榔）久服则损真气，多服则泻至高之气，较诸枳壳、青皮，此尤甚也。"本品于临床配伍莱菔子作用更强，如二药对于便秘治疗效果就很好。笔者治疗下腹部气滞一般首选莱菔子，若病证较重，则加用槟榔。

槟榔、莱菔子均能行气消积除胀，主下行，用于食积不化之脘腹胀痛，或腹痛腹泻，泻而不畅，作用强，尤以治下腹部气胀为优，二药配伍后作用更强。槟榔在行气方面以导滞为功，导肠垢而缓通便。莱菔子在行气方面以降气为功，降肺气主消痰，用于喘息，在消食方面的应用较槟榔多。笔者治疗腹部气胀较重者，将莱菔子、槟榔同用，消胀作用强。

另外，槟榔为治疗寄生虫的要药。其既有直接的杀虫作用，也因其性下坠，能逐虫下行，从而达到治疗目的。《本草纲目》记载"岭南人以槟榔代茶御瘴"，指的是槟榔能防治疟疾发作。自古以来就很常用槟榔治疗疟疾。

槟榔也是食品，但不宜多食。从环境卫生的观点看，因嗜食者乱吐槟榔汁，有碍观瞻及环境卫生。从健康养生的观点看，嚼食槟榔对人体健康不利。食用槟榔容易形成牙结石，也容易造成牙根周围发炎、浮肿、疼痛，并使结石越结越厚实，以致牙龈受损、红肿、化脓，牙根外露。嚼食槟榔还可使牙齿变黑、动摇、磨损，还可能导致口腔癌，故不提倡嚼食槟榔。

藿香善治水土不服

藿香为唇形科植物广藿香的干燥地上部分。豆叶曰藿，其叶似之，其味香，故名。

藿香味辛，性微温。《图经本草·卷十》云其"治脾胃吐逆，为最要之药"。其可祛恶气，疗霍乱心痛，助脾开胃，温中快气。此外，藿香可治口臭。结合临床使用来说，藿香还是治疗水土不服的要药。

藿香具有芳香特点，可香口除臭。若因为湿浊内阻引起的口臭，常选用藿香治疗。临床以具有浓郁特异清香的广藿香品质最佳，其化湿和中、解暑辟秽、醒脾之力尤胜。可以将藿香洗净，煎汤，时时噙漱。若口臭可以选用藿香、佩兰、砂仁、白豆蔻、厚朴花、木香适量，泡水饮或煎服。

《本草述·卷八》云藿香治"山岚瘴气，不伏水土，寒热作疟"，化湿浊辟秽而解时疫。这里的"不伏水土"即水土不服，指的是某些人长期生活在某地，因到异地而对气候、地理环境等不适应，出现诸如头痛头昏、精神不佳、疲倦乏力、食欲不振、恶心呕吐、腹痛泄泻等症状。藿香善于祛除湿浊，又能醒脾和胃，改善身体的不适，故为治疗水土不服的要药。因其香气浓，含挥发性成分，故不宜久煎。

夏季若长期待在空调房中，很容易出现头晕头痛、咽喉疼痛、鼻塞、全身乏力、食欲不振、皮肤干燥、全身发冷、关节疼痛等症状，即所谓空调病，根据藿香善于祛湿的特点，可服用藿香正气散（市售）。藿香正气散也善治因水土不服引起的病证。本方对于常见的空调综合征、暑湿感冒、热伤风等都有很好的疗效，且兼具防暑解暑、防治胃肠型感冒等功能。市面上还有藿香正气丸、藿香正气水、藿香正气软胶囊等可供选择。

藿香芳香而不猛烈，温煦而不燥热，善理中州湿浊，祛除阴霾湿邪，醒脾快胃，为湿困脾阳、怠倦无力、舌苔浊垢者最捷之药。若湿浊阻滞，伤及脾土清阳之气，吐泻交作，可用藿香助中州清气，化湿辟秽，振动清阳。其实为暑湿时令妙品。

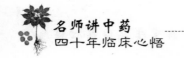

牛蒡子滑肠通便

牛蒡子为菊科植物牛蒡的成熟果实，也称大力子。清以前医籍中，多以恶实为其正名，因其药材形态似老鼠屎，而老鼠屎招人讨厌，故名。又名鼠黏子，盖以果实有多刺钩之故。

牛蒡子味辛、苦，性寒。其能除风伤，解热毒。《本草纲目·卷十五》引李杲言："鼠黏子其用有四：治风湿瘾疹、咽喉风热，散诸肿疮疡之毒，利凝滞腰膝之气。"将牛蒡子的作用予以概括。李时珍认识到其能"消斑疹毒"。而《神农本草经疏·卷九》称之"为散风除热解毒之要药"，并认识到其有缓泻通便的作用。现临床主要用其治疗风热、热毒病证。显然，古代对于牛蒡子的通便作用认识得并不多。

张锡纯认为牛蒡子与山药并用，最善止嗽（见《医学衷中参西录·资生汤》）。资生汤、醴泉饮、参麦汤方中均使用了此二药。二者一清一补，清补合法，故宣肺气，清肺热，健脾胃，用治脾胃不健、肺气虚弱、痰湿内生停阻气道，以致胸膈满闷、咳嗽气短、喉中水鸣声、身倦乏力等症。据此，有牛蒡子能祛痰的认识。从临床来看，一般是不用牛蒡子祛痰的，至于有书籍载牛蒡子宣肺祛痰，用于痰证，是因其可通过宣肺以达到祛痰之目的。

《中药学》教材中多不谈牛蒡子具有通便作用，而事实上牛蒡子是种子而又富含油脂，性多滑利，具有濡润大肠的作用，故能润肠通便。《中药学》教材在介绍牛蒡子时，于"使用注意"条云"本品能滑肠，气虚便溏者忌用"。此实乃牛蒡子的通便作用。

笔者体会，牛蒡子有通便作用，且无明显不良反应，用其通便，有"提壶揭盖"之妙。牛蒡子适用于各种热毒肠燥便秘，不同于大黄、芒硝等攻下之品，其泻下作用比较平和，便质多稀软，水样便少见。针对便秘，若在辨证论治基础上加用牛蒡子能取得明显效果。所以，笔者认为将牛蒡子的润肠通便作用当作"使用注意"处理并不妥当。由于"润肠通便"这一术语多指的是甘味药物，而牛蒡子乃苦寒之品，对此也可以说成是"滑肠通便"。

生白术善通大便

白术为菊科植物白术的根茎。术字篆文，像其根干枝叶之形，色白，故名。

白术味甘、苦，性温。以生白术通导大便，最早见于《伤寒论》原文第179条"伤寒八九日，风湿相搏，身体疼烦，不能自转侧，不呕，不渴，脉浮虚而涩者，桂枝附子汤主之。若其人大便硬，小便自利者，去桂加白术汤主之"。历代注家对此条解释不一，分歧点恰恰在于为什么大便硬、小便自利还要去桂加白术（即桂枝附子去桂加白术汤），用于水湿便秘。"大便硬"而"加白术"，就是说白术具有通便的作用。

清代周岩《本草思辨录·卷一》指出："去桂加术，则小便节而本有之津液不随之而亡……谁谓白术之加，不足以濡大便哉？"其意思是说，加健脾益气之白术，使之复行运化之职，可濡润肠道而使大便自通。自古至今，许多人对白术通便之效避而不用，认为白术性燥，以之通便岂不愈燥愈秘！此乃不明白术通便之妙理所在。重用白术，运化脾阳，实为治本之图。此言可谓一语中的，使仲景因大便硬反用白术之妙得以阐明。取其通便作用时，《伤寒论》《金匮要略》所含白术诸方，均以生品入药。白术炮制品的使用，基本上是从唐宋开始的，故原方白术未注明用法，当属生用，常用量一般为50 g左右。

笔者体会，用白术治疗便秘，除生用外，还应大剂量使用，临床可用60~80 g，水煎服。若药后无肠鸣、矢气、稀便及排便次数增加，也可研粉生用，每次10 g，每日3次，温水送服。也就是说，若治疗便秘，白术必须重用、生用才能见到效果。治疗便秘，许多人用大黄、芒硝、番泻叶等攻下之药。这些药短期服用可能起作用，但服用一段时间后疗效可能会不尽如人意，而且会使得脾胃越来越虚弱。但白术不同，大剂量应用不但能通便，还能健脾，对脾胃基本没有损伤。当辨证是便秘抑或是便溏，处于模棱两可时，尤当选用生白术。

笔者曾诊治一道姑，45 岁，自述便秘已 18 年，常常 3～5 日大便一行，有时 7～8 日一行，痛苦不堪，曾求诊于多家医院，服用通便药只能缓解一时，继则大便更加难排。而每次就诊时就自诉患有便秘。笔者仔细询问病史，结果发现此病人并非便秘，实乃便溏。原来，病人每次大便难排，主要是大便初头干，当干便排出后，继则便溏，继续登圊，则无以排尽。平时气短乏力，精神不振。笔者按照便溏病证予以治疗，采用健脾之品，投以参苓白术散，其中重用生白术，每剂 60 g 以上。病人服药之后，大便逐渐由前干后溏转为正常。

便秘和便溏是两个不同的病证，一般在诊断方面不会出现错误。但实际上，临床经常见到将便溏误诊为便秘者。便秘是指大便秘结，主要是指排便次数减少、粪便量减少、粪便干结、排便费力等，有的病人几天不解大便，出现腹胀，有的病人大便干燥如羊屎，多见于年老体弱人群，如超过 6 个月即为慢性便秘。便溏是指大便不成形，形似溏泥，俗称薄粪，或常有大便排泄不畅、排不尽的感受，或者大便黏滞不爽，或大便时干时溏，迁延反复，完谷不化，饮食减少，食后脘闷不舒，稍进油腻食物则大便次数明显增加，面色萎黄，神疲倦怠。便溏多见于脾虚。

对于便溏，不能单纯以大便稀作为诊断标准。临床上，便溏病证可以见于以下多种情况。①大便始终为稀便，这种情况很好辨证，一般采用健运脾胃之品治疗。②大便先干后溏，表现为大便次数不多，纳食一般，若饮食过多则致脘腹胀满更甚，若干便排出后即现溏便，又总有未排尽之意，虽努力登圊，并无多便，排便后稍感腹部轻松。此类病人就诊时，往往主诉为便秘。实际上这种大便先干后溏的情况，应该按照便溏治疗。临床上极易将这种大便先干后溏者误诊为便秘而采用通便之法，实则南辕北辙了。③大便时干时溏，伴有腹痛腹胀，转矢气则舒，受饮食、情绪、环境等方面的因素影响较大。若大便干时排便通畅，大便溏时排便不畅，且有不尽之感，虽努力登圊并无大便排出。此种情况也应按便溏治疗。④大便先溏后干。此种情况比较少见，也应按照便溏治疗。

临床上便溏很容易被误诊为便秘，故仔细询问病史很重要。笔者曾治疗一位 25 岁的男性病人，也是主诉便秘，多处治疗已达两年，病证时轻时重，反复不已，后前来求诊。笔者发现病人虽云便秘，但同时食纳减少，倦怠乏力，即使能排便也总有排不尽之感，舌苔根部腻，口中异味重，辨证为脾虚湿阻，采用健脾之品，所谓的"便秘"即消除了。

此外，白术治疗腰痛，如王旭高《医学刍言·腰痛门》云："陈修园治腰痛久不愈，用白术一两为主……据云神效。"也就是说，治疗腰痛，白术使水湿从小便而出，祛水利腰脐，而利腰脐必重用白术，多30 g以上。笔者认为白术治疗腰痛也与其通便有关，大便通，腹部压力减小，腰痛亦能得到缓解。

生首乌通便作用强

何首乌为蓼科植物何首乌的块根。

何首乌味苦、甘、涩，性微温。何首乌有生用、制用之分，生首乌、制首乌虽同出一物，但作用不同。制首乌是用何首乌与黑大豆同煮加工而成，具有补肝肾、益精血的作用，为治疗须发早白的要药。生首乌含蒽醌类化合物，主要成分为大黄酚和大黄素，以祛邪为主，主要作用是通便，但不伤正气。若习惯性便秘，可以用何首乌15 g，直接泡水饮服，连续服用。现有人认为何首乌用量大会导致不良反应，而笔者多年来使用何首乌，量大者并未发现不适。

笔者体会，何首乌既可通便，又有明显的减肥瘦身之效。一般而言，肥胖者，常有食多而大便少、小便少的情况。根据生何首乌能润肠通便这一作用，用之来排除肠道积滞，使吸收减少，加速肠道排泄，治疗肥胖有良好的效果。具体使用方法有以下三种。①将生何首乌直接泡水服。这种方法适宜于大便干结、形体肥胖者。②将生何首乌与其他具有瘦身作用的药物同用煎服，增强排泄的作用，以促进代谢。这种方法适宜于肥胖兼有其他病证者。③将生何首乌等药制成丸剂、膏剂服用。这种方法适宜于其他减肥方法效果不显，对于使用减肥药信心不足者。制成成品后便于病人坚持服用。若以何首乌配伍荷叶、决明子、生山楂等则瘦身作用更强。生何首乌由于有通便作用，所以在治疗各种腰痛方面效果也非常好。按照现

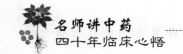

代医学的解释，就是减轻腹压，从而缓解疼痛。因此，许多腰痛病人在通便以后，能明显地减轻病情。笔者常以此药配伍肉苁蓉应用。

服用生何首乌后可出现大便次数增加和粪便量增多，并有腹泻。这是正常现象，是因为何首乌含有蒽醌衍生物，而蒽醌类本身有致泻作用，但其致泻作用并不同于大黄的峻猛泻下，故一般服用 2～3 天后，大便就逐渐趋于正常。

现代研究证实，何首乌有降血脂、减少动脉内膜斑块形成和脂质沉积，促使体内过多的脂肪代谢，减慢心率及增加冠状动脉血流量的作用，同时又能促进肠蠕动，因此可用治肥胖症。

陈皮能通便

陈皮为芸香科植物橘的成熟果实之果皮。入药以陈久者佳，故称陈皮，亦名橘皮。陈皮尤以广东新会、化州者为优，又称新会皮、广陈皮。

陈皮味辛、苦，性温。《神农本草经》云橘柚："主胸中瘕热逆气，利水谷。久服去臭，下气通神，一名橘皮。"其中所云"利水谷"即说明陈皮有通便的作用。李时珍云（陈皮）："疗呕哕反胃嘈杂、时吐清水、痰痞疟疾、大肠闭塞、妇人乳痈。入食料，解鱼腥毒。"现在临床主要用其治疗脾胃气滞病证，尤为祛湿痰要药。在具体应用中，同白术则补脾胃，同甘草则补肺。

新鲜的橘皮气味比较燥烈，容易上火，而经过放置以后的陈皮气味缓和，行而不峻，温而不燥，质量较优。

陈皮有泻下通便的作用。《本草纲目·卷三十·黄橘皮》云："同杏仁治大肠气闭，同桃仁治大肠血闭，皆取其通滞也。"此可以作为陈皮通便的用药依据。又由于肺与大肠相表里，腑气通，大便畅，则咳喘平，故陈皮治疗咳喘兼有便秘者效果好。

笔者体会，若痰湿重者，又有大便不通，可以选用陈皮。现在临床极少单用陈皮来通导大便，多因其具有行气之功而作辅助药使用。《本草求真·卷七》云："用杏仁以治便秘，须用陈皮以佐，则气始通。"

陈皮长于行脾胃，主治脾胃气滞病证，但《金匮要略》中又用陈皮治疗胸痹，如橘枳姜汤中重用橘皮，辅以枳实、生姜，主治"胸痹，胸中气塞，短气"。显然，橘皮除了可以治疗脾胃病变以外，也是可以治疗心胸部位病变的。在谈到归经时，一般多云其归脾肺经，而如果按照张仲景的用法，也可以说其归心经。但由于归经这个理论目前在临床上的意义不及性味功效重要，所以临床可以不强调陈皮的归经。

　　李时珍认为陈皮"治百病，总是取其理气燥湿之功。同补药则补，同泻药则泻，同升药则升，同降药在降"，并认为"脾乃元气之母，肺乃摄气之籥（yuè，古代吹火的管子），故橘皮为二经气分之药，但随所配而补泻升降也"。还有人认为其同消痰药则能祛痰，伍消食药则能化食，各从其类以为用。其主要作用部位在脾胃。从临床用药来看，应用补药、收涩药时多要配伍陈皮以防壅气，所以在补益药中配伍陈皮就具有补而不滞的特点。临床使用陈皮时，若治痰湿不化、胸膈满闷、咳喘痰多、痰白黏稠，可配半夏、茯苓以燥湿化痰；治痰热咳喘，则与蛇胆、黄芩等以清化痰热；治脘腹胀满、食欲不振、恶心便溏，可配用白术、砂仁以健脾理气；治湿困脾胃、口淡纳呆，可配用苍术、厚朴以行气燥湿。

　　笔者临床体会，在化痰药中，陈皮是最常用之药，其行而不峻，温而不燥，辛而不烈，作用平和。笔者使用陈皮时，在行气方面将其作为首选之品。陈皮、青皮二药同用可以兼顾多个脏腑病变。陈皮行气以脘腹部位气滞胀痛为佳。由于陈皮货源广泛，价格相对而言较为便宜，使用频率高，故临床凡痰证、气滞证皆为首选之品。腹部气胀，又有大便不畅者，常常加用陈皮治疗。

麻仁用于体虚便秘

　　麻仁为桑科植物大麻的果实，亦名火麻仁。

　　麻仁味甘，性平，最早记载于《神农本草经》"麻蕡"条下："主补中益气，肥健、不老、神仙。"后世认为其润五脏，利大肠风热结燥及热淋，现在临床主要用其润肠通便。其特点是补虚劳，长肌肉，益毛发，通乳汁，止消渴。其通便作用平和，主要用于虚损病证。若体虚又兼大便秘结者，此为常用之品。所以说，麻仁润物也，润可去枯。《神农本草经疏·卷二十四》云："性最滑利。甘能补中，中得补则气自益。甘能益血，血脉复则积血破，乳妇产后余疾皆除矣。""麻仁益血补阴，使荣卫调和，风邪去而汗自止也。逐水利小便者，滑利下行，引水气从小便而出也。"所以对于麻仁有"非血药而有化血之液，不益气而有行气之用，故于大肠之风燥最宜。麻仁之所疗者风，然属血中之风，非漫治风也。而其所以疗风者，以其脂润而除燥，盖由于至阳而宣至阴之化，非泛泛以脂润为功也"的评价。麻仁甘平滑利，柔中有刚，能入脾滋其阴津，化其燥气，燥气除而便秘不治自愈，故麻仁为治疗便秘要药。

麻仁具有滋养性，体虚病证可以选用。其对于习惯性便秘治疗效果良好，所以有营养性润肠通便之说。凡是使用通便药，应结合体质、病程选用，不可剂量过大，即使麻仁作用平和也不宜多用。现在认为麻仁含有酚类成分，若量大，对于神经系统有损害。《神农本草经》记载的麻仁名称是麻蕡（bēn），麻蕡就是大麻的雌花序和幼果，并说"多食，令人见鬼狂走"，就是说多食麻仁会产生幻觉。现临床使用的麻仁一般认为是无毒的。

《神农本草经》记载麻仁"补中益气，肥健、不老、神仙"。后世医家也多论述麻仁具有补益之功。从现在的临床来看，多不将麻仁作补益药，因为此药毕竟是通便之品，只是通便的作用较平和而已。

麻仁丸由张仲景创立，《伤寒论》第247条言："趺阳脉浮而涩，浮则胃气强，涩则小便数。浮涩相搏，大便则硬，其脾为约，麻子仁丸主之。"麻仁具有良好的润肠通便作用，但麻仁丸（麻仁、大黄、芍药、枳实、厚朴、杏仁）却不能用于习惯性肠燥便秘，这是因为方中的大黄具有泻下和收敛的双重作用。因此有的病人服用麻仁丸后，不但不能通便，反而导致大便更加秘结，这就是大黄导致的。对于肠燥便秘的病人，不要轻易服用麻仁丸。

一般治疗肠燥便秘多选用滋润油脂多的药物，如郁李仁、杏仁、桃仁、胡桃仁、柏子仁、瓜蒌仁、决明子、苏子等。《伤寒明理论·卷四·脾约丸方》论述麻仁丸时云："润可去枯。脾胃干燥，必以甘润之物为之主，是以麻仁为君，杏仁为臣……"也就是说，用麻仁可以治疗便秘，但要与其他药物同用。

总之，治疗肠燥便秘，可以选用麻仁，但不能轻易选用麻仁丸。若偶尔便秘者用麻仁丸并无不适，但若老年人习惯性便秘则不可用之，否则会导致大便更加秘结。

大黄不能用于习惯性便秘

大黄为蓼科植物掌叶大黄、唐古特大黄、药用大黄的根及根茎，因色命名。因横断面黄棕色，有弯曲线纹，亦称锦纹。

大黄味苦，性寒。大黄荡涤肠胃，推陈致新，作用峻快，特点是"定祸乱而致太平"，俗称"将军"，为通导大便的猛药。《本草汇言·卷五》云："大黄，气味大苦大寒，性秉直遂，长于下通，峻利猛烈，横驱直捣，一往不返，特有将军之号。"大黄作用多，但可以用两清两泻一活血兼止血概括之，即清热解毒、清利湿热、泻下通便、泻火凉血、活血化瘀兼止血。

大黄泻下作用强，且这一作用为人们所熟知，故为了减少病人的担忧，处方时亦常用锦纹、川军的名称。其以外表黄棕色、锦纹及星点明显、体重、质坚实、有油性、气清香、味苦而不涩、嚼之发黏者为佳。明代张景岳把它与附子列为"乱世之良将"，同人参、熟地又称为"药中之四雄"。

大黄有斩将夺关之功，犁庭扫穴之能，药性峻利，推陈致新，本草著作一般将其列入祛邪药物。大黄用少量无明显泻下作用，在辨证的基础上，可用于治疗慢性胃炎与消化性溃疡。又由于大黄含有苦味质，小剂量粉剂可促进胃液分泌，故用于治疗食欲不振、消化不良。药理学研究认为，其有健胃助消化作用。张仲景应用大黄，以解毒为主，故用量多较大。大黄攻补作用取决于用量的大小。从临床应用来看，小剂量一般在3g以下；中等剂量为6~12g，有缓泻、化瘀作用；大剂量则攻下作用峻

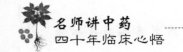
猛，所以大剂量以攻为主。大黄性寒，主治热结便秘证，但寒结便秘也可以选用之，需要配伍温性之品，如温脾汤。这是去性取用法，即取大黄通便作用，又以附子、干姜抑制其寒性。

大黄具有很强的通便作用，而且使用的范围很广，药材价格低于人参，故常用于治疗多种疾病。但大黄并未能引起人们重视，很少有人对大黄的作用加以赞颂。即使用大黄治愈了疾病，人们也往往不认为大黄有多大功劳。这就是所说的"人参杀人无过，大黄救人无功"。"若要长生，肠中常清；若要不死，肠中无屎。"而大黄就具有清除肠中毒素的作用，以达到祛病延年之功，此即所谓的"以通为补"。实际上只要药证相符，大黄也补；药不对证，参茸也毒。

大黄有泻下和收敛的双重作用。其内含蒽醌类物质，这是促进通便的主要物质，用于大便不通。同时，大黄又含有鞣质，这是一种具有收敛作用的物质。当服用大黄达到通便作用后，紧接着大黄所含的鞣质开始发挥作用，会导致继发性便秘。所以，大黄不用于习惯性肠燥便秘的治疗。

笔者体会，在通导大便方面，不可轻易使用峻猛之品，以免伤及正气。若泄泻日久，在选用收敛之品时，又不可单一收涩，以防敛邪。

大黄主要作用是通导大便，但也可用治人体上部病证，以热毒病证多用，这是取上病下治之义，亦即"扬汤止沸，不若釜底抽薪"之法。临床上若治上部火热证如目赤肿痛、口舌生疮等，加用大黄后，往往疗效会更好。这是将上部的火热通过通大便祛除，从而达到清热的目的，如牛黄上清丸、牛黄清心丸、牛黄解毒片等方中就配伍有大黄，主治人体上部火热病证。中医有"无积不成痢"之说，痢疾的特点是体内有积滞，故治疗痢疾应祛除垢滞，而大黄泻下通便、祛除积滞，是取其通因通用法，一般治疗痢疾初起较多用，若久痢则不宜选用。

大黄的用法有下面几种。①泡服：用沸水浸渍。因大黄苦寒，厚重沉降，入煎剂易直趋肠胃而成泄下之势，因此沸水浸泡，取其气之轻扬，使其利于清无形之热，而不泻有形之邪，如大黄黄连泻心汤、附子泻心汤。②同煎：非急下证，一般多用。因为大黄久煎则泻下力缓，正如柯琴在《伤寒来苏集》中所说"生者气锐而先行，熟者气钝而和缓"，如大黄牡丹汤、大黄附子汤等。③后下：若取药物峻下热结者，多予以后下。因后下作用峻猛，如大承气汤中的大黄后下就取其峻下之功，以荡涤积滞、泻热通便。④生用：生大黄泻下力强，故欲攻下者宜生用。⑤久煎：泻下力减弱。⑥酒炙：泻下力较弱，活血作用强，宜于瘀血证。⑦炭剂：大黄炭则多用于出血证。大黄既是气分药，又是血分药，止血不留瘀，应用范围广泛。

甘草助满

甘草为豆科植物甘草的根及根茎，以味甘命名。

甘草味甘，性平，可以解多种毒。因甜故曰甘，但甘能助满，故中满者勿食甘是也。李东垣善用甘草，但见湿阻气机的疾病，概不用之。《景岳全书·本草正·甘草》云："其味至甘，得中和之性，有调补之功，故毒药得之解其毒，刚药得之和其性，表药得之助其升，下药得之缓其速。助参、芪成气虚之功，人所知也；助熟地疗阴虚之危，谁其晓焉。祛邪热，坚筋骨，健脾胃，长肌肉，随气药入气，随血药入血，无往不可，故称国老。惟中满者勿加，恐其作胀；速下者勿入，恐其缓功。不可不知也。"这里对甘草的作用及配伍进行了恰当的描述，临床上许多方中配伍甘草即宗此说。所以，甘草的特点是热药得之缓其热，寒药得之缓其寒，攻下药用之缓其泻，峻猛药用之缓其烈，寒热相杂者用之得其平。

甘草在所有中药中使用频率最高，所谓"十方九草，离不了甘草"。中医有"朝中国老，药中甘草"的说法，意思是说甘草就像国老一样，是一种作用强、使用广泛的药物，主要是因为其有调和诸药的作用。陶弘景曰："此草最为众药之主，经方少有不用者，犹如香中有沉香也。国老即帝师之称，虽非君而为君所宗，是以能安和草石而解诸毒也。"甘草可随所配伍之药，治疗多种病证。若体虚所致腹部胀满就可以用甘草补虚，取塞因塞用，故甘草助满是针对湿邪而言的，并不是针对虚损来说的。

古有云："中满不食甘，泛酸毋多甜。"甘草甘甜，会助胃酸增多，而致嘈杂吐酸更重，故应慎用，蜜炙甘草更要慎重使用。否则，轻者碍掣他

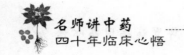

药，滞留邪气；重者实邪不去，久则伤正。但也没有必要完全忌讳不用，临证酌情加减，还能获得奇效。《本草备要·卷一·甘草》记载"甘草得茯苓，则不资满而反泄满"，所以四君子汤将此二药配伍应用。

笔者体会，使用甘草，剂量一般不宜太大。笔者学中医之初，有一同学不明甘草的壅滞之性，取了一截粗壮肥大的甘草，长度大约 10 cm，将其泡水饮服之后，腹部饱胀，竟然 3 天未食。这就是甘草助满之害。但炙甘草汤中的甘草剂量可以稍大。对于糖尿病病人来说，不宜使用甘草。根据先师熊魁梧的经验，甘草剂量应控制在 10 g 以内（使用炙甘草汤时例外）。

商品药材中又有粉甘草（即去皮甘草），以外表平坦、淡黄色、纤维性、有纵皱纹者为佳。带皮甘草以外皮细紧、有皱沟、红棕色、质坚实、粉性足、断面黄白色者为佳。粉甘草较带皮甘草为优。甘草梢主要用于小便不利的病证。《本草正义·卷一》云："梢是最细之尾，其性下达故也。"医家均认为甘草梢利水通淋而止痛，用于淋病尿痛。所以甘草、甘草梢两者是同药而异功。生甘草多用于清热解毒，缓急止痛；炙甘草多用于补益中气。

第四讲　肝胆疾病用药心悟

肝胆系统常见胁痛、眩晕、黄疸、头痛等病证。现代医学的各型肝炎、肝胆结石、肝硬化等为肝胆系统疾病。

笔者体会，肝胆系统疾病用药尤以疏肝为要，因肝郁会进一步发展为肝瘀。肝郁证不能用药太猛，当用柔和之品，如香附、八月札、橘络等。在选用活血通络之品时，应时时照顾脾胃，因肝郁、肝瘀均可能导致脾胃受损，所谓"见肝之病，知肝传脾，当先实脾"。

八月札理气疏肝抗肿瘤

八月札为木通科藤本植物木通、三叶木通、白木通的成熟果实，果形很像黄瓜，果皮很硬、很苦。因在农历八月果熟时果皮自动开裂、炸开，分为均匀两半而得名。八月札又名八月瓜、预知子。此果果心像牛奶雪糕一样，鸟雀最爱吃，每炸开一个它们就抢吃一个。故要想吃到八月瓜，必须与鸟雀争夺，也可在八月瓜未炸开的前两三天将其摘回，任其自行炸开。《本草汇言·卷六》云："此草中之有灵性者，故有预知之名。"

八月札味甘，性微寒，以疏肝作用为常用，善治胁肋疼痛、胸腹胀痛及痛经等症，临床常与香附、川楝子、枳壳、广木香等配合应用，可以使药力加强。若气滞病证，宜理气疏肝。治疗气胀疝痛者，可用八月札30 g水煎服。若小腹疝痛也可以用八月札60 g，猪瘦肉250 g，炖服，每日1剂。八月札无香燥之弊，理气而不伤气，反有开胃进食之功。由于其疏肝作用强，也用于治疗乳腺癌、胃癌、食管癌等。

笔者认为，八月札疏肝解郁作用强，故在临床上尤喜用其治疗因肝气郁结导致的乳腺增生、胁肋疼痛。现认为其有抗癌作用，凡体内有肿块、

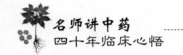

赘生物皆宜选用。对于乳腺增生，八月札配伍香附、佛手、青皮效果更好。八月札也可用来预防乳腺癌术后复发或消除肿块，常用量为15 g。

八月札较少单味用治肿瘤，多与他药配伍应用。若绒毛膜癌可用八月札、白花蛇舌草各60 g，土鳖虫15 g，半枝莲15 g，水煎服。消化道中晚期癌症，可用八月札、藤梨根、莪术、三七、守宫等组方。若治疗肝癌，可用八月札60 g，石见穿、半枝莲、白花蛇舌草、半边莲、龙葵各30 g，蛇莓、紫金牛各20 g，猪殃殃40 g，水煎服，可使肝区疼痛减轻，能延长病人生存期。直肠癌，可用八月札、大血藤、菝葜、半枝莲各30 g，木香、土鳖虫、贯众炭各10 g，瓜蒌仁、赤芍、夏枯草、海藻各15 g，水煎服。经过多年的临床实践，笔者总结出一首抗癌之方，效果良好，命名为红蓝黄白强身汤：红景天30 g，绞股蓝30 g，黄芪30 g，生晒参15 g，灵芝30 g，石见穿30 g，菝葜30 g，八月札15 g，莪术15 g，鳖甲30 g，青皮15 g，白蚤休15 g，薏苡仁30 g，水煎服。也可以将上药熬膏、制丸服用。此方对放疗、化疗以后，身体虚弱、抗病力下降者，具有调补强身的作用，也能延长肿瘤病人的生存期。

另外，八月札具有利尿的作用，用治输尿管结石，可加速排石。八月札治尿路结石效果优于木通。在通淋方面，八月札可以治疗多种淋证，如热淋、气淋、血淋、劳淋、膏淋、石淋。

麦芽疏肝作用强

麦芽为禾本科草本植物大麦的成熟果实经发芽而成。

麦芽味甘，性平，开胃健脾，宽肠下气，腹鸣者多用之。李时珍云麦芽可"消化一切米、面、诸果食积"，并云："但有积者能消化，无积而久服，则消人元气也，不可不知。若久服者，须同白术诸药兼用，则无害也矣。"但论述其疏肝者少见。

麦芽主要是用来消面食，即帮助淀粉类食物消化，在消食方面很常用，且性质平和。《医学衷中参西录·药物》认为大麦芽为补助脾胃之辅佐品，若与参、术、芪并用，能运化其补益之力，不致作胀满。麦芽性善消化，兼能通利二便，虽为脾胃之药，而实善疏肝气。麦芽善助肝木疏泄以行肾气，故又善于催生。麦芽善于消化，微兼和血之性，而妇人之乳汁为血所化，故麦芽又善回乳。入丸散剂可炒用，入汤剂宜生用。张锡纯认为麦芽能够疏肝，其创制的镇肝熄风汤中就配伍了麦芽。从疏肝作用来看，麦芽只作为辅助药物使用。

麦芽能健胃消食，无温燥劫阴之弊，不败胃，虽久用、重用亦无碍，实有"见肝之病，知肝传脾，当先实脾"之妙。临床上见有情志郁结、肝气不疏者选加麦芽治疗效果好。对于肝郁病证，笔者临床常用生麦芽，并重用。

佛手疏肝作用尤强

佛手为芸香科植物佛手的干燥果实，因果实顶端分裂如拳，或张开如指，故名。佛手外皮鲜黄色、润泽，香气浓郁。

佛手味辛、苦，性温，一般用其治胸闷气胀、胃脘疼痛、食欲不振或呕吐。将其以开水冲泡代茶，随时饮用，简便有效，有一种清香畅快之感。

唐代陈藏器云："皮去气，除心头痰水。"李时珍将其"煮酒饮，治痰气咳嗽。煎汤，治心下气痛"。《本经逢原·卷三》云："兼破痰水，专破滞气。今人治痢下后重，取陈年者用之，但痢久气虚，非其所宜。"佛手的特点是功专理气快膈，惟肝脾气滞者宜之。

佛手在使用过程中一般剂量不宜过大。佛手的香气馥郁悠长，滋味醇厚，回味甘爽，能提神醒脑、醒酒消暑、疏肝解郁、开胃健脾。单用佛手泡水饮，具有较强的行气作用。佛手疏肝作用较香附强，且平和而无燥烈之弊。从使用来看，佛手配伍玫瑰花行气作用更强。

笔者体会，临床凡遇到肝郁病证，可将其作为首选之品。若肝郁气滞，胸胁胀痛，饮食减少，可以用佛手10 g，玫瑰花5 g，沸水泡饮。肝郁致胃脘气胀，可以用佛手泡水代茶饮。若消化不良，可以用佛手30 g，粳米100 g，共煮粥，早晚分食。对于因肝郁所致的月经不调，佛手配伍

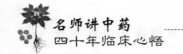

疏肝药香附、玫瑰花、郁金，可以增强药力。笔者验方香附调经汤（见"香附"条）中即配伍有本品。

薄荷疏肝不宜量大

薄荷为唇形科植物薄荷的地上部分。苏州所莳者，茎小而气芳，入药以苏产为胜，故称苏薄荷。

薄荷味辛，性凉。本草书籍记载其主治心腹胀满、霍乱、宿食不消、下气。煮汁服，亦堪生食。人家种之，饮汁发汗，大解劳乏。《太平惠民和剂局方》之逍遥散即用其疏肝解郁。另外，薄荷也可用于清头目、除风热，治疗头面部疾病，以及用以清利咽喉。《本草纲目·卷十四》李时珍云："利咽喉口齿诸病，治瘰疬疮疥、风瘙瘾疹。"结合历代医家对薄荷的认识，后人总结出其芳香透发，轻清凉散，发汗力强，清利头目，为解郁佳品。

薄荷的疏肝作用很强，气清香窜，内透筋骨，外达肌表，宣通脏腑，贯串经络，服之能透发凉汗，为温病宜汗解者之要药。若少用之，亦善调和内伤，治肝气胆火郁结作痛，或肝风内动，忽然痉挛瘛疭、头痛、目痛、鼻渊、鼻塞、齿痛、咽喉肿痛、肢体拘挛作痛等一切风火郁热之疾。临床将薄荷作为疏肝要药，其与柴胡配伍以后作用加强。《本草新编·卷三》云："薄荷，不特善解风邪，尤善解忧郁。用香附以解郁，不若用薄荷解郁之更神也。""薄荷入肝胆之经，善解半表半里之邪，较柴胡更为轻清。"

笔者体会，薄荷作用虽较多，但以疏肝为主，凡肝郁病证所致胸胁疼痛、气机不畅均可以选用。薄荷也是发汗作用很强的药物，但发汗过甚，易伤正气。薄荷具有较为浓厚的芳香味，在使用时一般不将其作为治疗感冒的首选药物，剂量一般限制在 6 g 以内为好，且用药时间也不宜太长。无论是取其疏肝解郁，抑或是发汗解表，均应小剂量使用，量大则发汗过甚、疏泄太过。

荔枝核散结消肿结，善治睾丸肿痛

荔枝核为无患子科植物荔枝的成熟种子。

荔枝核行气散结、散寒止痛，用于肝经寒凝气滞所致的疝气疼痛、睾丸肿痛。《本草纲目·卷三十一》说："荔枝核入厥阴，行散滞气，其实双结而核消睾丸，故其治颓疝卵肿，有述类象形之义。"这是讲荔枝核主治阴部疾患。荔枝果实结成双，荔枝核能消睾丸肿痛。

荔枝核也用于治疗乳房肿痛，但作用不强。肝经寒凝气滞所致疝痛，肝气郁滞致胃脘久痛，以及妇人气滞血瘀致经前腹痛或产后腹痛，皆可以用荔枝核治疗。核类中药大多能散结，用治睾丸肿痛等，如橘核、川楝子。

荔枝核、川楝子都可通过理气而治疗气滞病证，但川楝子主要是治疗肝气郁滞的病证，而荔枝核尚可以治疗胃脘气滞病证。同时，二药也可通过行气而散结，治疗结块、肿胀类病证。根据中医理论"核"能散结的特点，二药均能治疗睾丸肿痛、疝气疼痛、乳房肿痛等，如橘核丸。由于橘核较荔枝核轻，所以橘核主入上焦，主治乳核病证；荔枝核主入下焦，主治睾丸病证。

重剂夏枯草治甲状腺病变及乳癖

夏枯草为唇形科植物夏枯草的果穗。

夏枯草清肝散结消肿，用于肝郁化火，灼津为痰，痰火郁结而致瘰疬、瘿瘤、乳癖等，多与消痰散结药配伍。亦可单味煎汤熬膏，内服、外敷均可。无论瘰疬已溃、未溃，都可使用。

夏枯草尤其多用于甲状腺部位的病变，单独应用即有效果，临床有夏枯草膏。其由于能散结，亦善治乳癖。乳癖类似于现代医学的乳腺增生，与七情病变有关。因乳房乃肝经循行部位，情志不畅，郁怒于肝，思虑伤脾，皆可导致肝气不疏，痰气凝结，阻塞乳络，聚而成癖。夏枯草亦用于

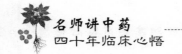

治疗多种肿瘤。笔者多喜大剂量使用之。

夏枯草在本草书中有记载治疗失眠者，同时也有记载治疗健忘者，由此可知其有安神作用。《重庆堂随笔·卷下·夏枯草》云："散结之中，兼有和阳养阴之功。失血后不寐者，服之即寐。"若肝阳偏亢兼有眩晕之失眠，可以选用之。若痰热阻遏中焦之失眠，夏枯草与半夏同用有一定治疗作用。

笔者临床体会，夏枯草、猫爪草配伍同用，散结作用增强，可治甲状腺结节、瘿肿、肺结节、乳腺增生、乳腺结节、子宫肌瘤等增生性疾病。夏枯草亦善治目珠疼，尤其是至夜则疼甚者。朱丹溪认为夏枯草有补养厥阴血脉之功，其作用机制是清除肝经热邪。

天南星善祛风痰

天南星为草本植物天南星的块茎。李时珍云："南星因根圆白，形如老人星状，故名。又名虎掌。"

天南星味苦、辛，性温，有毒。其善治风痰阻滞经络的病证，如风眩，医家多以其治疗风痰。痰有广义、狭义之分，天南星主治广义之痰，而半夏则偏于主治狭义之痰。呼吸道所现之痰多为狭义的痰，而经络之痰多为广义的痰。风痰，多扰肝经，即所谓痰动于肝，多见眩晕、头风、眼目昏花。风痰多见痰色青而多泡，故天南星所治之痰多为青色。痰滞于脑则眩晕，滞于经络则经络不通而现痰包、痰核。天南星能治疗风痰阻络之眩晕、肢体关节疼痛，但毒性也较大。其辛燥而烈，与半夏略同，而毒则过之。

笔者使用天南星，尤多用于治疗顽痰，以其为开涤风痰之专药。天南星祛痰作用强于半夏，较半夏少用。半夏主治湿痰，天南星主治风痰。根据天南星祛痰的作用，现临床用其抗癌，用治食管癌、肺癌、子宫颈癌。古代本草书中亦有云其破坚积的记载，故可以选用天南星治疗癌肿。将天南星研粉外用，对于肿块有较强的治疗作用。也有人认为若取其抗癌以生用为佳，但由于生用毒性较大，所以使用时要注意掌握好剂量。由于胆南星能清热化痰，所以治疗热痰病证将胆南星作为首选之药。

天麻善治眩晕

天麻为兰科寄生草本植物天麻的块茎。原名赤箭，又名定风草。其茎如箭杆，赤色，有风不动，无风自摇。李时珍曰："赤箭以状而名，独摇、定风以性异而名。"天麻春冬两季均可采挖。冬至以前采挖者称冬麻，质佳；立夏之前采挖者称春麻，质次。头居高巅之上，而其尤善祛头面部之风邪，故有天麻之谓。

天麻味甘，性平。天麻善治风证，凡风湿痹痛、四肢拘挛、眼黑头晕、风虚内作，非天麻不能治。天麻为治风之神药。治疗眩晕，历代医家均将天麻作为要药。本药现主治头风头痛、头晕虚旋、癫痫惊厥、四肢拘挛、语言不顺等一切中风、风痰等症，尤对于头痛、眩晕效果佳。天麻以肥厚、个大、色黄白、呈半透明状、质坚实为好。眩晕最多见于颈椎病、高血压。

民间有用天麻炖母鸡来治疗眩晕的方法，有人认为此方效果好，也有人认为此方效果不佳。这是什么原因呢？天麻具有祛风通络的作用，可以用来治疗手指发麻、颈部酸痛沉重、眩晕等。天麻有个特点，就是不耐高热，若久煎久煮，其有效成分就会被破坏，甚至毫无疗效。如果用砂锅炖，老鸡一般要2小时才能炖烂，而天麻只需要炖5分钟就可以炖烂了。显然，如果将老鸡与天麻一同入锅炖的话，天麻的作用早就消失殆尽了。因此，正确的炖法应该是先将鸡炖烂，再将天麻略炖一下就可以了。李时珍介绍炖老鸡的方法是"煮老鸡、硬肉，入山楂数颗即易烂"。意思是说，在家中炖老鸡肉、老牛肉等这些硬肉时，加点山楂一起炖就能使肉很快炖烂。待肉炖烂以后，加天麻略炖就可以食用了。

古人认为天麻乃养生上药，现有用其治疗老年性痴呆者。其对于高血压也有较强的治疗作用，可以将其研末吞服或用煎好的药汁送服，也可以泡水服。泡水服的方法是：每次4g左右，切片。坚持应用有效。需要注意的是，每次所用天麻的量不能太大，操之过急会适得其反。临床上，笔

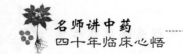

者遇到高血压病人，就常嘱其这样应用。天麻除治疗眩晕外，也能治疗口眼㖞斜、肢体麻木、惊厥、半身不遂等风证。笔者有一首经验方，命名为天麻降压汤：天麻 15 g，钩藤 15 g，菊花 15 g，杜仲 15 g，决明子 15 g，白芍 15 g，牛膝 15 g，酸枣仁 30 g，桑叶 15 g，夏枯草 15 g，桑寄生 15 g，龟甲 30 g。该方具有滋养肝肾、平抑肝阳的作用，主治高血压所致的头痛眩晕、烦躁易怒、腰膝酸软、睡眠不佳。

菊花明目药枕效验方

菊花为菊科植物菊的头状花序。

菊花味甘、苦、辛，性微寒。《神农本草经》载有菊花，主治多种风证，如头眩肿痛、目欲脱、泪出，轻身，耐老延年。菊有两种：一种茎紫气香而味甘，叶可作羹食者，为真菊；一种茎青而大，作蒿艾气，味苦不堪食者，名苦薏（即野菊花）。以菊花做枕头，有利于使头目清醒，《大明本草》即有菊花"作枕明目"之说。《本草纲目拾遗·卷七》云（菊花）："治头晕目眩，益血润容。""益肺肾，祛风除热，补血养目，清眩晕头昏。"菊花为祛风之要药，主头眩肿痛、目欲脱、泪出、恶风。凡芳香之物，大多能治头目肌表之疾。但香者无不辛燥，惟菊不甚燥烈，故于头目风火之疾，尤宜焉。历来将菊花作为明目要药，将其做枕头用也能明目。

笔者体会，以菊花做药枕，简单方便又实用。可以选用桑叶 250 g，菊花 500 g，决明子 500 g，密蒙花 250 g，谷精草 250 g，主治头昏目眩、头脑涨痛。使用方法是先将菊花置于密闭蒸笼蒸 2 小时，将菊花中可能带有的虫卵杀死，随后将之晾干，与其他药物一起装入枕头用。上述药物具有清肝明目的作用。若经常头昏目眩，视物昏花，睡眠不佳，就可以选用药物枕头。若坚持应用菊花药枕，可以缓解颈部肌肉紧张，改善睡眠，提高记忆力。

关于枕头，《战国策·齐策》载："三窟已就，君姑高枕为乐矣。"这是讲垫高了枕头睡觉，无忧无虑，比喻平安无事，不用担忧。高枕会无忧吗？其实过高的枕头不但不会无忧，还有害。枕头的高度很有讲究。高枕只适合于心肺功能不全的人，因为高枕可以减轻肺部瘀血。如果到了这种情况，就更不能说是无忧了，只能说是迫不得已了。枕头太高、太低、太软、太硬都不好。枕头太硬则头部不舒服，因为头与枕头接触面太少；而太软又不能保持枕头的高度，也会导致颈部肌肉疲劳。枕头过高，仰卧时会使颈部弯曲变形，背部肌肉长期处于紧张状态，血管、肌肉、表皮等组织相应受损，胸部受压而妨碍呼吸，会导致打鼾，所以打鼾的人不妨试试改用低枕头；侧卧时可使卧侧肌肉、韧带疲劳，引起肢体麻木、疼痛或落枕。枕头过低，或去枕平卧也不好，因为头部处于低位，由于重力原因，头部血流增加，头脑就会感到昏沉涨痛，甚者面目浮肿，影响睡眠，且对患有高血压、动脉硬化的人来说是极为不利的。枕头过高或过低都会对颈部肌肉、韧带、关节、脊髓、神经根及椎体造成不良影响。所以高枕也有忧，低枕不可取。合理的枕头高度对整个脊椎的生理弯曲及脊旁肌肉都有好处。

　　究竟需要多高的枕头，要根据个人的身高和脊柱的生理弯曲来选择。古人认为"四寸为平枕"。对成人而言，枕头的高度一般以 10 cm 左右为宜，也就是一拳头高低，而小儿应当在 5 cm 以下。枕头的高度应"令侧卧恰与肩平，仰卧亦觉安舒"。现在所谓的石膏枕头更不可用，因为石膏乃大寒之品，会使颈部血行减慢。因寒性凝滞，故枕了石膏枕头极有可能患上颈椎病。笔者曾治疗过一位颈椎病病人，其朋友送了一个非常漂亮的石膏枕头给他，他枕了两年，结果导致颈部肌肉僵硬、酸胀、疼痛，日夜不宁，痛苦异常，后经过很长一段时间治疗才慢慢缓解。枕头除了有支撑头、颈的作用外，药枕也有保健作用，既能愈头风，又能明目益睛。药枕可使药物缓慢持久地刺激经穴，从而达到祛病延年的目的。患有颈椎病、高血压的人不妨用药枕试试。枕中药物以菊花最为多用。菊花芳香不燥烈，历来有眼疾要药之称。在临床中，将菊花单独泡水服即有一定的效果。菊花治目赤肿痛，无论属于肝火还是风热者，均可应用。菊花既可以当茶饮，也可泡酒饮，在夏季用菊花泡水当茶饮，具有清热解暑作用，可防治痱子、疮疡。

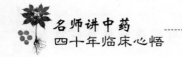
全蝎善治头痛

全蝎为钳蝎科动物东亚钳蝎的干燥体。

全蝎味辛，性平，有毒，古今治中风抽掣手足及小儿惊搐之方多用蝎。

笔者体会，全蝎虽可以治疗多种疼痛，但还是以通过祛风治疗头痛效果最佳，尤其对于顽固性头痛效果明显，可以将其研末后入胶囊吞服。笔者治疗头痛病证一般将全蝎作为常用之品，也是研末后入胶囊让患者服用。蝎的药用精华主要在蝎毒，且蝎尾的药力较强，现在一般用全蝎，若蝎子无尾则药力差。药店中此物皆以盐渍，其实不用盐渍作用更强。根据全蝎祛风的特点，可将其用于治疗各种原因之惊风、痉挛抽搐，每与蜈蚣同用，如止痉散。其对于身体有"风"的病证如肌肉跳动、眼皮跳动、身体抖动、时有抽筋等，治疗效果良好，为治疗痉挛抽搐之要药。笔者曾治疗一眼皮跳动日夜无休止者，经检查又查不出原因，辨证属于"风"的范畴，乃以一味全蝎研末入胶囊另患者吞服，令其坚持服用，竟收奇功。现治疗血管性头痛、神经性头痛，亦以全蝎为首选之品。应用全蝎时，多单味研末后入胶囊服用，入煎剂不如研末服效果好。

藁本乃治巅顶头痛要药

藁本为伞形科植物藁本或辽藁本的干燥根茎及根。本，根也，根上苗下似禾藁，故名。李时珍曰："古人香料用之，呼为藁本香。"

藁本味辛，性温，以祛风散寒、除湿止痛为主要作用。藁本具有升散的特点，善达巅顶，故历来将其作为治疗巅顶头痛的要药，有"巅顶痛非此不能治"之说。同时，藁本又"上通巅顶，下达肠胃"，根据此特点，临床也有用其治疗小便不利，取下病上治之功。

藁本不仅治疗上部的巅顶疼痛，同时也可以治疗下部疾病，如妇人阴中作痛、淋、带、久病等。藁本尤以疗巅顶部位疼痛最佳，作用类似于羌活，但不及羌活燥烈。羌活主治太阳经头痛，藁本主治厥阴经头痛。现在所云神经性头痛、血管性头痛也常应用之。

笔者临床体会，藁本治疗巅顶头痛配以川芎作用更强一些，因川芎亦能上达巅顶，尤对于风寒之头痛治疗效果好。

白芷为治阳明经头痛要药

白芷为伞形科植物白芷或杭白芷的干燥根。芷，香草也，又根也，因其颜色白，芳香，故名。

白芷味辛，性温。白芷总以祛风、通窍为主要特点，在汉代被用作美容之品，即"作面脂"。唐代《药性论》提出其"蚀脓"，用治痈肿。金元时期的张元素、李东垣认为其善治阳明头痛，也就是治疗头痛在额者。李时珍认为其治"鼻渊、鼻衄、齿痛、眉棱骨痛"。白芷最常用于治疗头痛。

白芷具有芳香气味，又称香白芷。根据此特点，白芷是可以化湿的，故临床治疗湿证常选用此药，如化湿要方藿香正气散中就配有本品。但在用功效术语表述时，一般不说白芷化湿。从应用来看，药材具有香味者，多能散风邪，这也是白芷之所以作为解表药的依据。李东垣认为白芷气芳香，能通九窍，表汗不可缺。而从现在临床使用情况来看，一般不将白芷作为治疗感冒的常用药。此外，因为白芷具有芳香气味，故可用来治疗口臭，这在《是斋百一选方·卷八》以及《济生方·卷五》中有记载及应用。

笔者体会，白芷善治前额头痛，是治疗阳明经头痛要药。从临床使用情况来看，白芷又不限于治疗前额疼痛，其他部位的头痛也是可以选用的。《本草求真·卷三》云白芷"气温力厚，通窍行表，为足阳明经祛风散湿主药。故能治阳明一切头面诸疾，如头目昏痛、眉棱骨痛，暨牙龈骨痛、面黑瘢疵者是也"。白芷单用，名都梁丸，可治疗前额疼痛。白芷治疗头痛，配伍细辛则作用加强。

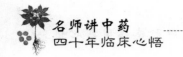

蔓荆子善治太阳穴部位疼痛

蔓荆子为马鞭草科植物单叶蔓荆或蔓荆的成熟果实。蔓荆苗蔓生，药用子，故名。

蔓荆子味苦、辛，性微寒。临床多用蔓荆子治疗风邪为患之病。如张元素《医学启源·卷下·药类法象》云："（蔓荆子）治太阳头痛、头沉昏闷，除目暗，散风邪之药也。"李时珍云："蔓荆气清味辛，体轻而浮，上行而散。故所主者，皆头面风虚之证。"临床上，蔓荆子善治头面部风邪，且尤善治太阳穴部位疼痛。

蔓荆子乃植物种子。根据药性理论，种子类药材应主沉降，但蔓荆子反而主升浮，故有"诸子皆降，唯蔓荆子独升"的说法。一般认为蔓荆子以治疗头目疾患为主，兼能治疗耳鼻疾患。《本草汇言·卷十》云："蔓荆子，主头面诸风疾之药也。"

笔者体会，蔓荆子治疗头痛，一般单用效果并不明显，根据古代经验，配伍沙参止痛作用加强。蔓荆子因质轻上行，偏治上部头沉昏闷疾患，尤以治疗太阳穴部位的疼痛效果好。在疏散风热药中，具有止痛作用的药物主要就是蔓荆子。赵学敏《串雅内编·卷一》有一首方子，"治头痛，兼治脑疼。川芎一两，沙参一两，蔓荆子二钱，细辛五分。水二碗，煎八分，加黄酒半碗调匀，早晨服之。一剂之后永不复发"。此方就是将蔓荆子、沙参配伍应用。笔者临床上使用此方治疗太阳穴部位疼痛的效果很好。方中的沙参应为南沙参，因为北沙参在当时尚未使用。笔者认为也可以使用北沙参，还可以同时使用南沙参、北沙参。由于蔓荆子具有升浮的特点，故可清利头目，通过清利头目又能治疗目赤肿痛、目昏多泪，进而达到治疗耳鸣耳聋的目的，如益气聪明汤中即配伍有本品。本品在风热感冒中虽可以选用，但力量很弱，只作辅助药物。蔓荆子的作用与菊花有点相似，但不及菊花多用。

在多年的临床中，笔者将赵学敏的治头痛方与陈士铎《辨证录》的散偏汤结合应用，命名为芎蔓止痛汤，治疗头痛效果尤好。处方：川芎 15 g，蔓荆子 15g，柴胡 6g，白芷 10g，香附 15g，白芥子 10g，细辛 5g，白芍 15g，当归 15g，郁李仁 15g，南沙参 15g，北沙参 15g，辛夷 10g，延胡索 15g，甘草 6g。诸药配伍疏肝活血、祛风止痛，主治头剧痛，如破如裂；又治郁气不宣，加风邪袭于少阳经而致偏头痛，或痛在左，或痛在右，时轻时重，悠悠不已。舌淡，苔白，脉浮弦。诸药合施，祛风止痛，和肝利胆，疏肝解郁，通络祛瘀，疏达气血之中又寓祛痰通窍之用，且发中有攻，通中有敛，相互为用，各展其长。该方是治疗风邪、血瘀、窍闭而致多种头痛之良方。现用其治疗血管神经性头痛、三叉神经痛等头痛病证。

水蛭善治中风后遗症

水蛭为水蛭科动物蚂蟥、水蛭、柳叶蚂蟥的干燥体。

水蛭味咸、苦，性平，有小毒。水蛭历来被用作活血化瘀要药，其活血作用较莪术更强，主要用于瘀血重证，谓之破血之品。其能逐恶血、瘀血，用治月闭，破血癥积聚。张仲景所创的抵当汤、大黄䗪虫丸等方中均用之。从活血作用来看，动物药一般较植物药强。

古今本草书籍均记载水蛭峻猛有毒，《中药学》教材将其剂量定为 1.5～3g，2020年《中国药典》定为 1～3g。故世人多畏之不用或用量轻微，或是经过焙制后使用，意在祛其毒性和减轻不良反应，以防止损伤正气。而现在的认识是，水蛭经过焙制后活血化瘀的作用减轻。在张仲景的抵当汤方中所用水蛭达"三十个"，大黄䗪虫丸中水蛭用到"百枚"，可见其使用剂量之大。故结合临床来看，使用水蛭时剂量可以适当加大。笔者常用量为 10～15g。现在临床所用水蛭，是用砂炒后入醋炮制成干制品入药的。张锡纯认为水蛭"最宜生用，甚忌火煅"。其实，水蛭炒后既可以祛除蚂蟥的腥味，改变其外观形体，便于服用，也便于病人在感官上、心理上接受此药。

笔者体会，水蛭乃治疗中风后遗症的要药。在实践中，人们发现被蚂蟥叮咬以后会导致局部出血不止，这是因为蚂蟥所含的水蛭素是一种抗凝血蛋白质，其破坏了血小板的作用，影响了凝血机制而导致出血。据此，根据其破坏凝血机制的特点，可用于治疗中风后遗症引起的半身不遂。现在认为水蛭分泌的一种组胺样物质能扩张毛细血管，缓解小动脉痉挛，减小血液黏着力，故可以治疗凝血证。在治疗中风后遗症方面，水蛭既可以入煎剂，也可以研粉装入胶囊后内服。

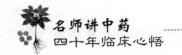 升麻，高血压者不宜选用

升麻为毛茛科多年生草本植物大三叶升麻、兴安升麻或升麻的根茎。李时珍解释，其叶似麻，其性上升，故名。

升麻味甘、辛，性微寒。升麻可以治疗热毒病证，取"火郁发之"之意，其在清热解毒方面主要是解阳明热毒，以治胃火亢盛的牙龈腐烂、口舌生疮及咽喉肿痛，但要配伍沉降之品，如石膏，以防其升阳而加重热毒现象。对热病高热、身发斑疹以及疮疡肿痛，也可选用。由于其可解热毒，故宋代朱肱在《类证活人书·卷十八》"犀角地黄汤"条载升麻可代犀角使用，但必须配伍清热解毒之药。《神农本草经》记载升麻能"解百毒"，所以古代本草还用其解药毒、虫毒、蛊毒等。

升麻的主要特点是升提，即升阳，主治气虚下陷病证。其升举阳气作用与柴胡相似，故两药往往相须为用以治疗内脏下垂，代表方如补中益气汤。单纯就升阳作用来说，升麻力量更强。笔者体会，肝阳上亢者不能使用升麻，因为其可升举阳气，能导致阳升风动。高血压病人在使用此药时尤应慎重，因其有明显的升高血压的作用。由于其有升提之性，故对于崩漏证具有良好的治疗效果，笔者的经验方黄芪止崩汤（见"黄芪"条）即选用了此药。

升麻在解毒方面和牛蒡子作用相似，皆取"火郁发之"之意，但牛蒡子的解毒作用更多用。

垂盆草退黄作用强

垂盆草为景天科植物垂盆草的全草。

垂盆草为治疗黄疸的常用药物，尤其是在治疗急性黄疸型肝炎、急性无黄疸型肝炎，以及迁延性肝炎、慢性肝炎的活动期时，对降低血清转氨酶有一定作用，且可使病人的口苦、胃口不好、小便黄赤等湿热症状减轻或消除。笔者体会，湿热黄疸，单用垂盆草即有极佳的治疗效果。

垂盆草清热解毒作用强，可治疗水火烫伤、痈肿恶疮、丹毒、疖肿等，以鲜草捣烂外敷。本药也为民间治疗毒蛇咬伤的常用之品，可煎汤内服，或鲜草捣烂外敷。

龙胆草主治湿热黄疸

龙胆草为龙胆科多年生草本植物龙胆、三花龙胆或条叶龙胆的根及根茎。叶如龙葵，味苦如胆，因以为名。

龙胆草味苦，性寒，常被用来治疗黄疸，为治疗湿热病证的常用之药。其苦味尤为突出，有"肝胆实火龙胆草，下焦湿热用之好"的说法。所谓湿，即通常所说的水湿，有外湿和内湿的区别。外湿是由气候潮湿或涉水淋雨或居室潮湿所致，内湿指的是湿自内而生。湿有湿热与寒湿的区别，而龙胆草则主治湿热病证。

龙胆草功专燥湿，治疗湿热黄疸，其他治目、止痢、退肿、退热等皆推广之言，但因为过于分利，未免耗气败血，使水去而血亦去，湿消而气亦消，所以初起之水湿黄疸用之不得不亟，久病之水湿黄疸用之不可不缓。此实为消湿除瘅之灵药。黄疸实不止湿热之一种，有不热而亦成黄疸者，非龙胆草所能治。龙胆草泻湿中之热，不能泻不热之湿。也就是说龙胆草只能治疗湿热黄疸，不能治疗寒湿黄疸。现多用其治疗湿热型黄疸型肝炎。谚云："家有龙胆草，湿热吓得跑。"

龙胆草因可燥湿，故有很强的止痒作用。若下部瘙痒病证，可以外用龙胆草。因其有清热作用，故对于火热病证所致牙痛也有很好的治疗效果。本品虽清热作用强，但由于大苦大寒，容易败胃，所以临床使用剂量不能太大，不可久服。

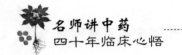秦艽尤善治久久不退湿热黄疸

秦艽为龙胆科植物秦艽、麻花秦艽、粗茎秦艽或小秦艽的根。前三种按性状不同分别习称秦艽和麻花艽，后一种习称小秦艽。

秦艽祛湿退黄，用于肝胆湿热型黄疸，尤以治久久不退黄疸效果好，配伍白鲜皮作用更强。若遍身黄疸如金，此为必用之品。然临床上常忽视其退黄的作用。笔者治疗各种黄疸病证均将其作为常用之品，使用剂量一般不大。

秦艽退虚热作用也很强，尤其是对于湿热后期引起的虚热不退，且应用他药作用不明显者，有极佳的治疗效果。秦艽多用治风湿痹痛，但因作用平和，有"风药中润剂"的说法，多只作为辅助药物使用。寒热痹证也可以选用本品。笔者体会，本品祛风湿作用不明显。

白鲜皮治久久不退黄疸效果极佳

白鲜皮为芸香科植物白鲜的干燥根皮。鲜者，羊之气也。此草根白色，作羊膻气，故名。

白鲜皮味苦，性寒。《神农本草经》早就认识到其能治疗黄疸。《本草纲目·卷十三》记载，白鲜皮"为诸黄风痹要药，世医止施之疮科，浅矣"。李时珍批评人们只知道用白鲜皮治疗疮疡，而不知道用其治疗黄疸病证。笔者体会，白鲜皮治疗久久不退黄疸效果极佳，若配伍秦艽后作用更强。笔者常将二药同用于黄疸病证。临床治疗黄疸病证，若辨证为湿热内蕴，按照清热解毒、祛湿之法，将白鲜皮、秦艽、郁金同用可以加强退黄的效果。有些黄疸病人出现皮肤瘙痒，更应选用白鲜皮。通常情况下，治疗黄疸，人们多选用茵陈、大黄等，但对于久久不退之黄疸则应首选白鲜皮，这是李时珍的经验。

瓜蒂善退黄疸

瓜蒂为葫芦科草质藤本植物甜瓜的干燥果蒂，又名甜瓜蒂。

瓜蒂味苦，性寒，有毒。《名医别录》记载其"有毒。去鼻中息肉，治黄疸"。以瓜蒂治疗黄疸的具体应用，载于孙思邈的《备急千金要方·卷六·鼻病》："瓜蒂末少许，吹鼻中，亦可绵裹塞鼻中。"又《千金翼方·卷十八·黄疸》云："黄疸，目黄不除，瓜丁散方。瓜丁细末，如一豆许，内鼻中，令病人深吸取入，鼻中黄水出，瘥。"此方应用方法独特，疗效确切，验之临床，效果良好。

甜瓜很甜，又称甘瓜或香瓜，因味甜而得名。甜瓜是夏令消暑瓜果，具有消暑热、解烦渴、利小便的显著功效。甜瓜的药用部分为瓜蒂，中医处方名为甜瓜蒂、苦丁香。甜瓜蒂和甜瓜的作用恰巧相反，瓜蒂味极苦。取未成熟的瓜的瓜蒂，阴干后供药用。已熟的瓜的瓜蒂则无效。瓜蒂以新而味苦者良，陈久者次之，一般认为以青皮瓜蒂为佳。瓜蒂治疗黄疸病证的具体方法是：将甜瓜蒂研成细末，取 0.2 g，吹入病人一侧鼻孔，不久鼻腔流出黄色液体，过后再用 0.2 g 瓜蒂吹入另一侧鼻孔。若体质尚好，可以隔日应用 1 次；若体质较差，可以隔 2~3 日吹瓜蒂 1 次。每次吹入瓜蒂后，当流出黄水时，应清洁鼻腔。这是一种非常特殊的退黄方法，是通过鼻子流出黄水达到退黄的目的。此外，也可以用其治疗无黄疸型传染性肝炎、肝硬化，但用量要少一些，间隔时间要长一些。一般慢性肝炎、肝硬化连续应用几次就会收到效果。吸药后鼻腔流出大量黄水，每次可达 100 ml 以上。吸药时，病人头部须向前俯，使黄水流出，切勿吞咽，以免引起腹泻。吸药后有时会出现头痛、畏寒发热，类似感冒症状，或肝脾疼痛加重，但 1 天左右即可自然消失。笔者曾用此法治疗多例病人均见效果。如治某杨姓病人，男，23 岁，因患乙型肝炎又被雨水淋后，感冒发热，3 天后出现黄疸，黄疸指数 1200 单位以上，全身高度黄染，用各种治疗方法均不见效，医院 3 次告病危。笔者根据病人的情况，辨证为湿热内蕴，按照清热解毒、祛湿之法，内服以白鲜皮、秦艽为主，外用以瓜蒂粉

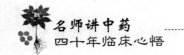
吹鼻，两鼻交替应用瓜蒂，鼻中流出黄水。随后，黄疸逐渐消退，此病人痊愈。

鲜瓜蒂毒性更大，故使用干品较妥。若中毒，主要是对症处理，可同时用乙酸钠和维生素 C 以解除部分毒性。硫代硫酸钠也能解瓜蒂毒。中毒剧烈呕吐者，冲服麝香 0.03～0.06 g 即可解除中毒反应。对中毒呼吸困难者，亦可用温开水灌服麝香 0.06 g，再将一块生姜捣烂，布包蒸熟后分成两份，用两块布分别包裹交替在病人胸背部用力摩擦以救治。瓜蒂研末吹鼻，可促使鼻黏膜分泌液体，治鼻不闻香臭；亦可与细辛粉同用，取少许吹入鼻中，每日 3 次，治慢性肥厚性鼻炎和鼻息肉。由于此药极苦，一般不将其作为内服药物使用。

虎杖治疗黄疸效果好

虎杖为蓼科植物虎杖的根茎和根。李时珍云："杖言其茎，虎言其斑也。"虎杖之植物茎上有斑，故名。虎杖的根，亦名阴阳莲。

虎杖味微苦，性微寒，擅长治疗黄疸病证，临床上可以单独使用，也可以配伍应用，使用剂量可适当加大。虎杖在治疗黄疸方面可以单用。谚语云"患了肝炎，就用阴阳莲"，说的就是用虎杖治疗肝病效果好，尤其是治疗黄疸证，具有很好的退黄功效。虎杖现也常用于治疗胆囊炎、胆石症、急性传染性肝炎等疾患属湿热瘀结者。虎杖治黄疸、胆结石等症，可配合茵陈、金钱草等同用；治淋浊带下，可与萆薢、薏苡仁同用；治跌打损伤、瘀阻疼痛，可与当归、红花同用；治肺热咳嗽、痰多喘咳，可单味服用。

虎杖兼有化痰之功，但不常用。由于虎杖具有利湿作用，笔者常用其减肥来治疗肥胖症。大黄、虎杖的功效基本一样，均能清热解毒、清利湿热、泻热通便、活血化瘀。但大黄泻下作用远强于虎杖，其他诸如活血化瘀、清热解毒的作用亦均强于虎杖。大黄主要用于治疗热结便秘。临床上治疗大便不通，一般不轻易选用大黄。治疗习惯性便秘，选用虎杖则比较适合，因大黄含有鞣质，用之会导致继发性便秘。若体质虚弱，用大黄后损伤正气，又会导致身体更加虚弱。虎杖虽功同于大黄，但作用较大黄平和，若取上述功效笔者更喜用虎杖。

田基黄为治肝胆炎症要药

田基黄为藤黄科植物地耳草的干燥全草。因药物在地面生长，形似人耳，入药为草，又名地耳草，现在出版的一些中药书籍多以地耳草作为正名。

田基黄味苦、甘，性凉，在治疗湿热黄疸方面具有很好的疗效，可以单用，大剂量煎汤服，或与金钱草、白鲜皮、茵陈、郁金、虎杖等同用。从治疗黄疸病证来说，白鲜皮作用很强，将田基黄与其同用作用更强。秦艽退黄的效果也很好，也可以与田基黄同用。田基黄对急性黄疸型和非黄疸型肝炎、迁延性和慢性肝炎等疾患，均有较显著疗效。用药后病人肝功能、自觉症状及体征能很快得到改善。所以谚语有"患了肝炎皮肤黄，地里采来田基黄，每天煎服二三两，解毒清热能退黄""田基黄，肝胆炎症是要方"。田基黄的活血化瘀作用不强，之所以云其活血，是因为黄疸病证多有瘀阻。此治疗作用机制与大黄、虎杖很相似，所以此三药常配伍在一起使用来治疗黄疸病证。

田基黄还能清热解毒，治疗疮疖肿毒或毒蛇咬伤，可用鲜草煎服，另用鲜草适量，洗净，捣烂外敷。谚语云："有人认得田基黄，疗疮蛇咬不用慌。"将田基黄鲜品捣烂敷患处还可以治疗热毒疮肿、乳腺炎、外伤积瘀肿痛、带状疱疹。田基黄治疗黄疸，单用即有效果，一般剂量较大，若与茵陈同用效果会更好。

治疗胆结石，首选"三金"

金钱草为报春花科植物过路黄的全草，因叶片形似古代铜钱币，又名铜钱草。

金钱草味甘、咸，性微寒，最早记载于《本草纲目拾遗》，使用历史并不长，近几十年来发现其退黄效果极佳，可以单取一味大剂量使用。金钱草为治疗结石的要药，包括胆结石、尿路结石。治疗胆结石，临床首选"三金"，即金钱草、鸡内金、广郁金。"三金"配伍，可以加强消石作用。中医所谓淋证类似于尿路感染和结石，对其治疗也是首选"三金"。患有胆结石者是不宜吃鸡蛋的。现在有一种用法，就是将金钱草切碎后，拌上饲料，喂给鸡吃，然后人们再食用鸡下的蛋，这样可达到排出胆结石的目的。

笔者体会，金钱草治疗肝胆结石，应同时配伍疏肝利胆之品，如香附、八月札、佛手等，这样有利于排石。若治疗尿路结石，要同时配伍通淋止血之品，因尿路结石在下排的过程中会损伤血管导致出血，加用止血药可以防止出血。临床多应用石韦、琥珀、小蓟等通淋止血之药。

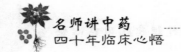黄芩清痰热作用极强，亦善清胆热止呕

黄芩为唇形科植物黄芩的根。芩乃黄色或黑黄色，故黄芩以色命名。

黄芩味苦，性寒。枯芩（片芩）为生长年久的宿根，中空而枯，体轻主浮，善清上焦肺火，主治肺热咳嗽痰黄。子芩（条芩）为生长年少的子根，体实而坚，质重主降，善泻大肠湿热，主治湿热泻痢腹痛。黄芩酒制后称为酒芩。民间有"黄芩无假，阿魏无真"的说法，是因黄芩为一味非常普通的药，价格也比较便宜，人们不会去造假，故买黄芩也就不会买到假货。

黄芩清除痰热作用极强。现临床主要用黄芩治疗湿热、热毒诸病证。黄芩为清肺热的主药，清热解毒作用也很强，只要应用得当，就有药到病除之效。据李时珍《本草纲目·卷十三·黄芩》记载："予年二十时，因感冒咳嗽既久，且犯戒，遂病骨蒸发热，肤如火燎，每日吐痰碗许，暑月烦渴，寝食几废，六脉浮洪。遍服柴胡、麦门冬、荆沥诸药，月余益剧，皆以为必死矣。先君偶思李东垣治肺热如火燎，烦躁引饮而昼盛者，气分热也。宜一味黄芩汤，以泻肺经气分之火。遂按方用片芩一两，水二盅，煎一盅，顿服。次日身热尽退，而痰嗽皆愈。药中肯綮，如鼓应桴。医中

之妙，有如此哉。"李时珍之父李言闻单用一味黄芩"泻肺经气分之火"治愈了李时珍的肺热病证，李时珍由此对本草产生了浓厚的兴趣，才著成《本草纲目》这样闻名世界的科学巨著。夸张一点说，如果不是黄芩的作用，或许就没有李时珍的巨著《本草纲目》的问世。

从临床来看，黄芩单用即有疗效。古方中将其一味单用命名为清金散。金元医家张元素对于黄芩的功效总结为"其用有九：泻肺经热，一也；夏月须用，二也；去诸热，三也；上焦及皮肤风热风湿，四也；妇人产后，养阴（笔者注，此说欠妥）退阳，五也；利胸中气，六也；消膈上痰，七也；除上焦及脾诸湿，八也；安胎，九也"（《医学启源·卷下·药类法象》）。这就对黄芩的功用进行了很好的总结，临床也正是根据这些功效来应用的。黄芩清肺热作用强，由于鼻病与肺有密切的关系，故治疗鼻病也可选用黄芩。

黄芩、柴胡均治疗少阳病证。少阳为三阳之枢，一旦邪犯少阳，枢机不利，疏泄失调，则症见往来寒热，胸胁苦满，默默不欲饮食，心烦喜呕，口苦，咽干，目眩。柴胡辛散苦泄，芳香升散，疏泄透表，长于疏解半表半里之邪，为治疗少阳病之要药。《药品化义·卷十一》云："所谓内热用黄芩，外热用柴胡，为和解要剂。"大柴胡汤亦将二药配伍应用。二药也用于风寒感冒，如柴葛解肌汤。根据柴胡、黄芩的配伍特点，也可透达膜原、泻热清脾而治疗胸膈痞满、疟疾、口苦嗌干，如柴胡达原饮、清脾饮。

结合临床，黄芩清胆热作用强，具有较强的止呕作用，主要治疗肝胆疾病所致呕吐。其与黄连止呕的区别在于，黄连主要治疗胃热呕吐。现在的中药书籍并不载黄芩止呕之功，但笔者在临床中见到属于肝胆疾患所致呕吐者则选用黄芩而不用黄连。黄芩虽主治上焦肺热证，但对中焦、下焦病证来说亦为常用之品。

黄芩有止血之说，实际上这是一种间接作用，并非黄芩有直接的止血之功，而是通过清除气分之热，使热邪不过盛而达到止血目的。因此云黄芩清热止血而不云凉血止血。其实黄连、黄柏也具有此特点。

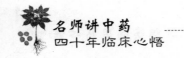

钩藤清热平肝善治高血压

钩藤为茜草科常绿木质藤本植物钩藤、大叶钩藤、毛钩藤、华钩藤或无柄果钩藤的带钩茎枝。

钩藤清热平肝，用于肝火上攻或肝阳上亢之头痛、眩晕等证；通过清肝热，亦可治小儿惊啼、夜啼。其通过平肝而具有明显的降低血压的作用，所以高血压者常选用之。笔者认为此药配伍天麻应用较单用效果好。凡有所谓内风证出现的惊厥、肢体震颤，亦多选用之。而治疗惊厥、夜啼，配伍蝉蜕应用效果会更好。

钩藤祛风作用强。笔者有一首经验方天麻祛风汤，具有健脾调肝、祛风止痉作用，主治小儿多动症，组成如下：天麻15g，黄芪20g，太子参10g，白术10g，陈皮10g，茯苓15g，山药15g，僵蚕15g，砂仁6g，合欢皮15g，地龙10g，夜交藤30g，钩藤15g，蝉蜕10g，酸枣仁20g，鸡内金15g，炙远志10g，莲子15g，防风10g，炙甘草10g。

古代本草认为，钩藤以双钩者作用强，而从现在的临床观察来看，钩藤无论是单钩还是双钩，作用一样。对于钩藤的煎煮法，古人早就认识到不能久煎，如《本草汇言·卷七》载"祛风邪而不燥，至中至和之品。但久煎便无力，俟他药煎熟十余沸，投入即起，颇得力也。去梗纯用嫩钩，功力十倍"。钩藤所含钩藤碱不耐高热，久煎疗效降低。

槐花降血压

槐花为豆科植物槐树的花蕾及花。

槐花有凉血止血作用，偏于治疗后阴出血，常与地榆同用以加强作用。槐花的止血作用不强，临床上治疗便血也常常选用槐角。

笔者临床体会，单用槐花代茶饮，或配伍菊花代茶饮，可治疗肝热上冲所致的目赤肿痛、头涨头痛，以及眩晕等证。现认为槐花有显著的降压作用，但持续时间不久，与黄芩配伍治疗原发性高血压有效，亦可配伍夏枯草、黄芩等。槐花中的芸香苷可以降低血管脆性，辅助治疗高血压，并能减少高血压患者中风危险。笔者在临床上常用槐花治疗高血压。

桃仁善治瘀停一处

桃仁为蔷薇科植物桃或山桃的成熟种仁。

桃仁活血祛瘀作用较强，一般认为配伍红花应用比单用的效果要好。在治疗瘀血病证方面，其主要是治疗某一局部瘀血证，这是与红花的主要区别点。笔者喜用桃仁治疗心胸部位病证，但在使用时一般不用大剂量，这是因为其有通便的作用，量大则滑肠。在治疗咳喘方面，其作用虽弱于杏仁，但可以选用之。缪仲淳认为此药善破血，对血结、血秘、血瘀、血燥、留血、蓄血、血痛、血瘕等证，用之立通。笔者认为桃仁活血作用还是比较平和的，力量中等。

杏仁、桃仁均富含油脂，能濡润大肠，治疗肠燥便秘，常同用，如《世医得效方》之五仁丸。《汤液本草·卷下·杏》引李杲语云："杏仁下喘，用治气也。桃仁疗狂，用治血也。桃、杏仁俱治大便秘，当以气血分之。昼则难便行阳气也，夜则难便行阴血也。大肠虽属庚，为白肠，以昼夜言之，气血不可不分也。年高虚人大便燥秘不可过泄者，脉浮在气，杏仁、陈皮主之；脉沉在血，桃仁、陈皮主之。"这是说桃仁以治疗夜间大便不通作用强，因桃仁走血分，血属阴，夜晚属阴，故云夜则便难行用桃仁；而杏仁走气分，气属阳，白天属阳，故云昼则便难行用杏仁。从现在的认识来看，多不细分。从临床使用来看，杏仁主治咳喘，桃仁主治瘀血病证。传统认为杏仁、桃仁有毒，毒性成分在皮尖上，经水解后生成氢氰酸，服用过量会导致呼吸抑制，故临床应用不提倡大量，而且多需要去掉外皮及尖。

第五讲　肾系疾病用药心悟

肾系疾病常见腰痛、水肿、淋证、耳鸣、耳聋等。现代医学的各种肾炎、前列腺炎、膀胱炎等多为肾系疾病。

笔者体会，肾系疾病应以培补为主，因"下焦如渎"。又有"下焦如权，非重不沉"之说，即肾系病证用药尚应注重选用沉降之品，因肾居下焦之故。若膀胱病变而湿热下注，又应清利湿热。对于肾虚所致病证，用药不可太猛、太峻，循序渐进方有利于扶助正气。

人参治疗阳痿

人参为五加科植物人参的根。根如人形，有神，故名。

人参味甘、微苦，性微温，可大补元气，用于元气虚脱、脉微欲绝的重危证候。其大补元气之功无药可代，取此功效，一般是单用。人参的补益作用强，古有"神草"之谓，又有"千草之灵、百药之长"的说法，历来为拯危救脱第一要药。大失血者，尤当重用人参补气摄血，此所谓"有形之血不能速生，无形之气所当急固"。

人参补阳，可以用治阳痿，在古代一些治疗阳痿方中常被选用。若单用，应从小剂量开始循序渐进。根据古代应用方法，假如首日用 1 g，则第 2 日用 2 g，第 3 日用 3 g，至第 7 日用 7 g 后，停药 3 日，再从 1 g 开始。若突然大剂量地使用，效果反差。从临床应用来看，人参有强肾起痿之效，可以治疗诸如老年人继发性阳痿、性欲减退、勃起困难、早泄、射精不足或性欲丧失等。当然，人参也是培补元气的要药。

人参还能补脾益肺，用于肺气虚、短气喘促、懒言声微等症，肺肾两虚的虚喘，脾气虚之倦怠乏力、食少便溏等，中气下陷之脏器下垂，如胃下垂、肝下垂、肾下垂、久泻脱肛，以及心气虚之心悸怔忡、胸闷气短。另外，人参能生津止渴，用于热病气津两伤或气阴两虚之口渴、体倦气短；其安神益智作用，可用于气血两亏、心神不安之心悸怔忡、失眠健忘等症。

笔者体会，人参在补益方面，虽云补气，但亦能补血（气能生血）、补阴（生晒参为宜）、补阳（具强壮作用），尤以补阳作用在用法方面比较特殊。有一种说法，用人参时不宜吃萝卜，或不宜与莱菔子（萝卜子）同用，认为会降低人参的作用。其实这种说法并不妥当，因为人参的补气与莱菔子的行气是两个不同的概念。当身体虚弱，又腹部胀满时，二者同用效果非常好。《本草纲目·卷十二》"黄芪""人参"条下就有人参配伍萝卜同用的方子。笔者治疗体虚咳喘，常将人参、莱菔子同用，效果很好。验方一二三四五六汤（见"杏仁"条）中即将二药同用。

海马补肾壮阳多泡酒或入散剂

海马为海龙科动物线纹海马等的干燥体。

海马补肾壮阳，用于肾阳亏虚、阳痿不举、肾关不固、夜尿频繁、遗精滑精等症。其能强身健体，对于多种虚损病证均具有强壮作用，尤对于肾阳虚疗效好。民间有"南方海马，北方人参""北有人参王，南有海马宝"之说，意思是说海马可以与人参媲美。有意思的是，"海马雌雄成对"（李时珍语），故过去中医开处方时会把海马的剂量写为"对"，不过现在多用"克"表示。

海马的作用较蛇床子、淫羊藿弱，但比蛤蚧强。李时珍认为海马的作用与蛤蚧相似，但海马性温，壮阳作用强，而蛤蚧为性平之药，故海马在治疗虚损病证方面更胜一筹。海马偏治肾阳虚证，蛤蚧偏治肺肾两虚咳喘证。《本经逢原·卷四·海马》认为"阳虚多用之，可代蛤蚧之功也"。

海马一般是泡酒、研末入散剂使用。笔者体会，年老之人可用其泡酒服，而年轻人尽量少用为好，因为此药壮阳作用较强。

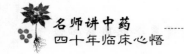

淫羊藿为壮阳药首选之品

淫羊藿为小蘗科植物淫羊藿的地上部分，也称仙灵脾。

淫羊藿具有很强的壮阳作用，主治性功能低下。治疗阳痿，此药当为首选之品。淫羊藿的名称不太文雅，故医者书写处方名时也用仙灵脾。现有人认为，将淫羊藿或肉苁蓉与大剂量生地配伍应用，可以平衡阴阳，提高机体免疫力，对于慢性肾炎蛋白尿、面神经瘫痪急性期以及哮喘的治疗，有促进作用。

淫羊藿、巴戟天、仙茅均补肾壮阳。淫羊藿主治阳痿；巴戟天无燥性，作用温和，大凡肾阳虚病证均可以选用。二药配伍以后作用加强，用于肾虚所致的腰腿无力，现也用于支气管哮喘。有人认为，巴戟天配伍山茱萸，可代替可的松治疗肾病。仙茅用于阳虚重证。三者亦均能祛除风湿，用于风湿痹痛、四肢麻木、拘挛疼痛、筋骨冷痛痿弱。淫羊藿走四肢，治四肢拘挛麻木之风湿痹痛偏于寒湿者。巴戟天质柔润，性较缓和，温而不燥，补而不滞，强筋骨功效佳，助阳力较温和，专走下焦，治腰膝疼痛力量相对较弱。仙茅性猛有毒，温散力强，可治疗寒湿重证。

笔者临床体会，淫羊藿常用剂量在 15 g 以上，配伍枸杞子可以缓解其燥性。笔者常将淫羊藿、巴戟天同用，验方人参雄起膏可以治疗阳痿，组方如下：人参 10 g，枸杞子 15 g，沙苑子 15 g，菟丝子 15 g，五味子 10 g，覆盆子 10 g，金樱子 10 g，莲子 15 g，蛇床子 15 g，山茱萸 15 g，山药 15 g，熟地 15 g，丹皮 10 g，泽泻 10 g，茯苓 15 g，鹿角胶 15 g，淫羊藿 15 g，巴戟天 15 g。

附子乃壮阳之品

附子为附生于毛茛科植物乌头之子根的加工品，故名。

附子味辛、甘，大热，有毒。乌头为母根，附子是附生于乌头的子根，有生用和制用之别。生附子毒性大，偏重于逐寒湿，但少用；熟附子毒性较生附子弱，偏重于温补而壮元阳，临床多用。附子走而不守，能上助心阳以通脉，中温脾阳以祛寒，下补肾阳以益火，然偏走下焦，以回阳救逆为功，可追复散失之亡阳，资助不足之元阳。

附子为强有力的温补肾阳之品，中药书籍均记载其"温肾助阳"，或"补火助阳"。这里要明确一下助阳、补阳、壮阳三者的区别。①助阳，其作用不强，多是针对一些作用平和之品而言，如菟丝子、沙苑子等。②补阳，包括补心阳、脾阳、肾阳，附子主要补的是肾阳，显然用补阳来概括附子的功效并不十分恰当。③壮阳，主要针对的是肾阳，并且力量强，而附子恰恰就是温补力量很强的药物，故在附子功效表述方面应该使用"壮阳"。因此笔者认为，附子的这一作用应该是"温肾壮阳"或"补火壮阳"。若云"补火助阳"在语言表述方面也不妥，补火是指温补力量很强，而助阳是指温补力量不强，此两个术语不能对应，连在一起进行表述就明显显露出语言不规范。

附子乃治疗阳虚的要药，又是治疗寒湿病证的主药，俗谓有斩将夺关之功。其为回阳气、散阴寒、通关节之猛药也，对于阴寒内盛病证，用之恰当，有起死回生之效，临床配伍干姜作用更强，有"附子无干姜不热，得甘草则性缓，得桂则补命门"之说。附子长于回阳救逆，走而不守，能通彻内外上下；干姜同样具有回阳之功。二药相须并用，干姜能增强附子回阳救逆的作用；且附子有毒，配伍干姜后，能减低毒性。用附子补火，必防涸水。如阴虚之人久服补阳之药，则虚阳益炽，真阴愈耗，精血日枯，气无所附，遂成不救者多矣。附子大剂量使用时，配伍干姜、甘草（四逆汤）后可以降低毒性，张仲景还用蜂蜜解乌头之毒。

笔者临床体会，附子辛燥之性弱于肉桂，主治气分病证，凡治肾阳虚损为常用之品。附子不似肉桂容易耗血动血，故附子之剂量可偏大，而肉桂则不可大剂量使用，否则会导致出血现象。

蛇床子壮阳作用强

蛇床子为伞形科草本植物蛇床的成熟果实。

蛇床子味辛、苦，性温，有小毒。《神农本草经》记载："主妇人阴中肿痛，男子阴痿，湿痒，除痹气，利关节，癫痫，恶疮。久服轻身。"《神农本草经》所云阴痿，即现今所云阳痿。蛇床子通过治疗阳痿，可以"令妇人子藏热，男子阴强。久服好颜色，令人有子"。其大益阳事，暖丈夫阳气、女人阴气，治腰胯酸痛、四肢顽痹、赤白带下、小儿惊痫、仆损瘀血，缩小便，去阴汗湿癣、齿痛，煎汤浴治大风身痒。历代本草书籍均将蛇床子作为治疗阳痿的主药。

蛇床子能够祛妇人阴部冷感，治疗男子阳痿，能延长动情期，缩短动情间期，其壮阳作用强。《本经逢原·卷二》谓蛇床子"不独助男子壮火，且能散妇人郁抑"。若属肾阳虚衰伴有腰膝酸软、头晕目眩、精神萎靡、舌淡苔白，用蛇床子治之可收到良好效果。若妇女宫冷不孕，肾虚带下，腰膝酸软，腹部冷痛，经量少或闭经，或淋漓不净，带下清稀，性欲淡漠，神疲纳呆，夜尿多，大便溏，用之效果显著。若肾虚腰痛，腰部酸软空痛，喜按喜揉，也可选用蛇床子。蛇床子壮阳，对于不育、不孕症有良效，配伍菟丝子、沙苑子等作用增强。笔者验方八子种子汤中即选用之（见"菟丝子"条）。另外，将蛇床子外用，具有良好的止痒效果，如苦参止痒汤（见"苦参"条）。治疗阳痿，古代多选用阳起石。而现代研究认为，阳起石含有石棉，石棉是致癌物，所以临床上治疗阳痿病证，笔者绝不选用阳起石，而将蛇床子作为治疗阳痿的主药。蛇床子杀虫止痒作用强，尤其是对于阴道滴虫、阴囊湿疹所致的阴部瘙痒，以其外用能够很快地起到止痒之功，单用煎水洗阴部即有效果。笔者常将蛇床子、地肤子配伍应用，效果更好。现也有人用蛇床子治外阴白斑，方法是以蛇床子为主水煎内服，药渣熏洗坐浴。

笔者临床体会，蛇床子助阳之功，远较菟丝子、沙苑子、益智仁、巴戟天强，其温暖下焦作用尤强。笔者临床治肾阳虚者，将蛇床子作为首选之品。蛇床子能改善肺部通气功能，使哮喘患者肺部哮鸣音明显减轻或消失。

蛤蚧纳气平喘作用强

蛤蚧为壁虎科动物蛤蚧除去内脏的干燥体。

蛤蚧补益肺肾，止咳平喘，用于肺虚劳嗽，或肺肾两虚喘息，以及肾阳不足、肾精亏虚所致的阳痿、早泄、精薄，可单用浸酒服，为治虚喘劳嗽之要药。

《本草纲目·卷四十三》对蛤蚧的功用有精辟的分析，云："昔人言补可去弱，人参、羊肉之属。蛤蚧补肺气，定喘止渴，功同人参；益阴血，助精扶赢，功同羊肉。近世治劳损痿弱，许叔微治消渴，皆用之，俱取其滋补也。刘纯云气液衰、阴血竭者宜用之。"又有"定喘止嗽，莫佳于此"的说法。

应用蛤蚧时，有一个约定俗成的用法，就是处方中用偶数，即处方的剂量单位用"对"表示。蛤蚧常雌雄在一起，"牝牡上下相呼，累日，情洽乃交，两相抱负，自堕于地。人往捕之，亦不知觉，以手分劈，虽死不开"。《图经本草》云："入药亦须两用之。或云阳人用雌，阴人用雄。"蛤蚧质量的优劣，不是以其大小来判定的，而是以其尾巴的大小、粗细、长短作为判断标准。好的蛤蚧应该是尾巴长、粗，且以颜色正常为佳，故无尾者不用。《开宝本草》云："凡采之者，须存其尾，则用之力全故也。"本品药力在尾，尾不全者不效。

蛤蚧以研末冲服或入胶囊应用为佳。根据古代医家的经验，将蛤蚧与人参配伍，止咳平喘的作用更强一些。蛤蚧对于肺肾两虚之喘疗效尤其明显，一般是将其研末应用，也可以泡酒服。但由于哮喘的病人不宜饮酒，现在一般是将蛤蚧装入胶囊后吞服。

肉苁蓉强身健体又通便

肉苁蓉为列当科植物肉苁蓉的带鳞叶的肉质茎。因其作用平和，具有从容不迫之性，故名。

肉苁蓉味甘、咸，性温。肉苁蓉具有强壮作用，尤其适宜于老人或病后肠燥便秘而肾阳不足、精亏血虚者，为补肾阳、益精血之良药。其素有"沙漠人参"之美誉，也是补肾助阳类处方中使用频率较高的补药之一。李时珍说："此物补而不峻，故有从容之号。从容，和缓之貌。"此乃平补之剂，温而不热，补而不峻，暖而不燥，滑而不泄，一般用的是生品。若用米泔水浸泡后晒干入药，可减缓腻膈之弊。历代均认为肉苁蓉是补肾抗衰老的良药、延年益寿之妙品，方书称其"补精益髓，悦色，理男子绝阳不兴、女子绝阴不产"。《本草汇言·卷一》云："肉苁蓉，养命门、滋肾气、补精血之药也。"有医家称之"久服则肥健而轻身"。其因作用平和，尤对于老年人比较适合。年迈之人，须发皆白，耳聋眼花，牙齿脱落，腰酸背驼，二便不利，是肾亏衰老之象，用肉苁蓉则有明显的强壮和治疗作用。

肉苁蓉在补肾方面，有补阴、补阳、阴阳双补之说，笔者认为这三种说法均成立。那么肉苁蓉的补益作用到底侧重于阴还是阳呢？从临床使用来看，应是偏于补阳。因能补阴，所以也用其治疗慢性咽炎。

笔者体会，肉苁蓉通便，可以用于治疗腰椎间盘突出。此类腰痛病人常常便秘且不敢咳嗽，因为咳嗽会使腹压加大而加重腰痛，此时若通便，减轻腹压，就能达到良好的治疗效果。在通便方面，肉苁蓉作用平和，尤对于老年人习惯性便秘疗效好。在用法方面有以下几种：①当茶泡着喝，每次取 15 g，用开水泡当茶喝，可加少许蔗糖、蜂蜜改变口味；②煮粥，以 15 g 煎后取水煮粥，或将其用纱布包与粳米同煮；③炒菜，用水泡软后，切丝或片，炒菜食用，每次 10～20 g；④泡酒，每 200 g 肉苁蓉泡 45 度左右白酒 1000 ml，泡 15 天后饮用，每次 10～30 ml；⑤炖肉，煮畜、禽、鱼肉，每 1000 g 肉放入 20 g 肉苁蓉；⑥直接煎水饮服，每天 15 g 左右。因其能通便，故大便溏薄者不宜食用。

山茱萸为治肝肾亏损首选之品

山茱萸为山茱萸科植物山茱萸的成熟果肉。按茱当从朱，言果实色红也；萸，言木形瘦小；又因生长在山地，故名。药材去核后晒干，其颜色类似于大枣，故又名枣皮。因只用果肉，故又名山萸肉。

山茱萸味酸、涩，性微温。其强阴、益精的作用很强，本草书籍记载"治脑骨痛，疗耳鸣，补肾气，兴阳道，坚阴茎，添精髓，止老人尿不节，治面上疮，止月水不定"。其特点是不寒、不热、不燥、不腻，对于肝肾不足所致多种病证均有良好的疗效。山茱萸对于虚损病证使用尤多，而且对于遗精遗尿、不育不孕疗效好。

山茱萸善治遗精、滑精。传统认为在使用山茱萸时要去核，因核有滑精作用，故去核可杜此弊。古方中用山茱萸治疗小便白浊，是取其补益肝肾之功。现临床将其配伍石韦治疗虚实夹杂的慢性肾炎蛋白尿，从临床使用来看，二药配伍以后具有摄精泄浊、开阖互济之妙。临床上治疗阴阳虚损病证，山茱萸为首选之品。此药的特点是平补阴阳，但略偏于补阳。

笔者体会，平补阴阳之品有山茱萸、枸杞子、沙苑子、菟丝子、肉苁蓉，但以山茱萸为要药。山茱萸偏重于补肾、补阳，为治肝肾亏损首选之品。其具有收涩特点，又可以用于汗证，如自汗、盗汗。在治疗汗证时笔者也尤喜用之。若将其与酸枣仁同用，止汗作用加强。由于临床上不说补益肝阳，所以现在多云山茱萸补益肝肾阴阳。

鹿茸乃温补良药，入酒剂作用最强

鹿茸为脊椎动物鹿科梅花鹿或马鹿等雄鹿头上未骨化而带茸毛的幼角。因药用鹿的未骨化之角，上有茸毛，故名。当雄鹿长出的新角尚未骨化时，将角锯下或用刀砍下，称为锯茸或砍茸。

鹿茸味甘、咸，性温。鹿茸可益气强志，生齿不老，主虚劳、羸瘦、四肢酸痛、腰脊痛、漏下恶血、寒热、惊痫。鹿角主恶疮痈肿、留血在阴中，能逐邪恶气，并治小便数利、泄精、溺血、阳痿，久服耐老。对于虚损病证，本品具有极佳的强壮作用。李时珍认为其"生精补髓，养血益阳，强筋健骨，治一切虚损、耳聋、目暗、眩晕、虚痢"。鹿茸历来被当作温补肾阳的主要药物。

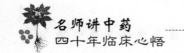

鹿茸的壮阳作用很强，能振奋和提高机体功能，对全身虚弱、久病者，有极好的保健作用，能促进病体康复，并起到抵抗衰老的作用。在诸多壮阳药中，鹿茸是良好的全身强壮药。

在用法方面，鹿茸可以入散剂、丸剂、酒剂，但笔者认为以入酒剂的作用最强。入酒剂时，一般要配伍一些阴柔之品以抑制其温燥特性，笔者常用黄精、熟地。

除了泡酒，鹿茸还可以和食物炖着服用。也可取 1~2 片鹿茸片直接放入口中，慢慢嚼碎吞下，这样有利于有效成分的吸收。鹿茸乃大补之品，通常以空腹服用为宜，服用后尽可能少喝茶。

由于鹿茸是温热助阳之品，故阴虚内热之人不宜使用。小便黄赤、咽喉干燥或干痛、不时感到烦渴、热象明显者不宜使用。血热者如经常流鼻血，或女子行经量多、血色鲜红者不宜应用。服用鹿茸时宜从小量开始，缓缓增加至治疗需要量，不可骤用大量。这是因为鹿茸温热性强，容易上火，骤用大量会"火上浇油"，加重"上火"的程度，从而出现口干咽痛、烦躁、大便干结等燥热的现象。

曾有一位病人，正值年轻精力充沛之际，以鹿茸等强壮药泡了 2 斤白酒，放置了两年。在一个严寒的冬季，他与其他三个年轻人围着火炉边饮这酒边脱衣，脱了大衣脱棉衣，脱了棉衣脱毛衣，脱了毛衣脱衬衣，最后只剩下短裤，四人仍觉得烦躁，于是打了一通宵篮球。所以说，临床使用鹿茸不可以量大。

王不留行乃通淋要药

王不留行为石竹科植物麦蓝菜的成熟种子。李时珍云："此物性走而不住，虽有王命不能留其行，故名。"意即作用强。

王不留行味苦，性平。以王不留行治疗淋证，见于《本草纲目·十六卷》引载《资生经》"一妇人患淋卧久，诸药不效。用王不留行煎汤服之而愈"。王不留行是治疗小便异常的主要药物。《本草纲目》记载其"利小便"，善于利水通淋，现尤多用治前列腺炎、尿路感染，有显著疗效。其对尿路结石，如肾结石、输尿管结石、膀胱结石亦有非常好的治疗效果。

王不留行的药材为种子，又称留行子，其特点是走而不守。其性甚急，下行而不上行，凡病逆而上冲者用之可降。本品宜暂用而不宜久服，是因其具有善行的特点。王不留行的功效特点为"三通"，即通经、通乳、通淋。所谓淋证，按照中医的分类有多种，如热淋、石淋、血淋、砂淋、膏淋等，均可以选用王不留行。

笔者体会，王不留行乃通淋要药，凡小便不通、淋涩难出，配伍冬葵子、牛膝以后，治疗作用加强。单用不及配伍作用强。笔者经验方通淋汤具有化石止痛、利湿通淋的作用，主治泌尿道结石、腰部疼痛、小便不畅或淋漓不尽或尿有中断、下腹不适。组方如下：金钱草 30 g，鸡内金30 g，海金沙 15 g，石韦 15 g，茅根 30 g，小蓟 15 g，枳壳 10 g，车前子15 g，滑石 20 g，萹蓄 10 g，延胡索 15 g，川牛膝 15 g，王不留行 15 g，冬葵子 15，甘草 10 g。

王不留行治疗产妇缺乳效果极佳，因其性行而不住，有"穿山甲，王不留，妇人服了乳长流"之谓。产妇乳汁的有无和多少与多种因素有关，王不留行对气血阻滞经络引起的乳汁少有效。因通乳，也用治乳痈。

用王不留行治疗前列腺疾病所致的小便不通有良好的效果。现本品多用治前列腺炎。现有人认为王不留行能丰胸，也是取其通利的特点。

冬葵子通淋作用强

冬葵子为锦葵科植物冬葵的干燥成熟种子。

冬葵子味甘、涩，性凉。《神农本草经》载冬葵子主"五癃，利小便"，将其作为治疗癃闭、小便不利之品。《金匮要略》中的葵子茯苓散用治"妊娠有水气，身重，小便不利，洒淅恶寒，起即头眩"，也是取其通利作用。

冬葵子的作用可以概括为"三通"，即通小便、通大便、通乳汁，其中以通小便作用最强，是治疗小便异常的要药。王好古在《汤液本草·卷上》云："滑可以去着，冬葵子、榆白皮之属是也。"所谓"滑可去着"，

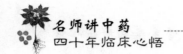

即用润滑通利的药物可祛除体内留滞的病邪。冬葵子可以治疗石淋，该病表现为尿中夹砂石，排尿困难，或尿时疼痛，或腰痛难忍，尿色黄赤而浑浊。

笔者体会，以冬葵子配伍牛膝、王不留行，通淋作用加强。三者配伍治疗前列腺疾病所致的小便不通，效果良好。此外，临床治疗尿路结石，也常将三药同用以增强疗效。

石韦善治血淋

石韦为水龙骨科植物庐山石韦、石韦或有柄石韦的叶。蔓延石上，生叶如皮，而柔皮曰韦，故名。

石韦味甘、苦，性微寒。《神农本草经》载石韦主"癃闭不通，利小便水道"。其特点是清金泻热，利水开癃，为治疗多种淋证如石淋、热淋、气淋的主药，尤为治疗血淋、尿血的要药。单用即有效。治疗尿血可以用石韦配伍小蓟、白茅根，治疗血淋时可适当加大剂量。因可止血，石韦也用治崩中漏下，服用方法是研末服。虽然石韦具有清肺止咳作用，但此功效并不多用。血淋系五淋之一，其主要发病机制为湿热蕴结下焦，导致膀胱气化不利，热盛伤络，迫血妄行，故小便涩痛有血，而成血淋。病久则可由实转虚，而见虚实夹杂证。膀胱湿热多因阴部不洁，秽浊之邪侵入膀胱而酿成。石韦乃清热药，用之合拍。若因脾肾亏虚、久淋不愈、耗伤正气、肾阴不足、虚火灼络、血不循经、尿中夹血而致血淋者，也可以选加石韦。

笔者体会，石韦主治血淋，因其止血，也主要用于尿路出血的病证。血淋、尿血并不相同。血淋是指小便有血、疼痛，治疗以通淋为主，首选石韦。尿血是指尿中有血，但并不疼痛，治疗以止血为首务，首选白茅根，若二药同用，作用更强。

核桃治尿路结石

核桃为胡桃科落叶乔木胡桃果实的核仁，以色黄、个大、饱满、油多者为佳品。

古书中记载核桃可以治疗石淋，即尿路结石。唐代崔元亮所著《海上集验方》中有用核桃粥治石淋痛楚、小便中有石子的记载：核桃1升，用细米煮浆粥1升，食用。现在的用法是将核桃油炸后直接食用，也可以用其煮粥食。一般服用核桃粥以后，可使结石较前缩小变软或分解于尿液中而形成乳白色尿。凡身体虚弱、腰腿酸痛的中老年人，经常吃一些核桃粥，能补肾强壮，抗老防衰。

核桃的外观形状很像人脑的两半球，上面的皱褶像大脑的沟回，人的大脑是白色的，而核桃里面也是白色的，按中医"似形治形"的说法，本品能补脑健脑。失眠病人若每天早晚各吃1～2个核桃，可起到辅助治疗作用。

另外，核桃润肠作用很强，尤其适用于老年人习惯性便秘的治疗，久服亦无不良反应，且通便不致滑泄，柔润而不滋腻。

猪苓利水作用强，剂量当在10g以内

猪苓为多孔菌科真菌猪苓的菌核。

猪苓利水消肿，用于水湿内停的水肿、小便不利、泄泻，以渗利见长，且利水渗湿之力较茯苓、泽泻、薏苡仁强，单味应用即可取效。《本草衍义·卷十四》云："猪苓，行水之功多，久服必损肾气，昏人目。"其纯为利水之药，容易伤阴损肾气，故一般剂量不宜过大，多限制在10g以内。

茯苓、猪苓均能利尿渗湿，并可通过通利而协调阴阳，因此可用治痰饮病，临床上常配合应用，如猪苓汤、五苓散。若肾虚者一般不选用之。

白茅根止尿血，应重用

白茅根为禾本科植物白茅的根茎。茅叶如矛，刺手，其根白，故名。

白茅根味甘，性寒，擅止尿血。其特点是清上利下，生津以凉血，为

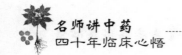

治血热妄行所致各种失血之要药。其清血分之热，而不伤于燥，且不黏腻，故凉血而不积瘀；其泄降火逆，且甘寒而多脂液，又能直趋下焦，故通淋闭而治溲血，泻热结而消水肿。

白茅根凉血止血的作用主要用于治疗尿血。现在的《中药学》教材记载白茅根时，云其止血需要炒炭用，但实际上炒炭以后并不能加强其止血作用。在临床上，白茅根应用时是不炒炭的，因为生用可以生津。出血病人同时也会导致津伤，而炒炭以后不能生津，故以生用为佳。白茅根生津，可以用于津伤口渴病证，现在临床上多用其治疗消渴病证，既可以入煎剂，也可以煎汤代茶饮，以鲜茅根为好。取其生津止渴的功效，可以治疗肺热病证。笔者尤喜将芦根、白茅根配伍煎水代茶饮。

笔者体会，白茅根治疗尿血，常用量应在 50 g 以上，量小作用不显，与小蓟配伍用于尿血病证，可加强作用，如十灰散。临床大剂量使用白茅根并无不良反应。

白茅根也可用于其他部位出血，如牙龈出血、鼻子出血，也需重剂量用。

白芍利小便

白芍为毛茛科植物芍药的根。

白芍味苦、酸，性微寒。《神农本草经》云白芍"利小便"。《名医别录》云其"去水气"。《伤寒论》载方 113 首，其中 30% 的方剂应用了芍药，如真武汤以白芍与茯苓相配，利水渗湿，导水邪从小便而出。后世医药书籍也用其利小便，如用黄芪当归散（出自《医宗金鉴》，组成为：黄芪、当归、人参、白术、白芍、甘草、猪脬）治疗气血亏虚的劳淋。将白芍与黄芪、当归、人参等配伍，除以之养血补虚外，亦有通利小便之意。《本经逢原》云："其治血痹、利小便之功，赤白皆得应用，要在配合之神，乃著奇绩耳。"

《医学衷中参西录·芍药解》记载用白芍治小便不利，并云："为阴虚有热小便不利者之要药。"该书"芍药"条下共载 7 例病案，竟有 4 例小便不利者用芍药治愈。张锡纯创立的治淋浊诸方，如理血汤（生山药、生龙骨、生牡蛎、海螵蛸、茜草、生杭芍、白头翁、真阿胶）、膏淋汤（生山药、生芡实、生龙骨、生牡蛎、大生地、潞党参、生杭芍）、气淋汤（生黄芪、知母、生杭芍、柴胡、生明乳香、生明没药）、劳淋汤（生山药、生芡实、知母、真阿胶、生杭芍）、砂淋汤（生鸡内金、生黄芪、知母、生杭芍、蓬砂、朴硝、硝石）、寒淋汤（生山药、小茴香、当归、生杭芍、椒目）、毒淋汤（金银花、海金沙、石韦、牛蒡子、甘草梢、生杭芍、三七、鸦胆子）以及寒通汤（滑石、生杭芍、知母、黄柏）、宣解汤（滑石、甘草、连翘、蝉蜕、生杭芍）均是取白芍以利小便。现在的中药书籍中并无白芍利小便之说，但本草书籍有记载，前人又有应用的方剂和案例。虽白芍利小便作用不强，但临床还是可以选用的。另外，在补血方面：白芍补肝血、当归补心血、熟地补肾血。白芍补血柔肝敛阴以止痛，用于肝郁胁肋疼痛、胃脘疼痛。从传统用药来看，白芍偏重治疗胁痛、腹痛。治疗挛急疼痛也多选用白芍。治疗妊娠腹痛的当归芍药散、治疗湿热痢疾的芍药汤、治疗肝郁血虚脾弱证的逍遥散和治疗脾虚肝旺证的痛泻要方等方剂中配用白芍，皆取其缓急止痛之意。

桑螵蛸为治遗尿要药

桑螵蛸为螳螂科昆虫大刀螂、小刀螂或巨斧螳螂的卵鞘。因其为螳螂子房，其状轻飘如绡也，故名螵蛸。螳螂产卵，以桑上者为好，是兼得桑皮之津气也，故名桑螵蛸。

桑螵蛸味甘、咸，性平。其主要用于肾虚所致的遗精、滑精、小便频数、小便失禁及小儿遗尿等症，尤为治疗遗尿的要药。其收敛作用不强。临床上若治疗遗尿病证，从内服药物来看，应首选桑螵蛸、鸡内金。《本经逢原·卷四》认为"桑螵蛸，肝肾命门药也，功专收涩，故男子虚损、肾虚、阳痿、梦中失精、遗溺、白浊，方多用之。"说明桑螵蛸在治疗小便白浊方面作用也很强。《神农本草经》记载桑螵蛸可以治疗阴痿，即现在所说的阳痿。其虽可以用于肾阳不足而致的性功能低下，如遗精、早

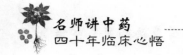

泄、阳痿等症，但实际上作用不强，多只作为辅助药物使用。若遇到咽喉骨鲠，可用桑螵蛸以醋煎，呷之。

桑螵蛸也是治疗小便浑浊的妙药，宋代寇宗奭《本草衍义·卷十七》载："邻家一男子，小便日数十次，如稠米泔，色亦白，心神恍惚，瘦瘁，食减，以女劳得之。令服此桑螵蛸散，未终一剂而愈。安神魂，定心志，治健忘、小便数，补心气。桑螵蛸、远志、龙骨、菖蒲、人参、茯神、当归，龟甲醋炙，以上各一两，为末。夜卧，人参汤调下二钱。如无桑上者，即用余者，仍须以炙桑白皮佐之。量多少，可也。盖桑白皮行水，意以接螵蛸就肾经。"现临床亦有报道用其治小便浑浊效果良好。李时珍云："燕赵之间谓之蚀疣。疣即疣子，小肉赘也。今人病疣者，往往捕此食之，其来有自矣。"意思是说，若身体长疣，可以用螳螂治之。

笔者体会，桑螵蛸有两个重要特点：一是治疗遗尿的要药，二是治疗小便浑浊的妙药。若小儿遗尿，肾气不固，身体瘦弱，体质虚弱，可取桑螵蛸焙黄，研为细末，以开水泡服。老人尿频，可取桑螵蛸研末泡水服。《神农本草经》记载其具有"通五淋，利小便水道"的作用。根据药物的特点，治疗小便浑浊除应用缩泉丸、萆薢分清饮外，可以加用桑螵蛸，笔者尤喜选用之。

🐛 肉桂引火归原，剂量当在 3g 以下

肉桂为樟科常绿乔木肉桂的干燥树皮。凡木叶心皆一纵理，独桂有两道，如圭形，故字从圭。

肉桂味辛、甘，性热，厚而脆，偏红褐色，油性大，香气浓郁。肉桂有两个特殊的作用，即鼓舞气血生长、引火归原。鼓舞气血生长，并不是说肉桂有补益气血的作用，而是指肉桂的温通之功，可促使补益气血药物更好地发挥作用，犹如添加剂，如十全大补汤就是由四物汤（当归、熟地、白芍、川芎）、四君子汤（人参、白术、茯苓、甘草）、肉桂、黄芪组成，主治劳积虚损、呼吸气少、行动喘息、心虚惊悸、精神不佳。此方中的肉桂就是为了加强其中补气、补血药物的药力而添加的，但肉桂并不

具备补气血的作用。

引火归原，"原"指的是原气（即元气）所宅之处，"火"指的是肾中之火，俗谓龙雷之火。若此火上腾，即成虚火上炎之势，导致口舌生疮、咽喉肿痛。使用肉桂引火归原时，剂量不能太大，限于3g以下，且需要配伍养阴药物应用，否则也不能达到引火归原之目的。若剂量过大时，则不具此作用，因其辛热，温里作用强，又善走血分，容易助火伤阴。例如治疗咽喉肿痛，即现在所说的咽炎时，一般是将肉桂配伍六味地黄丸一起使用。口疮一般见于虚实两端：实者，多火，治疗应降火；虚者，多阴虚，常用养阴之品，少量应用肉桂有反佐之特点，也是取引火归原之意。

笔者临床体会，肉桂辛燥，大剂量应用易动血，而附子量大不会动血，所以笔者临床喜将二药同用补肾阳，肉桂的用量较附子要小。

芡实补肾固精，善治白浊带下

芡实为睡莲科植物芡实的成熟种仁。

芡实味甘、涩，性平。芡实以鸡头实之名首见于《神农本草经》，"主湿痹、腰脊膝痛，补中，除暴疾，益精气，强志，令耳目聪明"。《名医别录》首次以芡为名。以芡实治疗白浊，见于《本草纲目·卷三十三·芡实》，云："止渴益肾，治小便不禁、遗精、白浊、带下。"

南芡实呈圆球形，表面平滑，有网状花纹，去内种皮者全体呈白色，质硬而脆，破开后，断面不平，色洁白，有粉性，无臭，味淡，以颗粒饱满均匀、粉性足、无碎屑及皮壳者为佳。北芡实多呈半圆两片，表面紫红色，剖面白色，富粉性，质硬而脆，以身干不蛀、颗粒饱满均匀、少碎屑、粉性足、无杂质者为佳。芡实分生用和炒用两种。生芡实以补肾涩精为主，而炒芡实以健脾开胃为主。南芡实主要产于湖南、广东、皖南以及苏南一带。北芡实主产于山东、皖北及苏北一带，质地略次于南芡实。

清代医家黄宫绣在《本草求真·卷二》中说："芡实如何补脾，以其味甘之故；芡实如何固肾，以其味涩之故。惟其味甘补脾，故能利湿，而使泄泻腹痛可治；惟其味涩固肾，故能闭气，而使遗带小便不禁皆愈。"

并认为芡实"功与山药相似，然山药之阴本有过于芡实，而芡实之涩更有甚于山药，且山药兼补肺阴，而芡实则止于脾肾，而不及于肺"。将芡实研磨成细粉，用于治疗慢性泄泻、五更泄泻等效果好，也可加白糖蒸熟当作点心吃。另外，芡实还用来治疗小便频数、梦遗滑精、妇女带下多、腰酸等。自古将其作为永葆青春活力、防止未老先衰之良物。所以从使用方面来看，芡实与莲子、山药的功效有相似之处。

芡实乃治疗白浊的要药。所谓白浊，即小便浑浊如米泔汁，是指在排尿后或排尿时从尿道口滴出白色浊物，及伴小便涩痛的一种病证。《诸病源候论·卷四·虚劳小便白浊候》云："胞冷肾损，故小便白而浊也。"临床用芡实粉、白茯苓粉以盐汤送下治疗白浊，具有良好的效果。据此，芡实又善治带下。体虚带下者，可常食芡实。

苏东坡至老才思敏捷，据说得益于他自己创立的一种强身美容食疗妙法。具体做法是，将芡实煮熟后，一枚一枚地细细嚼咽，每天10～20粒，持之以恒，长年不辍。《本草纲目·卷三十三·芡实》有这样一段描述："人之食芡也，必咀嚼之，终日嗫嚅。而芡味甘平，腆而不腻，食之者能使华液通流，转相灌溉。"这是讲芡实能促进人体健康，使脏腑功能达到平衡的状态。这种咽津的方法能滋润脏腑，补益脑髓，促进消化，防治口舌生疮。

笔者临床体会，芡实补肾不燥烈，祛湿不恋邪，是补肾固精的妙药。取芡实与山药同用，打成细粉，用米饮汤调配，可治疗顽固遗精。古代有两个著名的补肾固精的方子，即玉锁丹、金锁固精丸，其中就含有芡实，用以治疗精滑不禁。而水陆二仙丹，由芡实、金樱子组成，治疗遗精、白浊作用强。其中，金樱子濡润而味涩，能滋少阴而固滑泄；芡实涩而味甘，能固精浊而防其滑泄。

草薢乃治白浊要药

草薢为薯蓣科植物绵草薢、福州薯蓣或粉背薯蓣的根茎。

草薢味苦，性平。草薢善治下部湿浊病证，主治男子白浊、茎中作痛、女子白带，现主要用其治疗膏淋，即小便浑浊、疼痛。根据此特点，可用其治疗各种湿热性的性病。古人将萆薢与土茯苓、菝葜等归为一类，很有深意。李时珍《本草纲目·卷十八》云："萆薢、菝葜、土茯苓三物，形虽不同，而主治之功不相远……溺多白浊，皆是湿气下流，萆薢能治阳明之湿而固下焦，故能去浊分清。"凡治下焦湿浊、小便频数、白浊如膏，萆薢皆为首选之药。根据萆薢的作用特点，总结其治湿最长，治风次之，治寒则又次。如李时珍、李士材、周岩均认为，萆薢之功长于祛湿，故也用其治疗风湿痹证。从临床来看，并不将其作为主药使用。若风、寒、湿三气痹着日久，邪气留连，以湿邪为主者方可以选用。治疗尿浊者，以萆薢最多用，其次也可以选用芡实、桑螵蛸、土茯苓、虎杖等。杨梅疮毒也有尿浊的病证特点，所以陈士铎《本草新编》载萆薢"能消杨梅疮毒"。萆薢治疗湿浊病证，剂量需要稍大一些，且要配伍其他药物，方能达到良好的效果。其中，以与土茯苓同用作用为强，土茯苓剂量应大于萆薢。笔者现将二药用于降尿酸，有效。

何首乌乌发不容置疑

何首乌为蓼科缠绕植物何首乌的块根。

何首乌味苦、甘、涩，性微温。苦补肾，温补肝，涩能收敛精气。所以其能养血益肝、固精益肾、健筋骨、乌髭发，为滋补良药。何首乌不寒不燥，功在地黄、天冬诸药之上。此药流传虽久，但服者尚寡。七宝美髯丹（何首乌、茯苓、牛膝、当归、枸杞子、菟丝子、补骨脂）是治疗头发早白、脱发的要方，方中的主药就是何首乌。所以，历来将何首乌作为补益肝肾要药，尤将其作为治疗头发异常的首选主药。

《本草纲目·卷十八·何首乌》载："李翱乃著《何首乌传》云：何首乌者，顺州南河县人。祖名能嗣，父名延秀。能嗣本名田儿，生而阉弱，年五十八，无妻子，常慕道术，随师在山。一日醉卧山野，忽见有藤二株，相去三尺余，苗蔓相交，久而方解，解了又交。田儿惊讶其异，至旦遂掘其根归。问诸人，无识者。后有山老忽来，示之。答曰：子既无嗣，其藤乃异，此恐是神仙之药，何不服之？遂杵为末，空心酒服一钱。七日而思人道，数月似强健。因此常服，又加至二钱。经年旧疾皆痊，发乌容少。十年之内，即生数男，乃改名能嗣。又与其子延秀服。皆寿百六十岁。延秀生首乌。首乌服药，亦生数子，年百三十岁，发犹黑。有李安期者，与首乌乡里亲善，窃得方服，其寿亦长，遂叙其事传之云。"由此传说亦可窥知，何首乌乃乌发要药。

何首乌制用后具有补益之功，其制法如下。将首乌片、黑豆（重量比例为1:1）加水煮1小时取汁，残渣加水再煮半小时，将2次煎液合并，倒入首乌片中翻动，使豆汁充分渗入何首乌中，然后置于木蒸桶内蒸4~5小时，先用武火，冒气后改为文火，焖一夜后取出。若有药汁剩余，重新淋到首乌片上，待药汁全部被吸尽，把首乌片晾干，再继续蒸至首乌片内呈棕黑色为止。然后，趁软切成厚0.15~0.2 cm的薄片，晾干，即得制首乌。此外，还有煮制法，即将何首乌小块或厚片，与预制好的黑豆汁入锅同煮，先武火后文火，煮3~5小时，焖一夜，第二天早晨取出晒至七八成干，再入锅，加适量清水，煮2~3小时后再焖过夜，使其内部呈棕黑色。然后取出再晒至七八成干，切成厚0.15~0.2 cm的薄片，若有余汁，将其淋上吸尽，晒干即得。

《本草纲目》中记载的一个案例很能说明何首乌的补益作用。"宋怀州知州李治，与一武臣同官，怪其年七十余而轻健，面如渥丹（指润泽光艳的朱砂，此处形容红润的面色），能饮食，叩其术，则服何首乌丸也。乃传其方。后治得病，盛暑中半体无汗，已二年，窃自忧之。造丸服至年余，汗遂浃体。其活血（注：中医现并不认为何首乌具有活血作用）治风之功，大有补益。其方用赤、白何首乌各半斤，米泔浸三夜，竹刀刮去皮，切焙，石臼为末，炼蜜丸梧子大。每空心温酒下五十丸。亦可末服"。这就是说，何首乌的补益作用很强，但需要坚持服用才能达到预期疗效。以何首乌治疗头发异常，可以内服，也可以外用（见"侧柏叶"条）。制首乌也用于治疗腰膝酸软等病证。在古代的一些书籍中，记载此药时往往将之神秘化，认为其有良好的延年益寿之效。古代本草书中还记载，何首乌若生长成人形者，生长年限长，作用更强。但如果取其补益作用必须制用。制首乌的特点是不寒、不热、不燥、不腻，为滋补良药。谚语讲"润肠消疮生首乌，制熟益血补肝肾"，区别了二者的临床应用。

何首乌分为生用和制用。制首乌具有补益肝肾、乌须黑发的作用，生首乌能润肠通便、截疟、解毒。通过长期临床实践观察，笔者认为生首乌有明显的减肥瘦身之效。一般而言，肥胖者常有食多而大便少、小便少的情况，根据生首乌能润肠通便这一作用，用其治疗肥胖症有良好的效果。在通大便方面，此药较其他通便药效果更好，又不伤正气，一般无副作用。服用生首乌后大部分病例会出现稀薄大便，这是正常现象。若服用生首乌泻下太甚，可用甘草解。由于生首乌通便可降低腹压，所以在治疗各种腰痛方面效果也非常好。许多腰痛病人，在用生首乌通便以后，能明显减轻病情。

笔者临床体会，何首乌亦可用于治疗皮肤瘙痒，以皮肤干燥、粗糙、脱屑、色暗等为特点。肝肾亏虚、精血不足，会导致皮肤失润，进而生风生燥。何首乌补益肝肾，滋养精血，使精血充足，则风自灭、瘙痒可止。也就是说，何首乌用于体虚血燥瘙痒病证，尤对于老年人精血不足、气血运行迟缓、皮肤失于濡润之瘙痒，以及过敏性皮肤病之风盛瘙痒，疗效甚佳。何首乌 30～50 g 配伍刺蒺藜 10～15 g，具有较强的止痒作用。

桑椹可代何首乌

桑椹为桑科植物桑的干燥果穗，乃桑中之精华，"椹"有"甚"之义，甚者极也，故名桑椹，亦有名桑葚者。

桑椹味甘、酸，性寒。桑树有"东方自然神木"的称谓，在我国自古即有栽培。民间历来有"农桑"的提法，农桑即代表了田间劳作。桑椹有黑白两种，以紫黑者为佳品，成熟时饱含浆液，生食可清热生津，而煎汤或熬膏则滋补力强。其味甜而清香，营养丰富。

桑椹质油润，酸甜可口，以个大、肉厚、色紫黑、糖分足者为佳。从总体功效来看，桑椹与何首乌基本相似，二者的特点如下。①均能滋补肝肾，治疗阴血亏虚的病证。从补益来看，制何首乌作用更强。治疗须发早

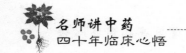
白、脱发、头皮屑过多，二者可同用。②均能通便，可以治疗肠燥便秘。桑椹通过生津、濡润大肠而通便，何首乌乃通大便的要药。笔者尤其喜用何首乌治疗大便秘结的病证。二药作用很相似，可以互相代替使用。③均忌铁。桑椹因含有较多的鞣质，可与铁起反应，作煎剂时不能用铁器，否则煎出来的汤液漆黑。何首乌同样如此。忌铁的药材还有生地、熟地、玄参、山楂等。

笔者体会，桑椹当以补血为主，只是作用不强。现在的中药书籍多将其编在补阴药中。桑椹可使黑发再生。根据前人的经验，将小满前熟透色黑而味甘之桑椹，用布包后滤取汁，用瓷器熬成膏后收之，每日用白开水调服。用桑椹煮粥吃对身体很好。桑椹既是食品，也是药品。历来本草都将桑椹作为强壮补益药使用。桑椹具有止消渴、利五脏、补血气、久服安魂定神、令人聪明、延缓衰老的功效。凡中老年人肝肾不足、阴血两虚，出现头晕目眩、耳鸣耳聋、视力减退、须发早白、腰膝酸软、失眠健忘、肠燥便秘时可选用。

侧柏叶为生发乌发要药

侧柏叶为柏科植物侧柏的嫩枝叶。因万木皆向阳，而柏独西指（白，西方也），且叶侧扁，故名。

侧柏叶味苦、涩，性寒。以侧柏叶治疗脱发，早在《备急千金要方·卷十三·头面风第八》中就有记载："鬓发堕落，令生长方：生柏叶，切，一升，附子四枚，猪膏三升。上三味，末之，以膏和为三十丸。用布裹一丸，内煎沐头泔汁中，沐发长不落。其药密收贮，勿令泄气。"《太平圣惠方·卷四十一·令发润泽诸方》载："治血脉虚极，发鬓不得润泽，宜用此方：桑根白皮，锉，一斤（升），柏叶适量。上以水三斗，淹浸五六沸，沐头，数数为之，发即润泽。"《太平圣惠方·卷四十一·治发黄令黑诸方》载："治头鬓黄赤令黑方：生柏叶，切，一升，猪膏一斤。右件药，捣柏叶为末，以猪膏和为二十丸。用布裹一丸，纳泔汁中，化破沐之。一月后，渐黑光润。"

这些记载都说明侧柏叶可生发乌发。现在中医药书籍所述侧柏叶的功效主要为凉血止血，而实际上侧柏叶最大的特点是具有生发乌发的作用，乃治疗脱发、白发的要药，无论是外用还是内服效果均很好。笔者体会，治疗脱发、白发，可以采取如下做法。①煎水外洗。将侧柏叶、桑叶、桑白皮等量煎水外洗，每次洗 30 分钟。若头油多，可以加等量生山楂。一般剂量是每次各 50～100 g。此方为笔者经验方，可以防止头油多，减少头皮屑，并具有止痒的作用。②药酒外搽。30 多年前的一个暑期，天气非常炎热，一位 25 岁的年轻人戴着一顶布帽前来就诊。笔者问道："现在天气这么热，您还戴布帽，不怕热吗？"年轻人将头上的帽子取下，居然是光头。病人自述起因：一位朋友送了他一支人参（具体大小未说清楚），到了夏天，人参开始长虫（病人不知道如何保管人参）。为了避免浪费，他就一次性将整支人参吃完了。结果第二天，病人口鼻出血。后来头发逐渐掉落，以至于全部掉光。笔者当时治疗脱发并无经验体会，遂按照补肾、祛风、活血的原则，用了一个药酒方，竟收到意想不到的效果。后将该方命名为侧柏叶生发酒，药用侧柏叶、三七、红参、天麻、制首乌、当归、骨碎补，各等量。将上述药物一同浸入到 45 度白酒中，酒高于药平面 3 cm。浸泡半个月后，以此酒外搽，每天不拘次数。病人连续应用，6个月后头发长出来，而且竟然长得较前还好。此药酒方一般在用药 1 个月后显现效果。其中，所用白酒的度数不能太高，否则会影响药物成分的溶出；也不能太低，否则会影响药酒的保管，甚至变质。以 42～48 度的酒为宜。泡药酒的最佳度数是 45 度（含内服、外用）。以药酒外搽，药物可以直达病所，药汁直接作用于头发，促其生长。此方用于多种原因所致的脱发、白发、头皮屑过多、头皮痒。泡药酒外搽发根，能促进毛发生长。中医认为头发异常与肾气有关，但单纯调肾效果并不理想。头乃高巅之上，惟风可达，风盛则发落，所以除了补肾以外，还应该祛风。又由于脱发常见血瘀，所以还应活血。有的人头上油脂分泌多，也容易掉发。将外洗、内服药同用，较单一途径用药效果明显。若头上油脂过多，一般不要用洗发精之类的洗头，可将上方加生山楂煎液。若体虚，上方再加黄精、熟地，均等量。③内服中药。肾与头发的关系最为密切。在多年的临

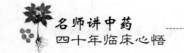

床中，笔者总结出一首内服药方，治疗头发异常，如白发、脱发、头皮痒等，命名为补肾生发汤（见"当归"条）。治疗脱发应该祛风，故用天麻。又由于脱发常见血瘀，所以还应活血，故用当归。

侧柏叶也有抗衰的作用。《本草纲目·卷三十四·柏》记载："柏性后凋而耐久，禀坚凝之质，乃多寿之木，所以可入服食。道家以之点汤常饮，元旦以之浸酒辟邪，皆有取于此。麝食之而体香，毛女食之而体轻，亦其证验矣。毛女者，秦王宫人，关东贼至，惊走入山，饥无所食，有一老公教吃松柏叶，初时苦涩，久乃相宜，遂不复饥，冬不寒，夏不热。至汉成帝时，猎者于终南山见一人，无衣服，身生黑毛，跳坑越涧如飞，乃密围获之，去秦时二百余载矣。事出葛洪《抱朴子》书中。"这段传说讲的是一秦代宫女逃到山中，因吃松柏叶活了200多年，仍身轻如燕，行走如飞。说明侧柏叶具有强身健体的功效，又可防老抗衰。当然，现在人们很少食用侧柏叶了。

当归活血治脱发

当归为伞形科植物当归的根。因产于古秦州（甘肃岷县），故称秦当归。当归调经，其名有思夫之意。

当归味甘、辛，性温。《大明本草》云当归"治一切风、一切气，补一切劳，破恶血，养新血，及癥癖、肠胃冷"。李时珍对当归的作用有详细叙述，云："治头痛、心腹诸痛，润肠胃、筋骨、皮肤，治痈疽，排脓止痛，和血补血。"现在临床主要用其治疗血虚、血瘀病证。

秦当归为道地药材，又称岷当归，有"中国当归甲天下，岷县当归甲中华"之说，又有"川产力刚可攻，秦产力柔宜补"的说法。当归的使用频率非常高，有"十个大夫九当归"的说法。当归分为当归身、当归尾，同用称为全当归。当归身补血作用强，当归尾活血作用强。从临床应用来看，当归身、当归尾所含的成分有所不同，故提倡分别使用。

笔者体会，当归通过补血活血的作用，善治脱发，并能防止脱发，滋润皮肤毛发，使头发乌黑发亮，还能防治黄发和白发。其既可以用作酒剂

（关于酒剂方治疗脱发，参看"侧柏叶"条），也可以作为内服用药。"气无形可骤生，血有形难速长"。当归滋润通和，使气血流通，起到补血的作用。当归用于治疗脱发、白发，若内服用药，笔者有一经验方，命名为补肾生发汤：当归15 g，女贞子15 g，墨旱莲15 g，山茱萸15 g，山药15 g，熟地15 g，牡丹皮10 g，茯苓15 g，泽泻10 g，天麻15 g，骨碎补15 g，制首乌15 g，侧柏叶15 g，水煎服。此方即由二至丸（女贞子、墨旱莲）、六味地黄丸（山茱萸、山药、熟地、牡丹皮、茯苓、泽泻）再加侧柏叶生发酒中的部分药物（当归、天麻、骨碎补、制首乌、侧柏叶）组成，具有补益肝肾、滋阴生发的作用，用于治疗肝肾亏损、须发早白、眩晕耳鸣、腰膝酸软。

脱发，《黄帝内经》称毛拔、毛坠，如《素问·五脏生成》曰："多食苦，则皮槁而毛拔。"《难经·十四难》称毛落，如"一损损于皮毛，皮聚而毛落"。《诸病源候论》称鬼舔头，如《诸病源候论·卷二十七·鬼舔头候》云："人有风邪在头，有偏虚处，则发秃落，肌肉枯死，或如钱大，或如指大，发不生，亦不痒，故谓之鬼舔头。"《外科正宗·卷三》称之为油风，云："油风，乃血虚不能随气荣养肌肤，故毛发根空，脱落成片，皮肤光亮，痒如虫行，此皆风热乘虚攻注而然。"明清以后一直沿用此名。脂溢性脱发，古代称发蛀脱发；清代王洪绪的《外科证治全生集·上部治法》称蛀发癣。根据以上认识，脱发与风、油、瘀、虚有关，而当归活血行血，故治疗脱发有效。当归既为补血要药，又为调经要药，也是治疗脱发、白发要药。

《神农本草经》记载当归"主咳逆上气"，即具有止咳喘的作用，苏子降气汤中就配伍此药。当归何以能治疗咳逆上气？因咳久入络伤血，血不和而气逆，故以当归润肺金之燥而止咳喘。后世的一些本草著作中也有不少记载当归具有止咳平喘之效，但现在许多中药书籍不载当归的止咳平喘功效。

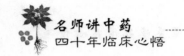

骨碎补亦治脱发

骨碎补为水龙骨科植物槲蕨或中华槲蕨的根茎，因其入肾治骨碎、骨伤损而得名。该药材因外部有毛，又名毛姜，也名申姜。

骨碎补味苦，性温，为治疗骨折损伤、筋骨疼痛要药。一般还需配伍活血药，才能达到治疗效果。《本草拾遗·卷三》云骨碎补"本名猴姜，开元皇帝以其主伤折、补骨碎，故作此名耳"。谚语云："认得猴姜，不怕跌打和扭伤。"说的就是其能够治疗伤损病证。从临床来看，现常用骨碎补治疗骨质疏松、骨质增生。临床治疗骨伤病证，最多选用的就是骨碎补、续断、土鳖虫、苏木、自然铜诸药。

《本草新编》云其"以补接伤碎最神，疗风血积痛、破血有功，止血亦效。同补血药用之尤良，其功用真有不可思议之妙；同补肾药用之，可以固齿；同失血药用之，可以填窍，不止祛风接骨独有奇功也"。

骨碎补还可用于治疗肾虚腰痛、足膝软弱。李时珍《本草纲目·卷二十·骨碎补》认为骨碎补治疗肾虚久泄，并载有医案，"惜有魏刺史子久泄，诸医不效，垂殆。予用此药末入猪肾中煨熟与食，顿服。盖肾主大小便，久泄属肾虚，不可专从脾胃也"。从临床来看，骨碎补治疗肾虚引起的泄泻的确有效，可入煎剂内服。骨碎补治疗遗尿也有效。

笔者常用骨碎补治疗肾虚耳鸣、耳聋。《雷公炮制论》载，将骨碎补捣末，"炮猪肾，空心吃，治耳鸣"。《图经本草·卷九》以骨碎补"用治耳聋，削作细条，火炮，乘热塞耳"。

另外，因骨碎补走肾，李时珍谓之"入肾治牙"。此药对于下牙痛治疗效果好，临床配伍刺蒺藜作用更强。张山雷《本草正义·卷七·骨碎补》称"凡阴虚于下，而肝胆浮阳挟痰上凝之齿痛、牙槽不利，及阴寒逼阳上浮之喉痛、喉癣诸证，用此亦颇有效"。这是讲骨碎补治疗牙痛具有良好的效果。

根据笔者的体会，骨碎补的生发作用很强，为治疗白发、脱发的常用药。一般是将其用酒浸泡后外搽（见"侧柏叶"条），临床上也可以将其煎服。笔者的经验方补肾生发汤（见"当归"条）也选用了此药。使用骨碎补时剂量应该大些，如此方能收到治疗效果。据《本草纲目·卷二十》云："病后发落，胡孙姜、野蔷薇嫩枝煎汁，刷之。"此处所谓胡孙姜即骨碎补，将其外用治疗脱发效果良好。

桑白皮为治脱发效验药

桑白皮为桑科植物桑的根皮。桑由叒与木组成，用其根皮，以刀刮去根皮外面黄皮而呈白色，故名桑根白皮，亦名桑白皮。以东行桑根之皮为佳。

桑白皮味甘，性寒。传统用桑白皮治疗水肿，以皮达皮，也就是用皮类药物可以治疗皮肤水肿，现用其治疗肾炎水肿。桑白皮又能泻肺平喘，以治疗肺热喘息。

以桑白皮治疗脱发、白发见于《备急千金要方·卷十三·心脏·头面风第八》。原文为"治脉极虚寒，鬓发堕落，令发润泽沐头方：桑根白皮，切，三升，以水五升淹渍，煮五六沸，洗沐发，数数为之，自不复落"。在其后的医药典籍中也有记载，如《太平圣惠方·卷四十一·令发润泽诸方》云："治血脉虚极，发鬓不得润泽，宜用此方：桑根白皮，锉，一斤（升），柏叶适量。右以水三斗，淹浸煮五六沸，沐头，数数为之，发即润泽。"笔者体会，桑白皮具有生发乌发的作用，可以用之煎水外洗头部，能很好地防治脱发，也能去头皮屑。一般初次洗就有效果，若连续应用效果则更加明显。洗头后不可再用清水清洗，同时也不要用任何洗发精洗头。据此，桑白皮又可用来治疗脱发，尤其是对于脂溢性脱发效果好。笔者治疗脱发常选用此药，其能促使新发生长，无不良反应。

脱发最常见的病因是头皮油脂分泌过多，表现为头皮油腻，如涂膏脂，或头皮多屑，有明显瘙痒，日久则前额及头顶部头发稀疏变细，以致脱落秃顶。病人需经常洗头，否则即感到头皮难受。选用中药外洗的方法可达到止痒、去屑、去油的目的。桑白皮使用历史悠久，通过煎汤洗发，可以发挥生发乌发的作用。笔者有一经验方，命名为二桑洗发液，包括桑叶、桑白皮、侧柏叶，若油脂多则加生山楂，各等量，煎水洗头部，具有良好的疗效。如病人倪某，女，45岁。自述近两年来脱发日渐加重，以致头发稀疏，头皮痒，有油脂分泌物，需每天用洗发精洗头，曾服用中药无效。根据病人情况，乃用桑叶、桑白皮、侧柏叶、生山楂各50g，煎水洗头，每次洗、泡20～30分钟，配合内服补肾生发汤（见"当归"条），外用侧柏叶生发酒（见"侧柏叶"条）。连续应用两个月后，头发无脱落，且头发较前更浓密、更黑。

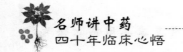 ## 菟丝子为种子要药

菟丝子为旋花科寄生缠绕性草本植物菟丝子的干燥成熟种子。

菟丝子味辛、甘，性平，具有补益作用。古代本草记载其"治男女虚冷，填精益髓，祛腰痛膝冷，消渴热中"。其可补五劳七伤，久服去面皯，悦颜色，有种子生精的作用。历代医家将其作为补益之品。

菟丝子的主要作用是补益肝、脾、肾，尤以补肾为主，又略有助阳之效。一般称此药为平补之品，所以久服也不会给身体造成不良反应。《本草汇言·卷六》载："（菟丝子）补而不峻，温而不燥，故入肾经，虚可以补，实可以利，寒可以温，热可以凉，湿可以燥，燥可以润。非若黄柏、知母，苦寒而不温，有泻肾经之气；非若肉桂、益智，辛热而不凉，有动肾经之燥；非若苁蓉、锁阳，甘咸而滞气，有生肾经之湿者比也。如汉人集《神农本草》称为续绝伤，益气力，明目精，皆由补肾养肝、温理脾胃之征验也。"在此，倪朱谟将菟丝子的作用进行了很好的表述。正因为其温而不燥，也能用于治疗肾虚不育、不孕症，为阴阳双补之要药。

菟丝子是一味比较温和的药物，尤宜于中老年人使用，单用即有效，多用于肝肾亏虚所致阳痿、遗精、遗尿、尿频、尿后余沥不尽，及妇女白带过多、质地清稀等症。在古代的方书中多将其作为益寿之品。笔者尤喜用其治疗肝肾虚损病证。针对年过40岁的男性病人，可以在处方中加用菟丝子、沙苑子，因二者具有强壮作用，又不至于温补太过。在治疗不育、不孕症方面，笔者认为将菟丝子、沙苑子配伍应用，疗效会更好。二

药的区别要点是：菟丝子平补，补益肝脾肾，治疗不育、不孕症，如五子衍宗丸选用之；沙苑子平补，补益肝肾，偏于治疗遗精、滑精，尚有固涩之力，助阳力胜于菟丝子，如金锁固精丸选用之。

　　菟丝子乃平补之品，笔者有一首经验方，命名为八子种子汤：枸杞子15 g，车前子12 g，五味子10 g，覆盆子10 g，菟丝子12 g，沙苑子12 g，蛇床子15 g，王不留行12 g，熟地15 g，山药15 g，牡丹皮10 g，山茱萸15 g，茯苓15 g，泽泻10 g。上方一般在服用1~2周后去掉方中王不留行。笔者在长期的临床中发现，在八子种子汤中加用韭菜子、楮实子、女贞子，效果更好。此方补益肾精，种子涩精，有利于增强性功能，同时有利于受孕，用治不孕、不育症，也用于性功能低下病证，如阳痿、早泄。治疗不育、不孕症，男子要壮阳，女子要滋阴，需辨性别而施药。男子壮阳，其目的就是提高性功能。女子发生不孕症的原因有多种，如排卵功能障碍，月经周期中无排卵，或虽有排卵但排卵后黄体功能不健全。八子种子汤能促进排卵，从而达到受孕的目的。如李某，女，28岁，婚后五年未孕，曾多方服药，但一直未能受孕，检查男女双方未见生殖器方面的异常。在家人陪同下，求诊于笔者。笔者乃投以八子种子汤加紫石英20 g，嘱其月经结束后开始服药，排卵期停服。服药20剂后受孕，后生下一对双胞胎，其家人甚是高兴。对于中年人，无论男女，临床中加用菟丝子、沙苑子能增强体质，并能增强性功能，同时又不上火，病人容易接受。

　　笔者体会，菟丝子较鹿茸作用温和，可以常用。

女贞子能补血

　　女贞子为木犀科植物女贞的成熟果实。李时珍曰："此木凌冬青翠，有贞守之操，故以贞女状之。"

　　女贞子味甘、苦，性凉。传统将其作为补阴药，而实际上它也是补血之品。女贞子的作用很平和，《神农本草经》虽云其"安五脏"，但在临床上女贞子主要用于肝肾不足的病证，更多的是治疗肾的病变，这与女贞子的药材形态有关。中医有"似形治形"之说，就是说药材的形态像某个脏

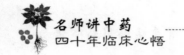
腑的形态，则治疗这个脏腑的病变，一般不用于其他脏腑病变。

现在中药书籍均将女贞子编在补阴药中，不直言其具有补阴作用，而多云其具有补益肝肾之功。"补益肝肾"有补益肝肾精血、补益肝肾阴阳、补益肝肾阴精的不同表述，那么女贞子是补益肝肾的什么呢?《本草蒙筌·卷四·女贞实》载女贞子"黑发黑须，强筋强力，安五脏，补中气，除百病，养精神。多服补血祛风"。《本草述·卷二十四》也说："女贞实固入血海，益血而和气以上荣。"虽云女贞子能补益肝肾，但也有人认为女贞子具有补血作用，只是补血作用不强。所以，目前并不强调女贞子是以补阴为主还是以补血、补精为主。从临床来看，女贞子应该是以补血为主的药材，但又不直言其补血。笔者体会，女贞子若作为补血药物使用，剂量应大，其补益作用强于墨旱莲，二药配伍作用增强。因其不滋腻，不碍邪，乃平补常药。笔者常用女贞子治疗不育不孕症。现代研究发现女贞子可升高外周血白细胞水平，用于预防或治疗肿瘤患者因放化疗引起的白细胞减少，可使白细胞回升至正常水平。女贞子与仙鹤草、制首乌、大枣相伍，收效令人满意。

大腹皮主治腹部水肿

大腹皮为棕榈科植物槟榔的干燥果皮。因其纵剖两瓣，犹如大腹，剥取果皮，故名大腹皮，又名槟榔皮。药材以质坚结不松散、色黄白、丝细者为佳。

大腹皮味辛，性微温，历来将其作为主要的利水消肿药物使用。李时珍认为其"降逆气，消肌肤中水气浮肿、脚气壅逆、瘴疟痞满、胎气恶阻胀闷"。《本经逢原·卷三》云："槟榔性沉重，泄有形之积滞；腹皮性轻浮，散无形之滞气。故痞满膨胀、水气浮肿、脚气壅逆者宜之。"综合历代医家对大腹皮的认识，其主要特点就是行气利水。根据此特点，现用其瘦身减肥。

大腹皮疏脏腑之壅，逐皮肤之水，主治腹部以及皮肤水肿，尤以治水肿兼有气滞者为佳。其因利水能祛大腹水肿而有瘦身作用，故治疗肥胖症有效。大腹皮与槟榔同属一物，大腹皮质轻，专行无形之滞气，而行气宽中；槟榔质沉重，善行有形之积滞，以消积行水。大腹皮的利水、行气作用较槟榔平和，主要是祛除腹部的胀满、水肿等。临床上若大腹便便、肥胖者，适宜加用大腹皮，可以使体重减轻，腹部气胀缓解。大腹皮乃疏泄之药，一般不单独使用。

笔者临床体会，大腹皮消腹部肥胖有效，常配伍茯苓皮、冬瓜皮以减肥，山楂瘦身汤中亦选用之（见"莱菔子"条）。

重剂冬瓜皮治皮肤水肿

冬瓜皮为葫芦科植物冬瓜的干燥外层果皮。因药用其瓜皮，故名。

冬瓜皮味甘，性凉，具有悦泽的作用，同时善于利水消肿，通过利水而能瘦身减肥。若肥胖者可以单用此药泡水服，坚持应用有一定效果。治疗肥胖症，笔者将冬瓜皮作为首选之品来使用。

冬瓜皮主要用于皮肤水肿，特点是利尿不伤阴，是比较平和的利尿药。其通过利水可以消除面部的蝴蝶斑、色素沉着等。冬瓜皮具有以皮达皮的特点，对于皮肤水肿治疗效果好。

通过临床观察，应用此药以大剂量为佳，一般在 30 g 以上，量小作用不显。

沙苑子平补阴阳

沙苑子为豆科植物扁茎黄芪的干燥成熟种子。

沙苑子甘温补益，略具涩性，补力和缓，温而不燥，可治疗肾虚病证，包括肾阴阳两虚，偏于补阳，如治阳虚所致阳痿、遗精、遗尿、尿频、尿后余沥不尽，及妇女白带过多、质地清稀等，但补阳作用又不强。凡需要补益又不宜大补者，最宜使用沙苑子、菟丝子。二药均有强壮作用，但性质温和，笔者最喜用二药治疗中年男性的亏虚病证，配伍应用较单用效果要好。现在的认识是，沙苑子有抗疲劳和强壮作用，可增强机体

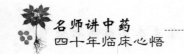
免疫功能，所以凡阳虚者用之效果好。一般补益肾阳的药物容易上火，但沙苑子、菟丝子、枸杞子补肾不上火。

天冬补益需防滋腻

天冬为百合科植物天冬的块根。

天冬主要作用是补益肺肾之阴，滋补的作用比较强，用于阴伤较重的病证，但药性滋腻，容易碍脾，不能过量、过久服用。所以笔者使用此药向来比较谨慎，以防损伤脾胃。《医方集解·补养之剂》有一首治疗气阴两伤的三才汤，由天冬、地黄、人参组成，简称"天、地、人"，此方具有养阴益气、润肺止咳之功，作用明显，但较为滋腻。为防止腻胃，可以加用行气之品。

天冬能止咳，祛痰。痰之标在脾，痰之本在肾。半夏惟能治痰之标，不能治痰之本；天冬惟能治痰之本，不能治痰之标。

天冬、麦冬均能滋阴润肺止咳，用于肺热、肺燥、阴伤咳嗽，常配合使用，如二冬膏。清代徐灵胎认为咳嗽不可用麦冬，因为其胶黏太甚，容易留邪，若配伍半夏以后则无此不良反应。张仲景用麦冬的经验的确是将其与半夏同用的，如麦门冬汤、竹叶石膏汤，取其润燥相济。那么应用天冬时，也可以借鉴此理论而用药。天冬主要作用于上下二焦病变，清火与润燥之力强于麦冬，麦冬主要作用于上中二焦病变。

知母能泻无根之火

知母为百合科植物知母的根茎。

知母能滋阴润燥，泻无根之肾火，善于退虚热，用于阴虚火旺所致骨蒸潮热、盗汗、遗精、心烦等。知母不但能泻肾火，还能滋阴，因此知母有坚阴之说。所谓坚阴，即泻火存阴。由于知母泻火存阴，故其在泻肾火方面的应用较黄柏更广泛。肾经虚热病证多选知母，或知母、黄柏配伍同用，如知柏地黄丸。另外，知母清肺金而滋水之化源，以通调水道。若下焦真水不足，则阳无以化生，小便难，水亦泛滥为肿。知母润燥滋肾，清金泻火，金水相生，使阴气行，阳自化，小便通，水肿消。知母对消除急慢性肾炎的尿蛋白有较好的效果。

笔者体会，临床使用知母时剂量不宜太大，因为其清热作用较强。若肾经虚火上炎出现的牙龈肿痛、口干舌燥、五心烦热则喜用之。

龟甲强骨作用强

龟甲为龟科动物乌龟的背甲及腹甲。传统所用之龟甲是腹甲，偏于通任脉，现在临床也有用背甲者。腹甲、背甲统称为龟甲，若从古今用药来看，腹甲作用强。

龟甲的作用主要是治疗肾虚病证，具有补阴、补血之功，根据古代本草记载和临床使用来看，偏于补阴。至于补血，中医不单独云肾血不足病证，而多云肝肾精血不足，故龟甲的作用往往云补益肝肾。肾主骨，龟甲的强骨作用是其独特的效用，若治疗肾虚骨痿，此为要药。龟甲亦用于筋骨不健、腰酸脚弱、小儿囟门不合。其滋阴潜阳，为治疗阴虚阳亢、头目眩晕首选之品，具有较强的降血压作用。

笔者认为治疗体虚患者，将鹿茸、龟甲配伍同用作用更强，通督脉、任脉，补肾阳、滋肾阴。对于肝肾阴虚筋骨无力病证，笔者常大剂量选用龟甲。对于高血压患者，笔者亦常选用之。

第六讲　气血津液疾病用药心悟

气血津液是人体生命活动的物质基础，其不仅会影响脏腑功能，亦会影响人体的生命活动。气血津液病变尤以气病为重，百病生于气。不论外感内伤，最先波及的便是气，气病由此再影响到血、津液、脏腑、经络。气病最常见者有气虚、气滞、气逆证。笔者的体会是，治疗血病（包括血虚、血瘀、血寒、血热）、津液病变（包括津液不足、水饮停聚）亦应时时顾及气，包括补气、行气、降气。用药以轻灵为主。

白芥子善治皮里膜外之痰

白芥子为十字花科草本植物白芥的成熟种子，颜色黄白，故名。其有强烈的辛辣味，磨成粉可作调味品，就是芥末。

白芥子味辛，性温。其治皮里膜外之痰，也就是能祛除广义之痰，诸如皮下、胁下的痰核、痰包，其状如粟、如块，皮色不变，且多无疼痛感觉，惟局部酸麻不适。此痰随气升降，无处不到，以白芥子治之，有独到之处。通过散结，白芥子又能治疗痹证疼痛，李时珍认为其治"痹木脚气，筋骨腰节诸痛"。若关节疼痛、肿胀，即可选用之。

白芥子对于痰注关节及肌肤之关节疼痛、肢体不利有良好的治疗效果，同时也是治疗狭义之痰的常用药，如三子养亲汤中就含有白芥子。在外用方面，外敷肺俞穴能治疗咳喘病证。古代本草记载其能搜剔内外痰结及治疗胸膈寒痰、冷涎壅塞病证。从这一点来说，白芥子的作用就比较特殊，可以用其治疗多种痰证，如阴疽流注、关节肿痛、肢体麻木。阳和汤就以之治疗痰湿阻滞经络的关节和肢体肿痛、麻木。白芥子若外用时间过久，会导致皮肤起疱。

笔者体会，如果外用白芥子致皮肤起疱后流水，则治疗骨质增生的效果反而更好。白芥子也治疗关节炎性肿胀，若不起疱、不流水，效果要差一些。笔者有一经验方，命名为骨质增生消退散，用白芥子、大黄、肉桂、吴茱萸、乳香、没药、樟脑、细辛、麻黄、桂枝各等量，研末后用醋调成糊状，外敷病变部位，能消除骨质增生。白芥子祛痰作用强，既能祛除呼吸道之痰，也能祛除呼吸道以外之痰。也就是说，其能祛狭义之痰和广义之痰，笔者验方一二三四五六汤（见"杏仁"条）中配伍有本品，即取其祛痰之功。

太子参乃平补气阴之品

太子参为石竹科植物异叶假繁缕的块根。

太子参补脾益气，用于脾胃虚弱、倦怠无力、食欲不振以及肺气不足、自汗、短气等病证，有类似人参的补气功效，但药力较弱，须大剂量持续服用，方能取得较好疗效。

补气的参类药以太子参作用最平和，且太子参不会使人长胖，故笔者治疗气虚病证将太子参作为首选之品。与同样具有补气生津作用的人参、党参、西洋参相比，太子参滋补的药力要平和得多，适合慢性病人长期服用，且副作用也比上述其他参类小得多，因此适用于体虚而经受不住滋养药物峻补者。脾胃虚弱之人初用补剂，若恐其他参类药力过猛，用太子参则大可放心。若在夏季服用补药，用其他参类可能因天气炎热夹杂药力引动内火，而太子参清补扶正，则不会有此弊害。气阴不足而又血压偏高之人使用太子参不仅可以改善症状，而且不会使血压升高；壮年病人服用太子参不用担心引发上火；患儿服用太子参不会引发早熟。太子参堪称难得的清补佳品。由于太子参的作用与西洋参相似，故一般情况下可代替西洋参使用。

太子参益气不升提，生津不助湿，扶正不恋邪，补虚不峻猛，特别适合治疗儿童气阴两虚之证，可单用水煎，每次 15 g，效果显著。也可同鸭肉、鸡肉、山药共炖汤食用，还可与粳米煮粥常服。在夏季，若因天热而饮食减少，可用太子参、乌梅各 15 g 加适量白糖，水煎代茶饮，既可补虚，又可生津解渴，老幼皆宜。

笔者在临床上，多用党参来代替古方中的人参使用，但通过多年的临床实践，发现党参具有增肥的作用。若党参使用时间过长，就有可能使身体长胖，这样极不受女性病人欢迎。所以临床上凡是女性病人现气虚者，笔者多以太子参来代替党参。

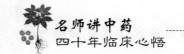 乌梅治糖尿病

乌梅为蔷薇科植物梅的干燥近成熟果实，经烟熏制而成（亦有加少许明矾拌匀烤干者）。因为经过熏烤后的梅肉外皮呈黑褐色，所以叫乌梅。此以颜色名之。刚刚熟的青绿色梅子经过糖腌、煮或盐渍而晒干制成的梅，又称为话梅。

乌梅味酸、涩，性平，可治疗口干口渴等津液不足病证。根据此特点，现临床用其治疗糖尿病。乌梅因能收敛，也可以治疗唾液过多，古方中常用乌梅配伍大枣。

话梅酸甜可口，甜中带酸，是一种能助消化的居家或旅行的方便食品，因加工方法与乌梅不同，味道稍有区别。乌梅以个大、核小、肉厚、柔润、外皮乌黑色、不破裂露核、味极酸者为佳品。另有一种乌梅，是用青梅以盐汁渍之，日晒夜渍，经十日制成。

炎夏酷暑，可用梅子加适量白糖、水，煎成酸梅汤，放冷饮用。酸梅汤是十分理想的清凉饮料，确有沁人心脾、爽神怡情、解暑止泻的作用。制作酸梅，还可以将成熟鲜果放入瓦缸中加盐腌至果肉柔软出水。肺阴亏损者，可见咽喉干痒、频繁咳嗽、咳甚而无痰、舌红少苔、夜难以卧、缠绵数日，若饮一杯浓味可口的酸梅汁，则可使津生、咽爽、咳减。青梅之所以能生津止渴，主要是因为其含有的大量酸性物质，能刺激人的唾液腺，产生大量唾液，并有助于消化。曹操正是利用了梅子生津这一特殊作用，欺骗性地激发了士兵的唾液腺，暂时缓解了口渴。这与现代科学上的条件反射学说相吻合。临床上糖尿病病人多有口干口渴、时时欲饮水的特

点，乌梅因能生津止渴，所以现代研究认为其能治糖尿病。

乌梅治疗疮疡的效果非常好，在使用时一般是将其制成炭剂，研末外用。

笔者体会，乌梅除能治糖尿病外，还具有抗过敏的特点，对血虚风燥所致的皮肤瘙痒、瘾疹、顽癣等有很强的止痒作用。其抗过敏之用现多用于治疗过敏性哮喘。

地骨皮善治消渴

地骨皮为茄科植物枸杞的根皮。李时珍曰："枸、杞二树名。此物棘如枸之刺，茎如杞之条，故兼名之。"其春名天精；夏名枸杞；秋名地骨；冬名仙人杖，亦名西王母杖。因枸杞秋季枯后用其根皮，故名。

地骨皮味甘、微苦，性寒。其治在表无定之风邪，传尸有汗之骨蒸，泻肾火，降肺中伏火，退虚热，乃治疗消渴的要药。

地骨皮通过清除血热而使热不伤阴。临床上消渴一般多有口干口渴症状，而地骨皮善治消渴日夜饮水不止、小便利。将地骨皮煮水饮用，对高血糖有明显的平抑作用，又不致发生低血糖，故地骨皮是降血糖的良药。中医将消渴分为上消、中消和下消，因地骨皮善于清肺热，故尤宜用于上消引起的多饮。

地骨皮同时也是退虚热要药，主要治疗有汗的骨蒸劳热，作用虽不及青蒿强，但也为常用之品。地骨皮所主治的病证偏于气分证。因为其清气分热，故也可用于肺热病证。枸杞子、地骨皮平补气阴，可使人精气充沛，邪火自退。而消渴又以阴虚火旺为主要特点，故临床上在治疗消渴的时候，加用地骨皮作用强。

笔者体会，地骨皮清退虚热、血热而能降血糖。在降血糖方面，应用地骨皮时剂量可以稍微加大。在清退虚热方面，根据先前医家的认知，其配伍青蒿后作用更强。地骨皮多用于体虚者，而青蒿多用于挟有湿热者。

地骨皮亦善治瘾疹。皮肤瘙痒一症，多属于风邪所致。外风多侵袭肺卫，治宜宣降肺气，透邪出表；内风多责于肝，治疗按治风先治血、血行

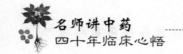
风自灭的理论，多用养血之品，柔肝以息风。地骨皮以皮治皮，清泻肺热，其祛风止痒适应于血分燥热和肺经有热的皮肤瘙痒。对于瘙痒症、荨麻疹、湿疹、银屑病、过敏性皮炎、会阴肿痒、结节性红斑等许多皮肤瘙痒性疾病，在辨证选方用药的基础上加地骨皮内服或外用均有较好的疗效。

泽泻降脂

泽泻为泽泻科植物泽泻的块茎。聚水曰泽，去水曰泻，因其利水，故名。

泽泻味甘、淡，性寒，以利水之功见长，通过利水可以治头眩，但过度应用则损伤正气。泽泻虽说不能久服轻身，但通过利水，却能减肥瘦身降脂。

一般认为冬季产的泽泻利尿效力较强，而春泽泻效力稍差。现代研究证明，高血压、高血脂、冠心病和动脉粥样硬化多与痰浊有关。痰浊随血流窜，无处不到，其黏稠之性可滞着血管，阻塞管腔，而痰浊之形成又由于水湿代谢失常，通过利尿可以排除水湿痰浊，所以泽泻有降脂、减肥作用。泽泻通过利水可以治疗单纯性肥胖、高胆固醇血症、脂肪肝、糖尿病及原发性高血压。现也认为泽泻能显著抑制血中胆固醇含量的上升，促使胆固醇从动脉壁消除，防止其沉淀，其降脂效果与疗程成正相关。

泽泻、石菖蒲都能降脂。从生长环境来说，二者均扎根于水中，泽泻不能离开泥土，石菖蒲却可以生长在石块上。石菖蒲开九窍，可上可下，故善治九窍病证；泽泻则擅长治疗水湿病证。笔者体会，泽泻减肥效果不错，对水湿停留使精津不能布化所致的面垢、肥胖皆有疗效。若减肥消脂，防治动脉粥样硬化和冠心病，可以用泽泻 20 g、鲜荷叶 1 张、粳米 100 g 治疗。方法是将鲜荷叶洗净，剪去蒂及边缘，泽泻研成粉，然后泽泻粉和粳米入锅，加水适量，将荷叶盖于水面上，先用旺火烧开，再用文火煮成稀粥，揭去荷叶，放入白糖适量调味，代早餐服食。

使用泽泻降脂减肥，剂量不宜太大。若取其利尿之效，应适宜佐以养阴之品，如六味地黄丸。笔者治疗肥胖症患者，常常加用泽泻，尤其是伴随有肢体肿胀者则必用之。

另外，泽泻可以治疗内耳性眩晕，其表现为天旋地转，如坐舟车。根据现在的认识，这与内耳水肿有关，而泽泻具有利水的作用，可以消除水肿，达到治疗之目的。《金匮要略·痰饮咳嗽病脉证并治》载有"心下有支饮，其人苦冒眩，泽泻汤（泽泻、白术）主之"。因方中泽泻、白术均为利水之药，故该方也治疗以眩晕为主要表现的椎动脉型颈椎病。耳源性眩晕，可重用泽泻治之。

决明子为减肥良药

决明子为豆科植物决明或小决明的成熟种子。以明目之功命名。

决明子味苦、甘，性微寒。其通过润肠通便作用瘦身减肥，善治肥胖症，并能降脂。若肥胖、便秘而又血脂过高时，可选用决明子。现认为其能降低血清胆固醇。使用时，将决明子放入锅中，以大火干炒，直到表面酥脆，散发香浓气味才改以中小火炒。因决明子药材外面有一层皮，将其外皮炒至炸裂后泡水服，有助于有效成分溶于水中。

决明子有很强的通便作用，但其通便并不损伤正气，久服无虞。决明子通便，其性和缓，有效而不致泄泻，乃通便之良药，无论何种体质者均可以使用。根据此特点，现常用其治疗肥胖症。

笔者体会，若需要瘦身者，将一味决明子泡水饮服，坚持应用有效。每次取15 g，以开水冲泡饮服。减肥瘦身时，若短期内瘦身太明显，对身体反而不利，应该循序渐进，方不致反弹。决明子的特点是上清头目，下润大肠，减肥瘦身，且疗效显著。

决明子的主要作用是明目，常用于目赤肿痛、羞明多泪、头晕目眩、视物昏花、青盲内障、角膜溃疡。可以将其泡水服，或将其制作枕头，起到既明目又治头风的作用。决明子同时有降血压的作用，虽作用缓慢，但比较稳定。制作枕头的方法很简单，把生决明子2000～3000 g装入布袋，装好后缝上开口即可。决明子的硬度恰好可对头部和颈部穴位进行有效按摩，所以对头痛、头晕、失眠、脑动脉硬化、颈椎病等有辅助治疗作用。

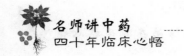 赤小豆为减肥妙药

赤小豆为豆科植物赤小豆或赤豆的干燥成熟种子。因皮呈红色而命名，状如绿豆。

赤小豆味甘、酸，性平，具有利水消肿、解毒排脓的作用。本草文献记载其有"瘦人"的特点，故后世将赤小豆作为瘦身常用药。

赤小豆有赤豆、赤小豆之分。赤豆常作食物用，赤小豆常作药物用，故古代本草只载赤小豆。因赤小豆产量低，现已将二者混用，其作用大致相同。《本草纲目》在记载此物时，云："久服则降令太过，津血渗泄，所以令人肌瘦身重也。"赤小豆是减肥的良好食品，这与赤小豆利水消肿之功有关。身体肥胖之人可以经常食用赤小豆，以利于减肥。在使用方法上，将其作药物、食物均可以。其作用平和，瘦身作用缓慢，但可以防止反弹，应坚持使用。笔者常嘱需要瘦身者多吃、常吃赤小豆。《本草纲目》中记载最常用的瘦身食物有海带、赤小豆、冬瓜。

另外，赤小豆治疗痈肿疗毒作用很强。《本草纲目·卷二十四》记载三个病例：宋仁宗患疖腮而用赤小豆治愈，太监任承亮患恶疮也用赤小豆治愈，而乳婢又用赤小豆治愈了某僧。

笔者体会，赤小豆在瘦身方面，需要持续应用方能达到效果。因其本身又是食物，故可以大剂量应用。古代本草记载赤小豆利小便，而瘦身需要保持大小便通畅方能见到效果，故用其减肥效果好。

荷叶为瘦身要药

荷叶为睡莲科植物莲的干燥叶。因其是荷的叶片，故名。李时珍解释，"嫩者荷钱，象形。贴水者藕荷，生藕者。出水者芰荷，生花者。蒂名荷鼻"。

荷叶味苦、涩，性平。《本草拾遗》《大明本草》都云荷叶可治疗血

瘀。其生发元气，治热渴，助脾胃，涩精滑，散瘀血，消水肿、痈肿，治吐血、咯血、衄血、下血、溺血、血淋、崩中、产后恶血、损伤败血等。现临床主要用其瘦身、解暑。

荷叶在减肥方面具有非常明显的作用。戴原礼的《证治要诀·卷三·肿》云："荷叶灰服之，令人瘦劣。"李时珍在《本草纲目·卷三十三》中引用戴原礼的论述时，改为"荷叶服之，令人瘦劣"。由此一来，则大大扩大了荷叶的使用范围和方法。后人据此而用其治疗肥胖症、高血压、高脂血症，有非常明显的疗效。用荷叶煎水代茶或直接用荷叶泡水代茶饮，一般应用半个月以后即见效果。若将荷叶泡水饮用来减肥，浓度要高一些，如此在饮后即可使大便畅通。最好是空腹时饮用。现在市面上许多减肥方中多配有荷叶。荷叶也用于治疗高血压。笔者常用荷叶配伍山楂、决明子等共同治疗肥胖症，有明显疗效。用荷叶减肥，不必节食，因喝一段时间后，对食物的偏好就会自然发生变化，很多人就不太爱吃荤腥油腻的食物了。现认为荷叶有降血脂作用，可扩张血管、清热解暑、降血压，是减肥的良药。荷叶减肥的原理在于有效阻止脂肪的吸收，化浊去腻，防止脂肪积滞体内，有助于消化与消脂，并有效地控制反弹。荷叶能促进肠道蠕动，排出毒素，比一般高纤维食物更有利于排便，通过排便亦能达到减肥瘦身的目的。使用荷叶减肥需要大剂量，常用量为30 g以上。

笔者临床体会，治疗肥胖症，以荷叶配伍三皮（冬瓜皮、茯苓皮、大腹皮）具有较好的效果。笔者经验方山楂瘦身汤（见"莱菔子"条）即配伍有上述诸药。

荷叶清热消暑效果好，一般以鲜用为佳。因气清香，善解夏季之暑邪以化秽浊，故用荷叶可制作夏季理想的饮料。荷叶煮粥，古今常用，可选用新鲜荷叶一张，洗净煎汤，去荷叶同大米煮成稀薄粥，待粥将成时，加入少量冰糖，稍煮即可食用。

橘络能瘦身

橘络为芸香科植物橘的果皮内的筋络，从果皮内撕下，晒干用。因其

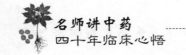

是橘子肉之外的筋络，故名。

橘络味甘、苦，性平，首载于《神农本草经》。橘络专能宣通经络滞气，祛皮里膜外积痰。历来将橘络作为通经络之品，而以其治疗肥胖者则很少见。

橘络多为淡黄白色，陈久则变成棕黄色。橘的筋络多为疏散碎断状，并连带少量橘白，呈白色片状小块，比较完整而理顺成束者，称为凤尾橘络，品质最佳。笔者个人体会，橘络乃减肥药。大约在1984年，笔者曾治疗一位感冒的病人，当时在处方中用了橘络。病人复诊之时，自诉穿的衣服较前宽松一些了。笔者思考或许是方中橘络的作用，故在以后的临床中，有意识地用橘络治疗肥胖症，结果发现其真有此作用。橘络能瘦身，具有通络化痰、顺气的作用，也是防治咳嗽、气滞不通的良药，为食疗佳品，而且对久咳引起的胸胁疼痛不舒也有治疗作用。其尚有防止高血压病人发生脑出血、糖尿病病人发生视网膜出血的作用。所以吃橘子时应将橘络一起吃掉。

橘络也能治疗乳腺增生。乳腺增生是由气滞血瘀导致痰阻乳络所致。以橘络泡水喝，能有效地缓解乳腺增生，因为橘络具有行气通络的作用。若取此效用，配伍刺蒺藜则更好。笔者对于女子经前乳房胀痛、情绪不稳，就常选用橘络通络止痛。临床使用此药剂量宜大。

橘络、丝瓜络均能行气通络，可通乳，祛痰，作用平和，用于胸胁疼痛，同用可以治疗诸如乳腺增生、肝区疼痛。丝瓜络可大剂量使用。

昆布减肥瘦身

昆布为海带科植物海带或翅藻科植物昆布的叶状体。昆，大也；布，宽而长。昆布即因药材特点命名。

昆布味咸，性寒。昆布的来源有两种，包括海带和昆布，其实这两种本为同种植物。古代的这种植物长得很大很宽，故名昆布。由于人们的不断采集，昆布在生长的过程中，宽度变得越来越窄，犹如带子，所以又有海带之说。也就是说，昆布长而宽，海带长而窄。《本草纲目·卷十九》

分别载有海带、昆布。现在临床将昆布、海带作为一种药。

孟诜《食疗本草·卷上》云："昆布下气，久服瘦人。"《本草汇言·卷七·昆布》有"此性雄于海藻，不可多服，令人瘦削"的记载，按照现在的说法就是具有减肥之功。古代医家多有此说，认为海藻、昆布下气消痰殊捷，久服又能损人，无此疾者不可服食。所以若此说成立，瘦人是不可多用的。

笔者体会，昆布药食兼用，肥胖之人可以多食。以昆布减肥应用历史悠久，若作为药物使用，应同时配伍降脂祛浊之药如泽泻、山楂等；若作为食物食用，以炖汤吃为宜。

本草书中有昆布"祛顽痰、利结气、消瘿疬"的说法。这里所说的"痰"并非呼吸道所排出的痰，而是指广义之痰，是由水湿代谢失司所导致的病变。所以昆布治疗的痰证则偏于瘰疬、瘿瘤之类。

昆布还有降血压、降血脂的作用，用于预防和治疗动脉粥样硬化、冠心病；能解除支气管痉挛和镇咳，用于治疗咳嗽、气喘等。昆布还可降糖，护发，美容，消除乳腺增生，及时清除肠道内废物和毒素，有效预防直肠癌和便秘的发生。

玉米须能减肥

玉米须为禾本科植物玉蜀黍花柱及柱头。因是玉米的须状物，故名。

玉米须味甘，性平，因能利尿，临床上用其减肥瘦身，也用于治疗浮肿性疾病、胆囊炎、胆石症、黄疸型肝炎等。以玉米须减肥，既可以单用，也可以配伍其他药物，其作用较平和，淡而无味，病人容易接受。取玉米须 30 g，以开水冲泡代茶饮，坚持应用有一定的减肥作用。笔者常用其治疗肥胖症，并且大剂量使用无不良反应。

夏季吃玉米时，可以将玉米与玉米须一起煮，再饮用此汤水，有泻热的作用，也可祛除体内的湿热之气。因其利尿，可以治疗水肿、小便不利。若肾病水肿，可将玉米须直接以开水泡服，每次 50 g 以上。因显效慢，故需要坚持应用。根据利尿的特点，玉米须可用于治疗急慢性肾炎、水肿、膀胱及尿路结石，但作用较弱。在治疗慢性肾炎方面，其对改善肾功能、消退或减轻浮肿、消除尿蛋白效果好，且连续服用无不良反应。蛋白尿者，可以用玉米须50g，薏苡仁30g，黄芪30g，水煎服。针对肾病综合征，将鲜玉米须30g、白茅根30g，先煮20分钟后去渣，加入薏苡仁50g、大米50g，煮成粥食用，可清热除湿、利尿退肿。现用玉米须降血脂，可保护心脑血管系统，降低缺血性心血管病的发病率。玉米须还可扩张外周血管，并具有持久的降压作用。其能降血糖，可以用来治疗糖尿病。

笔者体会，玉米须需要坚持应用才能达到减肥的效果。糖尿病者也可以单用玉米须泡水饮服。无论是减肥或降血糖，使用玉米须需大剂量，量小作用不显。

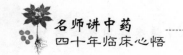

小麦善治抑郁症

小麦为禾本科植物小麦的成熟果实。因小麦的成熟期在大麦之后，故名。

小麦味甘，性平。小麦秋种，冬长，春秀，夏实，具四时之气，为五谷之贵。

张仲景《金匮要略·妇人杂病脉证并治》记载："妇人脏躁，喜悲伤欲哭，象如神灵所作，数欠伸，甘麦大枣汤主之。"此脏躁之证类似于今之癔症。甘麦大枣汤由甘草、大枣、小麦组成，历代医家相当重视此方。小麦不仅是供人营养的食物，也是供人治病的药物，其功效可以归纳为四点，即养心、润燥、和血、益脾。仔细分析脏躁之临床表现，皆系精神方面的疾病，用小麦治之说明小麦善养心气。现临床主要将小麦用于治疗失眠、情绪烦躁等病证。在养心安神方面，使用小麦时必须是整粒入药，而生活中将小麦磨粉（面粉）后作食物食用，则不具备安神作用。民间有"麦吃陈，米吃新"的说法，就是说陈小麦更有益于人体健康。小麦粉有很好的嫩肤、除皱、祛斑的功效。长期接触面粉的人，一般手上皮肤不松弛，娇嫩柔软。

根据甘能缓急的认知，小麦亦有缓解急迫的作用。《金匮要略·肺痿肺痈咳嗽上气病脉证治》载："咳而脉浮者，厚朴麻黄汤主之。"厚朴麻黄汤组成：厚朴，麻黄，石膏，杏仁，半夏，干姜，细辛，小麦，五味子。方中用小麦即取之缓急镇咳的作用。后人用小麦治痉咳，即受仲景此方之启迪。

另外，《大明本草》载："患黄疸人绞汁服，并利大小肠。"张锡纯《医学衷中参西录·药物·大麦芽》亦载麦苗治黄疸。

有的人尤其是妇女，到了 50 岁左右，会出现身体时而发热、时而发冷、心情郁闷、性情急躁、紧张激动、烦躁不安、气短乏力、皮肤干燥、头晕目眩、口干咽燥、失眠健忘、思想不易集中、情绪复杂多变等症状，这就是所谓的更年期综合征。小麦是治疗此病的特效药物，可以改善人脑细胞功能、增强记忆、抗衰老以及预防心血管疾病等。现临床多用甘麦大枣汤治疗失眠、精神不集中、癔症。更年期妇女，当出现情绪不稳、性情乖戾时，可以用小麦泡水饮服，具有很好的疗效。笔者体会，若情志郁结，单用小麦即有效果。笔者曾治疗一位 52 岁妇女，精神抑郁，三年来整夜不能入睡，情绪不稳，曾至全国多家医院治疗，效果不佳，嘱其用陈小麦煮水饮服，日日饮之，后该病人病情逐渐治愈。另遇一产后女子，患抑郁症，心情烦躁，日夜不宁，西医建议住精神病医院治疗。后求诊于吾，乃嘱其用大剂量陈小麦泡水饮服，很快即病愈。小麦虽为食物，但不可忽视其养心安神之作用。笔者临床上使用小麦均大剂量，一般 50 g 以上，量小效果不显。笔者验方小麦养心汤：小麦 50 g，茯神 15 g，生百合 30 g，柏子仁 15 g，炒枣仁 30 g，炙远志 10 g，夜交藤 15 g，合欢皮 15 g，当归 15 g，五味子 10 g，莲子 15 g，丹参 15 g。此方具有养心安神、宁志助眠的作用，用于体质虚弱、精神不振、失眠多梦、健忘、容易疲劳等。

鸡血藤可代当归使用

鸡血藤为豆科植物鸡血藤的藤茎，因藤茎流出汁液似鸡血，故名。

鸡血藤具有行血、补血、调经的作用。其作用与当归很相似，但弱于当归，可代当归使用。当归为血中之圣药。二药均能补血，用于血虚病证。二者通过活血，可使气血流通，从而达到补血的目的。二者亦均为调经要药，可活血祛瘀，治疗女子月经不调、痛经。二者既治瘀血病证，也治血虚病证，可用于血虚血瘀所致的头昏、目眩、跌打损伤、痈疽疮疡及风湿痹痛等。笔者认为，凡使用鸡血藤时都需要大剂量，通常应在 30 g 以上，如此方能达到治疗效果，若剂量小则作用不明显。一般与当归配伍，以增强作用。

鸡血藤可以熬膏服，方法是将其水煎 3 次，取汁过滤，浓缩，再加冰糖或蜂蜜制成稠膏，即鸡血藤膏。鸡血藤膏具有补血兼活血作用，应用时需用温开水冲服，可治血不养筋而致的筋骨疼痛、手足麻木及月经量少。根据鸡血藤活血的作用，现用其治疗风湿痹痛、手足麻木、肢体瘫痪，也有用其治疗重症肌无力者。

鬼箭羽降血糖

鬼箭羽为卫矛科植物卫矛的具翅状物的枝条或翅状附属物，亦名卫矛。言卫矛者，谓其逐瘀之力尤强。

鬼箭羽破血通经、解毒消肿、杀虫止痛。鬼箭羽通过活血，可以治疗多部位瘀血病证。①气滞血瘀、肝胆经络不通所致胸胁刺痛，及肩背痛无定处。②卫矛乃妇人血瘀良药。卫矛活血，可治疗妇科多种瘀血病证。现有用本品治疗子宫内膜异位症者。③若小便不利，点滴不畅，甚至伴有涩痛之慢性前列腺炎、前列腺增生，重用卫矛配伍通淋之品有效。④鬼箭羽消除蛋白尿有一定作用，其副作用小，疗效较佳，可用治肾炎蛋白尿。⑤在辨证论治下，若心脏疾患出现心律不齐时，配伍卫矛有良好效果。在调整心律方面也可与苦参、甘松配伍同用。根据其活血作用，亦用于风湿痹痛。

笔者临床体会，鬼箭羽具有降血糖的作用，故治疗糖尿病常常选用之，通常用 30 g 以上剂量。现代研究认为鬼箭羽能调整不正常的代谢过程，加强胰岛细胞的分泌功能，笔者常配山萸肉、枸杞子、山药等同用。

第七讲　肢体经络疾病用药心悟

经络具有通行气血、协调阴阳、沟通表里内外的作用，是维持肢体与脏腑之间功能活动协调统一的保证。肢体经络病证总以经脉、肌肉、筋骨病变为核心，表现为肢体疼痛、麻木、活动受限或功能活动失调等，如颈椎病、腰椎间盘突出症、肌肉痉挛等。结合病证需权衡主次，攻补兼施。笔者的体会，若疏通经络应以温性药物为主，即使辨证有热，也应慎重应用寒药。

杜仲可治多种腰痛

杜仲为杜仲科落叶植物杜仲的树皮。

杜仲味甘，性温。《神农本草经》云其"主腰脊痛"。《名医别录》也云其"主治脚中酸疼痛，不欲践地"。对于杜仲的作用，有"合筋骨之离，莫如杜仲"之认识。

庞元英《谈薮》云："一少年新娶，后得脚软病，且疼甚。医作脚气治不效。路钤孙琳诊之。用杜仲一味，寸断片拆，每以一两，用半酒、半水一大盏煎服。三日能行，又三日痊愈。琳曰此乃肾虚，非脚气也。"杜仲能治腰膝痛，以酒行之，则为效易矣。这是讲单用杜仲治疗肾虚的病证。从临床来看，腰痛的原因有多种，而最常见的是腰椎间盘突出症，一般表现为腰膝酸软、疼痛，肢体麻木，跛行。而对于肝肾不足、年老体虚、血不养筋所导致的腰膝酸软、下肢乏力，应用杜仲效果良好。

临床所用杜仲，均是经盐水炒过的，其补肾作用强，降压作用亦比生用强，煎剂又强于酊剂。在治疗腰腿痛时用盐水炒杜仲，为的是使药性走肾，直达腰骶部。杜仲配牛膝，补肝肾及强筋骨之力增强，常用于治肝肾

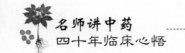

不足的腰腿疼痛及两足无力等症，有"牛膝主下部血分，杜仲主下部气分"之说。杜仲配伍续断后补益肝肾作用增强；配伍五加皮，既强壮筋骨又祛风湿，适宜治疗肝肾两虚、风湿侵入筋骨而致的腰腿痛、足膝酸痛、关节不利、两下肢无力等。所以，笔者常将杜仲、续断、徐长卿、五加皮、牛膝配伍应用。在用法方面，可将杜仲泡酒饮，也可以将其做成丸药服用。

笔者体会，杜仲乃治疗肝肾亏虚腰痛之要药。肾主骨，腰为肾之府，腰痛与肾的关系最为密切。有"腰痛服杜仲，头痛吃川芎"的说法。杜仲可治筋骨痿软、肾冷腰痛，对于其他原因所致的腰痛也有很强的治疗作用。虚证腰痛首选杜仲，实证腰痛则首选徐长卿，将二药同用，治疗腰痛效果更好。笔者有一首治疗腰腿疼痛的经验方，名杜仲强腰汤：杜仲20 g，续断15 g，三七10 g，延胡索15 g，当归15 g，川芎10 g，鸡血藤30 g，伸筋草30 g，威灵仙15 g，五加皮15 g，徐长卿15 g，千年健15 g，牛膝15 g（虚证用怀牛膝，实证用川牛膝），煎水内服具有较强的治疗作用。此方也可以制成丸剂、膏剂使用。杜仲强腰汤可以治疗多种腰痛，包括寒证、热证、虚证、实证，临床只要稍微加减用药即能达到良好的止痛效果。

独活善治下半身痹痛

独活为伞形科植物重齿毛当归的根。

独活胜湿止痛，用于风湿痹痛，肌肉、腰背疼痛。其祛风力不强，温而不燥，是一味性质比较平和的祛风湿药物，主要作用部位在下半身。独活治足少阴伏风，而不治太阳之病，故有"两足寒湿，浑不能动止，非此不能治"的说法，也即所谓"寒风则宜，痰火不宜"。凡疗贼风及骨节风痛，无问久新，皆可以选用。其调和经络，通筋骨而利机关，治风寒湿邪之痹于肌肉、关节，直达于经脉骨节之间者，故为治风痹痿软之药。李梃《医学入门》载独活治疗痹痛的特点是"诸风痹痛无久新"，也就是说对于各种风湿痹痛均可以选用独活。

独活、羌活均能祛风湿，用于治疗风湿痹痛、一身尽痛，常同用，如羌活胜湿汤。羌活性燥而散，上行力大，善治上半身风湿，且发汗解表力较强，如蠲痹汤。独活性较缓和，专于下行，善治下半身风湿，如独活寄生汤。羌活偏于散表浅的风湿，而独活偏于除深伏的风湿，故有"羌活祛游风、独活祛伏风"之说。治疗全身风湿痹痛常将二药配合在一起使用。笔者在临床应用独活时多同时配伍羌活、苍术、徐长卿等药物。

独活亦治头痛，《医学入门》认为"得细辛治少阴头痛"。在治疗牙痛方面，独活以治下牙疼痛为佳，因为独活走肾，而肾经循行于下齿中。通常治疗头痛连齿的病证将其作为首选之品。

笔者临床体会，治疗风湿病痛，同时使用羌活、独活时，独活的剂量大于羌活，作用会更强，也不会上火，如独活 15 g，羌活 10 g。

马钱子为治疗顽痹要药

马钱子为马钱科植物云南马钱或马钱的成熟种子。

马钱子味苦，性寒，有大毒。为了减缓毒性，作为内服药时必须炮制。一种方法是将马钱子砂炒，再刮去种子外面的毛；另一种方法是将马钱子置于油锅中炸后去毛。但以砂炒或砂烫的炮制方法多用。张锡纯谓："其开通经络、透达关节之力，实远胜于他药也。"（《医学衷中参西录·振颓丸》）凡顽固性的风湿痹痛非此不能除，且因其止痛作用强，故为治风湿顽痹要药。

马钱子的通络作用尤强，凡治经络阻滞导致的多种疼痛病证，其皆为首选之品。现多将其用于治疗风湿病证。无论是湿热还是寒湿，气血亏虚还是气滞血瘀，亦或肝肾亏虚，均可在辨证的基础上加入少许马钱子以加强止痛功效。

马钱子使用过量或久服可致肌肉抽搐强直、牙关紧闭、直视。马钱子可治痿证（即现代医学之重症肌无力），亦治胃下垂，也治疗中风后遗症及颈肩腰腿痛，如肩周炎、颈椎病、腰椎间盘突出症，以及软组织损伤等。现用其抗血栓、抗血小板凝聚。其所含的马钱子碱有显著的镇痛作用。

笔者体会，马钱子、延胡索不能同用，此在本草书中记载不多。笔者曾治疗一例腰椎间盘突出症病人，误将二药同用于一张处方中，且均为《中国药典》规定的常用量，但病人出现了惊厥、肌肉麻木。2020年版《中国药典》规定马钱子的一日剂量是 0.3～0.6 g。根据笔者临床体会，此剂量可适当加大，但不要贸然用量过大，应从小剂量开始，逐渐增大，并随时调整剂量，这样才能保证用药的安全性。笔者使用马钱子时，先从小剂量开始，逐渐加量，至 2.5 g 止。此药的中毒剂量和有效剂量非常接近，故在临床应用时切实把握好剂量。马钱子治疗风湿顽痹效果尤其明显。由于马钱子有剧毒，故在书写处方时不要将马钱子与其他药物写在同一张处方中，以避免药房给错药。其剂量用汉字大写，以防发生意外。对此笔者有深切的体会。

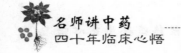

羌活善治颈肩疼痛

羌活为伞形科植物羌活或宽叶羌活的干燥根茎及根。李时珍认为本品以羌中来者为优，故名。

羌活味辛、苦，性温，主治风湿痹痛，兼疗风寒表证，总以治风为主，尤对于上半身风湿痹痛作用强，如治颈椎病、肩周炎、背部疼痛就常选用之。

笔者体会，羌活配伍桂枝、片姜黄、威灵仙治疗颈肩病证、头项强痛，止痛作用加强。羌活、片姜黄配伍应用尤善治上肢及颈肩部位疼痛。若治皮肤中有蚁走感，药方中加入羌活收效显著。羌活治疗外风，为"非时感冒之仙药"，即为治疗流行性感冒要药，若兼有湿邪者，配伍苍术后作用加强。羌活气味浓烈，用量过多易致呕吐，故在使用时必须注意病人脾胃情况，适当掌握剂量。羌活因能祛风，故可以治疗头痛，所治头痛的特点是头痛如裂，这也说明羌活止痛作用强。羌活对于巅顶头痛、偏头痛均有疗效，但使用时量不宜过大，如川芎茶调散、九味羌活汤、羌活胜湿汤等。

桂枝为治肩臂疼痛主药

桂枝为樟科乔木植物肉桂的干燥嫩枝。因药材为肉桂树的嫩枝而命名。

桂枝味辛、甘，性温。《伤寒论》《金匮要略》二书中应用桂枝的方剂多达 74 首，最著名的是桂枝汤。南北朝至金代，桂枝的应用范围逐渐扩大，如用其通利血脉、调理经脉。明清医家更认为桂枝乃治疗风痹骨节疼痛要药，如《药品化义·卷十三》云："专行上部臂痛，能领药至痛处，以除节间痰凝血滞，确有神效。"现在临床将桂枝作为治疗肩臂疼痛的主药，一般不将其作为解表首选药物。

桂枝的主要特点是温通、温暖。其一是温通经络、善走四肢、横行肢节，尤以疗肩臂肢节疼痛为宜，是疗风湿痹痛的常用药，如甘草附子汤。治肩臂疼痛，寒证选用桂枝，热证则选用桑枝。桑枝可以大剂量使用，而桂枝则不能大剂量使用，这是因为桂枝辛温入血分，容易伤血耗血。其二是温通胸阳，治胸阳不振之胸痹、心痛，如枳实薤白桂枝汤。其三是温通心阳，用于心阳不振之心动悸、脉结代，如炙甘草汤。历来将桂枝作为治疗心阳不振之要药。其四是温暖胞宫，用于血寒经闭、痛经、月经不调，如温经汤。其五是温暖脘腹，用于虚寒胃痛、腹痛，如小建中汤。

张仲景在论述桂枝汤时，有"桂枝（汤）本为解肌"之说。后人在论述桂枝时，一般也将桂枝的作用说成是解肌，此处解肌实际就是解表的意思。所谓解肌，就是解散肌表之邪。《本草纲目·卷三十四》云："麻黄遍彻皮毛，故专于发汗而寒邪散，肺主皮毛，辛走肺也。桂枝透达营卫，故能解肌而风邪去，脾主营，肺主卫，甘走脾，辛走肺也。"所以麻黄外发而祛寒，遍彻皮毛，故专于发汗；桂枝上行而散表，透达营卫，故能解肌。桂枝单用具有解表作用，配伍白芍则有调和营卫的作用。风邪自表而入，可引起恶风、头痛、发热、汗出等，即卫外功能失调，营阴不能内守，而用桂枝祛风、解表，白芍敛阴、和营，就达到了调和营卫的目的，也就达到了无汗能发、有汗能止的目的。此正所谓药有单用之专功，方有

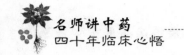

合群之妙用。要说明的是，调和营卫不是单用桂枝就能达到的，这是配伍以后产生的功效。

桂枝用的是肉桂树的嫩枝。桂枝尖系桂枝的细枝梢，其气芳香，通血脉、散风寒之力较胜，为临床所喜用，故有将桂枝书写为桂枝尖者。自古以来以嫩桂枝为质量优者。《伤寒论》中的桂枝汤里面的桂枝注明要"去皮"，那么，嫩桂枝哪有皮可去呢？根据对药材的分析，张仲景时代所用的桂枝是老树枝，而嫩桂枝大约是在宋代以后才开始应用的。

桂枝通过化气可达到治疗水肿的目的。根据张仲景的用法，桂枝发挥此作用要与健脾利水药物同用，如五苓散。凡见水饮内停，导致小便不利，或为水肿，或为蓄水，或为水逆，或为痰饮，或为泄泻，可以选用之，一般剂量应小，取其外解太阳之表、内化膀胱之气的作用。若阴虚又有水肿，略佐通阳的桂枝，以阳行阴，可以达到祛水之功。

笔者体会，上部病变尤其是颈肩部病变，多用桂枝。桂枝的特点是有汗或无汗均可应用，配伍麻黄则发汗力增强，配伍白芍则调和营卫。在具体应用时，将麻黄、桂枝同用主要不是用来发汗，而是根据张仲景小青龙汤的用法，用来治疗咳喘病证。在治疗咳喘方面，是以麻黄为主，以桂枝为辅，且一般不用生麻黄而用炙麻黄，因为麻黄经蜜炙后治疗咳喘作用加强，且不耗气。炙麻黄的剂量应控制在 10 g 以内。在治疗风湿病证方面，也可以将麻黄、桂枝配伍应用，但此时应以桂枝为主，以麻黄为辅，这是因为桂枝温通作用强，能促进气血的运行，有利于风寒湿邪的消除。但由于桂枝容易动血，剂量宜控制在 12 g 以内。

《神农本草经》载牡桂"主上气咳逆"。其所言牡桂，后世本草学家一般认为即是今之桂枝。上气咳逆等症所产生的基本病机是气机上逆。下气的作用就是治疗上气。奔豚气的病机就是气机上逆，张仲景用以治疗的方剂中有两首都含有桂枝，桂枝降的不是阳气，而是阴寒上冲之气，降阴气正是其升阳气的表现。阳气上升之同时，阴寒之气就下降了。桂有金性，有肃降之性，所以桂枝降气而有平冲的作用。

桂枝、肉桂均能温散，通阳化气，温经止痛。桂枝为肉桂树的嫩枝，肉桂为肉桂树之树皮。桂枝偏于散，所以外感风寒表证可选用之；肉桂偏于温，尤以温肾阳作用强，所以肾气丸用之。桂枝温通作用强。

桑枝善治上肢疼痛

桑枝为桑科植物桑的嫩枝，因药用桑树枝而命名。

桑枝味微苦，性平，可治疗四肢拘挛。根据"以枝走肢"之说，桑枝尤善治疗上肢疾患，现在临床上主要用其治上肢疼痛。

笔者用桑枝治疗痹证时剂量较大，多在30 g以上，量小则作用不强。在治疗颈椎疾病时，若寒证则用桂枝，热证则用桑枝，有时也同时应用。桑枝不冷不热，可以常服。笔者尤喜用桑枝治疗颈椎疾病。一般祛风湿药物性燥，但桑枝无此弊，作用平和，故治多种风湿痹痛均可以使用。若上肢疼痛、麻木，血压高者选用桑枝比较合适。

桑枝、桂枝均能祛风湿，走四肢，又善走上肢，用于治风湿痹痛、肩臂肢节疼痛等证，也均能用治水肿，但机制不一。桂枝温通经脉，尚能解表，通阳化气，温燥之性强，止痛作用强于桑枝，以治风寒湿痹较为适宜，但易伤阴血。桑枝无论寒痹、热痹均可应用。

姜黄、片姜黄善治肩臂疼痛

姜黄为姜科植物姜黄的根茎，药材呈黄色。《本草纲目》又称其为宝鼎香，因为其是有香味的药材和食材，辛香轻淡，略带胡椒、麝香味及甜橙与姜之混合味道，稍有辣味、苦味。谓宝鼎者，珍贵也。

另外，片姜黄为植物温郁金的根茎，郁金为植物郁金、姜黄的块根。姜黄、片姜黄、郁金是同科属植物。姜黄活血力量较强，所以有的本草书籍记载其可破血，用于治疗瘀血重证。郁金则一般不说可破血。也就是说，姜黄活血作用强于郁金。

姜黄味苦、辛，性温。姜黄最早记载于《新修本草·卷九》，云："主心腹结积、疰忤，下气，破血，除风热，消痈肿。功力烈于郁金。"强调姜黄的特点是以破血为主。《大明本草》也认为其"治癥瘕血块，通月经，

147

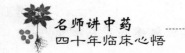
治仆损瘀血，止暴风痛冷气，下食"。姜黄最大的特点如李时珍所言"治风痹臂痛""古方五痹汤用片子姜黄治风寒湿气手臂痛，戴原礼《要诀》云片子姜黄能入手臂止痛。其兼理血中之气可知"。这里说的是姜黄、片姜黄均善治肩臂疼痛。

根据戴原礼的认识，片姜黄更擅长治风湿肩臂疼痛。风湿肩臂疼痛属于痹证的范畴，即肩关节周围炎，多见于中年或老年病人，故有"五十肩"之称。凡肩臂部因血瘀、寒湿、气滞所致的各种疼痛病证，皆可用片姜黄治疗，且效果好。

姜黄、片姜黄二者作用相似，可以互相代替使用。姜黄偏于活血，而片姜黄横行肢节、蠲痹通络，是治疗肩臂痹痛之要药。治疗肩臂疼痛，将片姜黄与羌活、威灵仙同用，效果更好，我在临床上常喜这样应用。临床凡遇肩臂疼痛，片姜黄应为首选之品。

现在认为姜黄具有降血脂作用，临床用于治疗高脂血症，且对心绞痛也具有治疗作用。同时，其具有利胆作用，能增加胆汁的生成和分泌，促进胆囊收缩，所以也有用于治疗胆道疾病。

桑寄生可用续断代替

桑寄生为桑寄生科植物桑寄生的带叶茎枝。

桑寄生祛除风湿，补益肝肾，强壮筋骨，养血安胎，用于治疗风湿日久、肝肾亏虚、腰膝酸痛、筋骨无力、月经过多、崩漏、妊娠下血、胎动不安。此特点与续断相似。

桑寄生为比较平和的祛风湿药物，一般在使用时剂量要大，如此才能达到治疗效果。笔者一般使用剂量多在30 g以上。从临床来看，其配伍五加皮后作用加强。由于此药同时兼有补益作用，故对于虚损病证也较多用。其祛风湿的作用略同于桑枝，但桑枝多用于四肢痹痛，桑寄生则多用于腰腿痛，以及虚人久痹，亦用于痿证。

桑寄生有降血压作用，使用方法是：将30~50 g桑寄生研为细末，装入纱布袋中，每日用滚开水浸泡后代茶饮；也可以配伍其他降压药物应用，如菊花、天麻、杜仲、钩藤、夏枯草、葛根等。由于有此特点，故用桑寄生治疗眩晕有效。

真正的桑寄生较少见，《本经逢原·卷三·桑寄生》云："真者绝不易得，故古方此味之下有云，如无以续断代之，于此可以想象其功用也。"著名的三痹汤即独活寄生汤去桑寄生，加黄芪、续断，便是例证。"川续断与桑寄生，气味略异，主治颇同，不得寄生即加续断"。这就告诉人们，若无桑寄生者可以续断代替。桑寄生气平和，不寒不热，补益肝肾作用不是很强，一般多只作辅助药物使用。其通过补益肝肾可起到安胎作用，《本经逢原》的作者张璐甚至称其"为安胎圣药"。桑寄生、续断均有安胎作用，配伍应用作用更强，如寿胎丸中即将二药配伍同用。

伸筋草尤善伸筋

伸筋草为石松科植物石松的干燥全草。因其能伸展筋脉，药用全草，故名。

伸筋草味辛、微苦，性温，最早记载于《本草拾遗》，云："主人久患风痹、脚膝疼冷、皮肤不仁、气力衰弱。"

名中带有"草"字的药物多为寒性之品，多能清热解毒或泻火凉血，如紫草、夏枯草、龙胆草、旱莲草、木贼草、败酱草、谷精草、豨莶草、鱼腥草、车前草、仙鹤草、益母草、垂盆草、鸭跖草、地锦草、金钱草、马鞭草、鸡骨草、白花蛇舌草等，但伸筋草、猫爪草、透骨草例外，为温性。伸筋草性走而不守，尤善治筋骨、经脉不利的病证，以治疗下部病变的风湿痹痛、脚膝冷痛、皮肤不仁疗效好；治疗风湿性关节炎、脑卒中后手足拘挛、外伤后腕肘关节僵化症、软组织损伤等也有良好的效果。

笔者体会，伸筋草的伸筋作用很强，故治疗筋骨不利、疼痛可以选用之。以此药治疗腰腿痛，配伍当归、鸡血藤、威灵仙则作用加强。使用伸筋草时，大剂量应用效果才好，一般要 30 g 以上，若量小则效果不显著。笔者治疗类风湿，常将伸筋草、透骨草、鹿衔草、老鹳草配伍同用，效果增强。

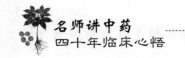

威灵仙通行十二经

威灵仙为毛茛科植物威灵仙、棉团铁线莲或东北铁线莲的根及根茎，因其作用强而命名。

威灵仙味辛、咸，性微温。威灵仙主诸风，宣通五脏，去腹内冷滞、心膈痰水、久积癥瘕、痃癖气块、膀胱宿脓恶水、腰膝冷痛，及疗折伤，为治痛之要药，甚至有"朝服暮效"之说。其性猛善行，走而不守，宣通十二经脉。主治风、湿、痰壅滞经络中，致成痛风走注、骨节疼痛，或肿，或麻木。

威灵仙祛风湿作用极强，尤其善治全身的风湿痹痛，具有通行十二经之说，故常用于治疗风痹（行痹），即游走性风湿性关节炎。按照李时珍所言，"威，言其性猛也。灵仙，言其功神也"。其通行经络作用强，所以治疗风湿痹证，威灵仙常为首选之品。

据《图经本草·卷九》记载，威灵仙治疗风湿具有神奇的疗效，可治多年不愈之疾。服此药四肢轻健，手足微暖。笔者尤喜用威灵仙治疗颈椎病、腰椎病、肩周炎，效果明显，取其通络作用，若配伍川芎则作用加强。

李时珍总结了威灵仙可以治疗的多种病证，包括中风不语、手足不遂、口眼㖞斜、言语謇滞、筋骨节风、绕脐风、胎风、头风、暗风、心风、大风、皮肤风痒、白癜风、热毒风疮、头晕目眩、手足顽痹、腰膝疼痛、久立不得、曾经损坠、腰痛、伤寒、瘴气、憎寒壮热、头痛流涕、头面浮肿、腹内宿滞、心头痰水、膀胱宿脓、口中涎水、冷热气壅、肚腹胀满、好吃茶滓、心痛、膈气、冷气攻冲、咳嗽气急、坐卧不安、攻耳成脓、阴汗盗汗、大小肠秘等。

笔者体会，威灵仙的止痛作用并不限于风湿痹痛，对其他疼痛，如跌打损伤、头痛、牙痛、胃脘疼痛、痔疮肿痛也有治疗效果。用其治疗骨质增生可以外用，如泡洗、研末外敷。治疗腰脚诸痛，用威灵仙末，每服 3 g，空腹服，以温酒送下。也可以将威灵仙洗干净，在好酒中泡 7 天，取出研为末，做成丸子，如梧子大，每服 20 丸，用泡药的酒送下。据此亦用其治疗其他部位的跌打损伤。笔者尤其喜将其煎水外泡、热敷治疗骨质增生。治疗腰腿疼痛，笔者的验方杜仲强腰汤（见"杜仲"条）可选用之。治疗颈椎病，笔者的验方颈椎舒筋汤可选用之。颈椎舒筋汤组成：黄芪 30 g，桑枝 30 g 或桂枝 10 g，赤芍 12 g，当归 15 g，延胡索 15 g，鸡血藤 30 g，威灵仙 15 g，片姜黄 10 g，羌活 10 g，葛根 15 g，天麻 10 g，三七 10 g。水煎服，也可以将其做成丸剂、膏剂应用。

第八讲　外科皮肤疾病用药心悟

外科皮肤疾病最常见的是跌打损伤、痈、疽、疮、疡等。结合中医辨证来看，尤以瘀血、热毒证为多见，临床多采用清热解毒、活血化瘀、散结消痈等治法。

笔者体会，治疗跌打损伤，内服与外用相结合的方法更好。治疗赘生物、痈肿也应适宜采用外用之药，这样可以加强疗效。中医治疗外科疾病尤以消、散之法多用。

皮肤疾病常见疥癣、痤疮、头发异常、头皮屑、瘙痒等。皮肤主要承担着保护身体、排汗、感觉冷热和压力等功能，结合中医辨证来看，多采用清热解毒、清利湿热、美白靓肤等治法。选方用药应以不刺激皮肤为原则，虽以祛邪为主，亦应时时顾护正气。止痒、美容养颜为治疗皮肤疾病的重要环节，内外同时用药效果更好一些。

土鳖虫续筋骨有奇效

土鳖虫为鳖蠊科昆虫地鳖或冀地鳖的雌虫全体，原名䗪虫。因形体似鳖，又为虫类，故名。

土鳖虫味咸、性寒，有小毒，活血作用较强，乃破血之品。若瘀血重证可以选用此药。老年人若因前列腺肥大，导致小便不利，应用土鳖虫可促使瘀阻消除，达到化瘀散结、小便通畅的效果。张仲景的大黄䗪虫丸、鳖甲煎丸、下瘀血汤、土瓜根散四方，均以其破瘀血。土鳖虫善化瘀血，最宜治损伤，主心腹血积、癥瘕血闭诸证。

笔者体会，土鳖虫最擅长治疗跌打损伤，《本草经疏》云其"治跌仆损伤，续筋骨有奇效"。传统认为其接骨作用强，可以单味药研末吞服，也可以研末外用。临床治疗跌打损伤常用土鳖虫配伍续断、自然铜、苏木、血竭、骨碎补诸药。中医对于动物药有一个认识，即介类潜阳，虫类搜风。也就是说，虫药多有入络搜剔之功，有血者走血，无血者走气，飞者可升，走者能降。有"治疗有形之癥瘕包块，非虫药不能奏功"之说。由于腹部肿瘤多与血瘀有关，而土鳖虫为破血之品，故其是治疗肿瘤的常选之品。

治疗骨折，早期宜攻，中期宜和，后期宜补。骨折根据不同部位用药有区别，四肢骨折伤损以活血为主，胸腹部位以理气为主，土鳖虫更长于用治四肢骨折伤损。若闭经、月经延期因血瘀者，土鳖虫亦为常选之品。土鳖虫为破血之品，作用较水蛭平和。

续断乃续筋接骨首选之品

续断为川续断科植物川续断的干燥根。其乃补续血脉之药，可以接续打断的筋骨，故名。

续断味苦、辛，性微温。《神农本草经》云续断能续筋骨。本草书籍记载其主治崩中漏血、金疮血内漏，及腕伤、恶血、腰痛，能止痛、生肌肉、通宣血脉、通行百脉、续绝伤而调气血。

续断作为补益药，作用并不强。临床若取其补虚之效，极少单独将其作为补益药使用，多配伍杜仲、桑寄生等补益肝肾之品。三药的不同点是：杜仲补助肾阳，用于肾阳虚所致腰痛膝软、筋骨无力、阳痿，尤为治疗腰痛要药，补益作用较续断、桑寄生为优；续断通利血脉，续筋接骨，用于跌打损伤、筋伤骨折、瘀肿疼痛、金疮等，为外伤科之常用品，其补而不滞，行而不猛，可疏通诸脉；桑寄生药性平和，祛风湿，以肝肾不足之风湿痹痛多用，尤以痹痛日久伤及精血、不能润养筋骨之痿弱证者用之最宜，兼有养血之效。杜仲为腰痛要药，续断为伤科要药，桑寄生为祛风湿常用药。续断配伍杜仲以后，补益作用加强，二药同用治疗腰腿疼痛效果好。在剂量上，一般杜仲的量稍大一些更好。

续断具有嗣续的功效，可用来治疗妇科疾病，尤其是在安胎方面，疗

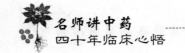

效很好。通过补益肝肾而达到安胎作用的中药有续断、桑寄生、杜仲、菟丝子，而尤以续断最为常用。其可以治疗妇女肝肾虚损造成的胎动不安、先兆流产、月经过多或崩漏。续断有活血化瘀的作用，又能止血。一般来说，孕妇是不能使用活血化瘀之品的，但续断又有安胎的作用，故孕妇可用。张锡纯的寿胎丸（菟丝子、桑寄生、续断、阿胶）中配伍有本品，即取其安胎作用。由此看来，某些活血药物，孕妇也是可以应用的。

《本草汇言·卷三》云："续断，补续血脉之药也。""大抵所断之血脉非此不续，所伤之筋骨非此不养，所滞之关节非此不利，所损之胎孕非此不安。久服常服，能益气力，有补伤生血之效，补而不滞，行而不泄，故女科、外科取用恒多也。"因此有续断为伤科要药之说。治疗跌打损伤，其为首选之品。清代的《本草求真·卷二》评论续断为"实疏通气血筋骨第一药也"。续断的特点是性温和，气味俱厚，兼入气血，宣行百脉，通利关节，凡经络筋骨血脉诸病，无不主之，而通痹起痿，尤有特长。所谓"脱骨折榫（sǔn）不可怕，上山就把续断挖"，就是指续断可用于治疗跌打损伤。临床治疗跌打损伤的药物很多，但以续断最为常用。究其原因，续断既疗效好，又价格便宜、货源充足。

刘寄奴善治跌打损伤

刘寄奴为菊科植物奇蒿的全草。

刘寄奴味苦，性温。结合历代应用刘寄奴的概况来看，其多用于治疗瘀血病证，现临床也是以活血化瘀为其主要功效来使用的。其尤其善治跌打损伤。

刘寄奴为破血通经、散瘀止痛的常用药。从临床使用来看，其既可内服，也可外用。刘寄奴揉之有香气，昔人谓之为金疮要药，主要用治跌打损伤瘀血疼痛，为伤科良药，又治产后余疾。《本草汇言·卷三》言刘寄奴"乃破血之仙药"。其性善走，专入血分，专疗血证，所以有"家有刘寄奴，不怕刀砍头"的说法。现也用其治疗创伤出血、烧伤及妇科血滞之证，亦有用其治疗病毒性肝炎、细菌性痢疾、冠心病心绞痛者。一般是将其配伍他药以后入煎剂服用。

笔者体会，刘寄奴尤善治跌打损伤，与苏木作用有些相似，可以互相代替使用。凡跌打损伤出现疼痛、肿胀，用刘寄奴治疗效果良好。笔者尤喜将刘寄奴作为外用药使用，如以其煎水外泡、热敷，对于筋骨疼痛具有较好的疗效。外用的常用药方为：麻黄 30 g，桂枝 30 g，刘寄奴 30 g，苏木 30 g，延胡索 30 g，细辛 20 g 等（参看"海桐皮"条之麻桂止痛液），若疼痛较甚则加用川乌 30 g，草乌 30 g。此方禁内服。

刘寄奴为活血祛瘀良药，其也有利水之功，用于血瘀溺癃证，特别是对前列腺肥大引起的尿闭有效。用法是将黄芪与刘寄奴相伍，以补气化瘀，并配合补肾益精、通淋化瘀之品。笔者治疗前列腺肥大而致小便不利，常用量为 30 g 以上。刘寄奴亦用于乳糜尿，此病多因络脉瘀阻所致。

栀子外用消肿作用强

栀子为茜草科植物栀子的成熟果实。

栀子味苦，性寒。传统用栀子治疗湿热、热毒病证，如张仲景之栀子柏皮汤用其治疗湿热黄疸，栀子豉汤用其治疗心中懊憹等。现在临床主要用其清热解毒，清利三焦，利小便。以栀子外用治疗肿胀疼痛，见于《备急千金要方》，原文言："火疮未起，栀子仁烧研，麻油和，封之。已成疮，烧白糖灰粉之。"李时珍更明确地指出，"折伤肿痛，栀子、白面同捣，涂之甚效"。

栀子既可清除气分热邪，也可清除血分热邪；既用于气分热证所致高热、烦渴，亦用于血分热证出血。故认为栀子乃是气血两清之品。其上能清心热，如栀子豉汤；中能清脾胃热，如凉膈散；下能清膀胱热，如八正散；又有清三焦之热一说。

栀子以清心热为主，又能凉血而止血。李时珍认为，"（栀子）治吐血、衄血、血痢、下血、血淋、损伤瘀血，及伤寒劳复、热厥头痛、疝气、汤火伤"。这里谈到栀子可治疗多个部位的出血病证，且有直接的止血之功。

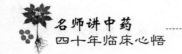

笔者临床体会，将栀子研末外用可以治疗跌打损伤、肿胀疼痛。应用方法是，将栀子粉用鸡蛋清或醋、酒、茶叶水等调成糊状后外敷，能很快达到消肿止痛的目的。凡遇外伤致肿胀，皆以其为首选之品。若软组织挫伤后，局部红肿疼痛，或肤色青紫，可以用栀子粉适量，调糊状后外涂患处，干后即换。

牡丹皮善消痈肿

牡丹皮为毛茛科植物牡丹的根皮。

牡丹皮味苦、辛，性微寒。《神农本草经》载牡丹皮"除癥坚瘀血留舍肠胃，安五脏，疗痈疮"。其"除癥坚"之功，即后世所云活血作用。根据历代用法，以其疗痈疮更多用。张仲景的大黄牡丹汤，即以之治疗肠痈。本草书籍中云其"散诸痛""通关腠血脉，排脓，消仆损瘀血，续筋骨，除风痹，落胎下胞，产后一切冷热血气"，明确地强调了牡丹皮活血的作用。李时珍云："和血生血凉血，治血中伏火，除烦热。"尤其是言其治疗血中伏火，准确地讲到牡丹皮退虚热的作用。

消散痈肿是牡丹皮的一大特点，可用于治疗体内肠痈病证。但现在的《中药学》教材中均不提及此功效，而是笼统地表述其活血化瘀，治疗肠痈病证。消散痈肿，实际上是牡丹皮的一个独立的功效。张仲景的大黄牡丹皮汤中的牡丹皮除用其活血之功外，更主要的是取其消散痈肿之效。由于其可消痈，所以有人认为牡丹皮具有解毒之功，但《中药学》教材并无此说。

牡丹皮历来被作为凉血要药，主要用治血分有热，也用于血热妄行所致出血病证。治疗血热导致妇科出血，或因血热而致月经先期，牡丹皮也是常用之品。在凉血方面，其还可以治疗多种血热病证，凉血要方犀角地黄汤中就配伍有牡丹皮，取的正是它清热凉血兼止血的作用。

笔者体会，如果痤疮（青春痘）愈后留下色素沉着，在后期的治疗过程中，加用活血药会加速痘印的消散。针对此，笔者则喜用牡丹皮、赤芍药。牡丹皮活血力量中等，不强也不弱，是常用之品，又有利于脓肿消散。

马齿苋为治痈良药

马齿苋为马齿苋科一年生草本植物马齿苋的茎叶。

马齿苋清热解毒，用于血热毒盛、痈肿疮疡、丹毒肿痛，可单用本品煎汤内服并外洗，亦可以鲜品捣烂外敷，或与其他清热解毒药配伍使用。

治疗疮疡久不愈合、蚊虫咬伤、化脓性疾病，将马齿苋捣烂外敷，可起到消肿止痛的作用。对于暑令疖肿、乳痈、丹毒、肛周脓肿、黄水疮、臁疮、湿疹、接触性皮炎所致的局部肿痛，可用马齿苋外敷或取汁外涂，亦可将其内服。本品对于湿热下注所致的淋证、带下疗效亦佳。

李绛《兵部手集》记载，"唐朝武元衡相国在西川，自苦胫疮焮痒不可堪，百医无效，及到京城，呼供奉石濛等数人，疗治无益，有厅吏告知，用马齿苋捣烂外敷，不过三两遍，用之便瘥"。

马齿苋亦是治疗痢疾的要药，以之治疗赤白痢疾疗效好。

猫爪草散结作用强

猫爪草为毛茛科植物小毛茛的块根。

猫爪草化痰散结，用于痰火郁结之瘰疬痰核，内服、外用均可。目前猫爪草主要是用于治疗肿瘤疾患，如肺癌、甲状腺癌、乳癌、子宫肌瘤等。

猫爪草无毒，使用安全。有报道将猫爪草20 g、夏枯草30 g洗净，稍浸泡，猪瘦肉500 g洗净，后将三者与生姜炖后，调入适量的食盐食用，用治瘰疬、肺结核者。也就是说，本品尚可以当作食疗来使用。笔者治疗体内肿块、癌瘤，将猫爪草作为必用之药，常配夏枯草、鳖甲、三棱、莪术同用。

猫爪草除以块根入药外，若外用也可以全草入药，一般用作引赤发疱、敷穴位，可治疗多种疾病，如局部疼痛、风湿性关节炎。若外敷部位起疱，可将其刺破流水，如此缓解疼痛更快一些。笔者在治疗乳癌、甲状

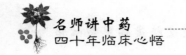

腺癌时，猫爪草一般使用剂量在 20 g 左右。

玄参能软坚散结

玄参为玄参科植物玄参的根。玄，黑色也。其药材乃黑色，其茎微似人参，有补阴作用，故名。因要避清代康熙皇帝玄烨之讳，改玄参的"玄"为"元"，故玄参又名元参。

玄参味甘、苦、咸，性寒。玄参主产于我国长江流域等地，于冬季茎叶枯萎时采挖。以枝条肥大、皮细而紧、质坚实、肉色乌黑者为佳。

李时珍对于玄参的作用表达得比较清晰，云其"滋阴降火，解斑毒，利咽喉，通小便血滞"。玄参具有良好的清热凉血、滋阴润燥、生津止渴的功效，现在临床主要用其治疗热毒病证。玄参具咸味，有软坚散结的作用，《本草备要》即有记载。

玄参可以治疗瘰疬、痰核、瘿瘤等症，这在古今本草均有记载，临床上也是如此用。但对玄参的这一治疗作用，古今医家有不同看法。有人认为其散火，如李时珍说"其消瘰疬亦是散火"（《本草纲目·卷十二·玄参》）。有人认为是解毒散结，如《中华临床中药学》云"玄参苦咸微寒，清热解毒，化痰散结，用治痰火郁结之瘰疬痰核，多与牡蛎、贝母同用，如《医学心悟》消瘰丸。"有人认为是软坚散结，如汪昂《本草备要·卷一》"玄参"条下云其治"瘰疬结核"，是因其"寒散火，咸软坚"。

现在的中药书籍多不载玄参软坚散结之作用。玄参用治瘰疬，应是因味咸而软坚散结，理由如下。①玄参为苦甘咸寒之品，从中药药性理论分析，具有咸味而能散结的药物均称软坚散结药，如海藻、昆布等。从常用中药来看，无一例外。②清热散结不同于软坚散结，清热散结是指既能清热，又能治疗结，如瘰疬、痰核、瘿瘤。这些药物主要有夏枯草、贝母、连翘等。玄参可以清热，也可以说清热散结，但由于其具咸味，与贝母等药有区别，所以云玄参软坚散结则更确切。虽然消瘰丸（牡蛎、玄参、贝母）将三药同用，但所取作用并非相同，因为消瘰丸所主并非定要有热证。③具散结作用的药物并不一定能治瘰疬、瘿瘤，如瓜蒌清热散结，薤白行气散结。显然玄参具咸味是其特殊之处，也是与其他散结药（软坚散结药除外）的主要区别点。但将玄参治疗瘰疬、痰核、瘿瘤，说成是"清热解毒""滋阴解毒"，与玄参的实际作用是不相对应的。结合中药药性理论分析，玄参此功效应为"软坚散结"，类似的药物有海藻、昆布、鳖甲、牡蛎、瓦楞子、海浮石、海蛤壳等。所以，临床上治疗肿块、癥积等症，是将玄参作为常用之品的。

笔者体会，玄参因具有咸味，有很强的软坚散结作用，主治赘生物，凡肿块、痰核、瘿瘤、癥瘕均可用之治疗。其凉血作用弱于生地，软坚散结是其特点。玄参临床配伍浙贝母、生牡蛎、八月札、青皮、鳖甲等，散结效果更好。

玄参养阴，以制浮游无根之火，故咽喉肿痛常用玄参治疗。地黄壮水之主以制阳光，显然地黄的养阴作用更强，故六味地黄丸用地黄不用玄参。

蒲公英乃治乳痈要药

蒲公英为菊科多年生草本植物蒲公英、碱地蒲公英或同属数种植物的全草，又名黄花地丁。

蒲公英味苦、甘，性寒。蒲公英治疗痈肿，最早记载于《备急千金要方·卷二十五·被打第三》，云："以凫公英草（即蒲公英）摘取根茎白汁，涂之，惟多涂为佳，瘥止。余以贞观五年七月十五日夜，左手中指背触着庭树，至晓遂患痛不可忍。经十日，痛日深，疮日高大，色如熟小豆色。常闻长者论有此方，试复为之。手下则愈，痛亦即除，疮亦即瘥，不过十日，寻得平复。此大神效。"这是讲用蒲公英治疗热毒病证。《新修本草》云："妇人乳痈水肿，煮汁饮及封之，立消。"记载了蒲公英消痈的作用。将蒲公英外敷可以治疗恶疮，并能解食毒，散滞气，化热毒，消恶肿、结核、疔肿。现在临床主要用其治疗多种热毒病证，而尤以治疗乳痈效果好。

所谓乳痈，即类似于乳腺炎一类的疾病，民间俗称奶疮。乳痈一证，

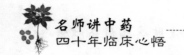

妇女在哺乳期易于罹患，多系情怀不适，胃热熏蒸，乳汁排泄不畅，郁结而成。而蒲公英消肿散结作用强，适于本病。使用蒲公英治乳痈，宜辅以理气散结之品，如此可以提高疗效。笔者常喜配香附、橘叶、青皮等。凡治乳房红肿热痛，蒲公英为首选之品。在用法方面，其既可以作为内服药使用，亦可用鲜品捣烂外敷。谚语云："黄花地丁蒲公英，疮毒乳痈就是行。"孙思邈就是将蒲公英捣烂外敷治疗痈疮的。在清热解毒方面，《本草新编·卷四》曰："蒲公英与金银花，同是消痈化疡之物，二物毕竟孰胜？夫蒲公英止入阳明、太阴二经，而金银花则无经不入，蒲公英不可与金银花同论功用也。然金银花得蒲公英而其功更大。"据此可以认为蒲公英的作用范围不及金银花广，但二者配伍可以加强药效。蒲公英使用时剂量应适当加大。虽本草书籍云蒲公英主治乳痈之类的疾病，但其亦可治疗其他疮痈。对于痈肿，将五味消毒饮与仙方活命饮同用疗效更好。有人认为蒲公英具有治疗幽门螺杆菌的作用。笔者认为，治疗胃病要按照中医的辨证论治原则投药。蒲公英性寒，所以对于寒证是不宜选用的。笔者曾治疗一胃炎病人，前医套用蒲公英杀幽门螺杆菌而连用 3 个月，导致病人胃阳受损，诸证加重，险酿大病，所以不可不慎。有人认为用蒲公英治疗胃病长服久服无碍，其实这是不对的，不可囿于"杀菌"说。

土茯苓善治湿毒

　　土茯苓为百合科多年生植物光叶菝葜的块茎，又名草禹余粮。陈藏器云："根如菝葜连缀，半在土上，皮如茯苓，肉赤，味涩。人取以当谷，不饥。"故名。《中国药学大辞典》云："相传昔禹行山中，采本品充饥，而弃其余粮，故名。形以茯苓，后遂谓之土茯苓也。"

　　土茯苓味甘、淡，性微寒，可清热解毒，用于治疗痈疮红肿溃烂，方法是：研细末，好醋调敷。其能通利关节、解汞毒，对梅毒或因患梅毒后服汞剂中毒而致肢体拘挛者，功效尤佳，可单味大剂量水煎服，也可配伍清热解毒药以增强疗效。本品为治梅毒要药。土茯苓还可利湿，用于湿热所致的淋证、妇人带下、湿疹等病证。

土茯苓现在主要用于治疗湿毒，包括小便湿浊之毒，以及湿浊在皮肤的湿痒、湿疮、湿疹等。自《本草纲目》记载土茯苓善治杨梅疮毒以来，其一直作为治疗梅毒的要药。因梅毒到了后期，临床特点好像成熟的杨梅一样，故又称梅毒为杨梅疮毒。治疗梅毒，古代多用水银、轻粉等汞剂，而汞剂的毒性大，对人体损害也大，内注于筋骨，久而破溃。用土茯苓熬汁内服能使积毒内消，故土茯苓也治汞毒。

土茯苓作用平和，祛湿作用并不强，乃甘淡之品，可以治疗湿热导致的小便不畅、头痛、痛风等，需大剂量使用方能见效，剂量多在 30 g 以上。临床若见小便异常，以及皮肤因湿热所致病证，其为首选之品。笔者认为土茯苓治疗痛风作用强，因痛风多属于湿热毒邪停着经隧导致的骨节肿痛，予搜剔湿热毒邪法，可使湿去毒消。土茯苓一般需配伍清热凉血、解毒通络之药应用。祛湿药容易伤正，土茯苓却少有此弊。

地肤子治皮肤湿痒

地肤子为藜科植物地肤的成熟果实。

地肤子味辛、苦，性寒。历来将地肤子作为利尿药物使用，但其作用不强，治疗湿热淋证时一般只作辅助药物应用。古代本草认为其作用与黄柏有些相似，从治疗下焦病证来看，也的确如此。《神农本草经》云其"主膀胱热，利小便"。临床上用地肤子最多者是取其通过利湿而止痒之效，治疗多种瘙痒病证。以其止痒，多外用煎水洗，也可以作为内服药物使用。

笔者体会，将地肤子配伍百部、苦参以后，作外用药治疗瘙痒病证，作用加强。笔者验方苦参止痒汤（见"苦参"条）中就配伍有地肤子。《本草原始》云："（地肤子）去皮肤中积热，除皮肤外湿痒。"而将其作内服药使用，常配伍白鲜皮，以加强作用。笔者治疗皮肤瘙痒病证常常将地肤子作为首选之品使用。

笔者常用地肤子除湿止痒，经验方除湿止带汤具有健脾止带、除湿止痒的作用，主治湿热蕴积下焦，带下病经久不愈，带下色黄量多、质稠味

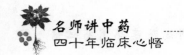
腥，阴部瘙痒。药方组成如下：太子参 15 g，茯苓 15 g，土茯苓 30 g，猪苓 10 g，车前子 15 g，泽泻 10 g，地肤子 15 g，薏苡仁 30 g，牛膝 15 g，山药 20 g，白芍 15 g，茵陈 15 g，陈皮 15 g，白术 15 g。

羊蹄治癣作用强

羊蹄为蓼科植物羊蹄或尼泊尔羊蹄的根，又名土大黄。

羊蹄善治疥癣，主要是外用。中医将能够治疗疮癣的作用总结为"杀虫"。以醋泡羊蹄后外搽，可使其直接作用于病变部位，从而收到良好的效果。若治疗瘙痒，也可将羊蹄用米醋浸泡涂患处。女子阴蚀疼痛，可用羊蹄煎汤内服。治白秃，可将新鲜羊蹄以醋研如泥，外搽，也可将羊蹄研末，以动物胆汁调后，揩涂头上。治瘙痒疮癣，浸淫日广，痒不可忍，搔之黄水出，瘥后复发，可取羊蹄细切捣碎敷。治汗斑初起，用鲜羊蹄蘸硼砂末搽，或单用鲜羊蹄搽患处，有效。总之，羊蹄治疗皮肤瘙痒效果良好，为治癣良药。

笔者临床体会，羊蹄、苦楝皮醋泡同用，外治疮癣的作用更强，亦可煎水外洗。另外，羊蹄的作用与大黄相似，亦能通大便，清热解毒。

狼毒外用治疗皮癣，以陈久者为佳

狼毒为瑞香科植物瑞香狼毒或大戟科植物狼毒大戟、月腺大戟的根。

狼毒能破积杀虫，外用治疥、癣，也可以杀蝇、蛆。将狼毒等用凡士林调成狼毒软膏，可杀虫止痒，消除疥疮。狼毒用于皮肤病时，主要是外用熏洗法和膏药外敷法。狼毒水煎液对多种瘙痒性皮肤病均有明显的止痒作用。

狼毒有大毒，但外用是安全的。从目前应用情况来看，接触从狼毒提炼的药粉，会刺激皮肤，引起接触性皮炎，但用狼毒煎水外用治疗一些痛证还是比较安全的。中药应用中有"六陈"的说法，即麻黄、半夏、橘皮、枳实、吴茱萸、狼毒。所以狼毒以陈久者为佳。

根据《中药大辞典》记载，狼毒的用量为"3～8分"。临床将其作内服药，剂量多限制在5 g以内。狼毒与大戟的作用相似，但狼毒作用更强。笔者将其外用，未发生不良反应，但内服应慎重。

苦参为止痒要药

苦参为豆科亚灌木植物苦参的根。李时珍认为苦参"苦以味名，参以功名"。

苦参味苦至极，性寒，属除湿导热之品，五参（人参、沙参、紫参、丹参、玄参）除人参可以言补，余不得以补名。苦参味等黄柏，寒类大黄，阴似朴硝，号为极苦极寒。用此可杀虫除风，逐水去疸，扫疥治癞，开窍通道，清痢解疫。所以苦参虽有"参"名，实无"参"用。又由于其大苦大寒，故作为内服药使用剂量不宜太大。《药性论》云："治热毒风、皮肌烦躁生疮、赤癞眉脱，除大热嗜睡，治腹中冷痛、中恶腹痛。"从临床使用来看，苦参治疗瘙痒作用强。

苦参杀虫作用强。通常所云的杀虫作用包括三方面：①杀灭肠道寄生虫，如蛔虫、钩虫等；②杀灭皮肤寄生虫，如疥虫、阴道滴虫；③治疗皮肤瘙痒。苦参杀虫，主要指的是第二、第三种情况。现代医学所说的真菌也属于中医"虫"的范畴。

苦参在止痒方面应用广泛，可以治疗湿热带下、阴肿阴痒、湿疹、扁平疣、疥疮、脓疱疮、寻常痤疮、手癣、足癣、体癣、股癣、淋菌性尿道炎、尖锐湿疣、生殖器疱疹、接触性皮炎、荨麻疹等多种瘙痒证。笔者体会，苦参外用治疗皮肤瘙痒，无不良反应。在止痒方面因其有杀虫的特点，故对于真菌感染所致的病证疗效好。苦寒的药物虽能清热，但同时又容易伤阴，而阴伤后不但不能清热，反而会生内热，故使用苦参在剂量上应予控制。但外用则需要大剂量使用，且没有不良反应。在止痒方面，外用较内服更多用，配伍百部作用更强。笔者治疗瘙痒性疾病，有一经验方，命名为苦参止痒汤：苦参、百部、白鲜皮、地肤子、蛇床子各30 g，花椒20 g，芒硝50 g，樟脑10 g，冰片2 g，煎水外洗、外泡。此方乃根

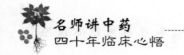

据导致瘙痒的原因，如湿、风、毒、虫等，以燥湿、杀虫、止痒为原则来选用药物的。

苦参治疗湿疹疗效好。湿疹的发病机制复杂，涉及体内外多种因素。其临床症状以皮疹损害处渗出潮湿、瘙痒不已为主要表现。中医认为湿是此病的主要致病因素，根据发病过程中的皮损表现不同可分为急性和慢性两种。慢性湿疹常呈反复性发作，可见皮肤变厚、粗糙，或搔破后感染，引起红肿糜烂渗血，患者感觉奇痒难忍，夜间加剧，影响睡眠，并伴有头晕乏力，可用苦参配伍凉血活血之药治疗。

土荆皮止痒作用强

土荆皮为松科植物金钱松的根皮或近根树皮，又名土槿皮。

土荆皮能杀虫止痒，用于各种癣疾，如体癣、手癣、足癣、头癣、湿疹及皮肤瘙痒证，均有较好的效果。土荆皮的毒性较强，在止痒方面只宜外用。可单用浸酒涂擦，即将土荆皮用白酒浸7天，滤过后加入樟脑，溶解后，涂擦局部；或研末加醋调敷；亦可制成酊剂外用。

因土荆皮有毒，故切勿入口。笔者使用此药，喜将其煎水外洗局部以达到止痒目的。治痔疮肿痛、外阴瘙痒，可将土荆皮配伍苦参、地肤子、白鲜皮、苦楝皮等煎水外泡。

凌霄花凉血止痒作用强

凌霄花为紫葳科植物凌霄或美洲凌霄的花。凌霄或美洲凌霄因附木而上，高数丈，故名；用其花，故名凌霄花。

凌霄花味辛，性微寒，《神农本草经》称之为紫葳，药用花蕾。其以凌霄花为名始见于《新修本草·卷十三》。凌霄花活血祛瘀，主治月经不调、经闭，为妇科常用药物。凌霄花也可以治疗癥瘕、产后乳肿。

笔者体会，凌霄花凉血祛风止痒作用很强，是治疗血热瘙痒的要药，尤其是对于血热证又兼有皮肤瘙痒方面的病证有良好效果。可单用凌霄花水煎服，或用散剂以酒调服。根据临床实践，凌霄花配伍紫草凉血作用加强，消除皮肤黑斑疗效好，也可以配伍赤芍、茜草。李时珍云其"行血分，能去血中伏火，故主产乳崩漏诸疾及血热生风之证也"。所以，凌霄花除为妇科常用药外，还主要治疗血热所致的皮肤病，如瘙痒、痤疮、扁平疣等。将其治疗皮肤湿癣，也有效果。

枳壳善止痒

枳壳为芸香科植物酸橙及其栽培变种的接近成熟的果实（去瓤）的果皮。

枳壳味苦、辛、酸，性微寒。以枳壳治疗瘙痒，虽《神农本草经》即有记载，但后来的本草书籍中却鲜有记述。其可止痒，用治风疹瘙痒以及其他原因所致的痒感。从临床使用情况来看，枳壳较枳实用得更多一些。笔者体会，凡皮肤瘙痒，以上身病证明显者，可选用枳壳，如荆防败毒散就应用了枳壳。瘙痒证与"风"有关，一些较为顽固的瘙痒病证，一般也可加用枳壳治疗，这样既可行气祛风，同时又能促进气血运行，此即所谓"治风先治血，血行风自灭"。笔者认为枳壳是可以祛风的，故凡治瘙痒，均应选用之。但现在的本草书籍中并无枳壳祛风之说，也无止痒之说，乃憾事也。

枳壳在止痒方面作用强，笔者有一首经验方，命名为枳壳抗敏汤，组成：枳壳 10～20 g，荆芥 10 g，防风 10 g，徐长卿 15 g，当归 15 g，川芎 10 g，乌梅 15 g，仙鹤草 15 g，夜交藤 30 g，酸枣仁 30 g，地肤子 15 g，紫草 15 g，凌霄花 15 g，甘草 6 g。治疗皮肤瘙痒，一般要加用安神之品，如夜交藤、酸枣仁，因为瘙痒会影响睡眠。方中的乌梅、仙鹤草、防风、徐长卿现在被认为有抗过敏的作用。

花椒杀虫止痒效果好

花椒为芸香科落叶灌木或小乔木青椒或花椒的干燥成熟果皮。因主产

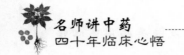
于四川，又名川椒、蜀椒。

花椒味辛，性热，有小毒，以颗粒大、外皮紫红、有光泽者为优。口尝花椒时，有一种很强烈的麻味，但一般不说花椒具有麻味，而是辛味。在中药五味理论中，常将麻味归入到辛味里，花椒即其代表。花椒具有较强的杀虫作用，包括5个方面的内容。①驱杀肠道寄生虫，尤对蛔虫有直接杀灭作用。汉代大医学家张仲景创制的用治蛔虫的乌梅丸就配伍了花椒。若患胆道蛔虫，或蛔虫性肠梗阻，将花椒用麻油炸，取花椒油顿服，能使人排出蛔虫。②杀皮肤寄生虫，如疥虫、阴道滴虫，同时也可起到止痒的作用。③能抑杀细菌、真菌，故在保管一些贵重药品如人参、冬虫夏草等时，常放入花椒以防生虫。花椒用纱布包好，放入衣箱中，可防衣服被虫蛀；置入米中，可防米生虫。④防食物变味、污染，如在食品旁边放一些花椒，苍蝇便不会接近；在菜橱内放置数十粒鲜花椒，蚂蚁就不敢进去。⑤治牙痛、防虫蛀，如果是冷热食物引起的牙痛，将一粒花椒放在患痛的牙上，痛感就会慢慢消失。甚至在装修房屋时，也可在地板下撒上花椒，以防虫蛀。

花椒的主要作用是杀虫，尤其是将其煎水外洗，杀虫止痒作用强。笔者经验方苦参止痒汤（见"苦参"条）中花椒乃必用之品。

艾叶外用能止痒

艾叶为菊科植物艾的叶。艾叶以陈久者为佳，故又名陈艾。

艾叶味苦、辛，性温，有小毒。艾，又名艾蒿，尤以李时珍家乡所产蕲艾最著名。其茎、叶都含有挥发性芳香油，可驱蚊蝇、虫蚁，净化空气。艾叶用于治病已有2000多年的历史。在战国时期的《五十二病方》中就记载有艾叶的疗效与用法，在以后的历代本草中也均有记载。更有不少地方栽培种植艾叶，甚至家家收藏艾叶。孟子曰："七年之病，求三年之艾。"可见艾叶的药用价值。古代楚国地区有在农历端午节时将艾叶、菖蒲悬挂在门口的习俗，是取其辟秽作用。此习俗一直沿用至今。传统将艾叶作为止血药物使用。其实，艾叶外用还可以止痒，但古今本草书籍均未明确提及。有医家提出其可疗癣、除湿，即是从止痒方面而言的。

笔者体会，艾叶确有止痒作用。当艾叶放置久后，可用其煎水外洗来止痒。将其捣成绒状，垫于鞋内，可预防脚气、足癣、冻疮等。谚语有"家有三年艾，郎中不用来"的说法。夏季蚊子较多，可将艾叶放置在室内，或者做成香包用以驱蚊，效果良好。本品捣绒，制成艾条、艾炷等，用以熏灸体表穴位，有温煦气血、透达通络的作用，可以治疗月经病变、风湿阻滞经络所致的疼痛病证。

冬天用艾叶泡脚好处多，因寒从脚下起，故睡前泡个脚，对改善脚凉怕冷的状况非常有用。具体用法是，把艾叶与其他散寒的药物配伍在一起，用大火煮开，放置适温，然后泡脚半个小时。寒冬时节，体质较弱和患有慢性病者，采用中草药泡脚，既保健又祛寒。

芒硝止痒可外用

芒硝为硫酸盐类矿物芒硝族芒硝经加工精制而成的结晶体。李时珍云："此物见水即消，又能消化诸物，故谓之消。"其结晶状如芒，故名。

芒硝味咸、苦，性寒。天然矿物含水硫酸钠溶于热水中，滤过冷却后析出的结晶，统称为皮硝，多外用。将含水硫酸钠加热后，沉于下层者为朴硝，"硫黄原是火中精，朴硝一见便相争"中朴硝就是此药，其特点是如板状，杂质较多，多外用。结于中间层者为牙硝，也称马牙硝，特点是呈柱状，十九畏中"牙硝难合京三棱"中的牙硝就是此药。将皮硝与萝卜片同煮，取上层液冷却后析出的结晶，为芒硝，其特点是针状如芒刺，内服多用此品。芒硝经风化后失去结晶水而成的白色粉末，为玄明粉，也称元明粉。将芒硝与萝卜同煮，待芒硝溶解后，去萝卜，倾于盆中，冷后形成的结晶物，亦为元明粉。泻下作用以朴硝较强，芒硝较朴硝略缓，玄明粉较芒硝略缓。玄明粉多外用于五官科疾患。古代将芒硝写作"芒消"，这是因为古代认为"消"有遇水则消的意思，按照现在的解释就是具有水溶性，后来认识到此药材为矿物药，就将"消"改用"硝"。

笔者体会，芒硝具有较强的止痒作用，可用治皮肤瘙痒，为外治瘾疹之佳品。现在通行的各种中药书籍多不记载此作用。芒硝在止痒方面的应用主要是外用煎水洗。根据其治疗接触性皮炎的作用，芒硝对多种原因所致瘙痒均有疗效。若皮肤瘙痒，皮肤较粗糙，外用方中加用芒硝效果很好。根据其能软坚的特点，将芒硝粉置于鞋垫中，治疗脚癣、足跟疼痛有效。唐代甄权云芒硝可"敷漆疮"，而漆疮会导致皮肤瘙痒，用此治之也是取其止痒的作用。

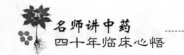 萹蓄止痒作用较强

萹蓄为蓼科植物萹蓄的地上干燥部分。

萹蓄杀虫止痒，用于治疗湿疹、阴痒等证，可单味煎水外洗。《神农本草经》记载萹蓄具有"杀三虫"的作用。所谓三虫是指多种寄生虫，包括肠道、皮肤等部位的寄生虫。但从临床来看，萹蓄主要用来治疗皮肤瘙痒，可以配伍苦参、白鲜皮等。相对而言，则很少用其治疗肠道寄生虫。

萹蓄的作用与地肤子相似。比较而言，地肤子止痒作用更强一些。笔者喜将地肤子、萹蓄配伍应用，以增强止痒效果。

萹蓄清热利水通淋，用于湿热下注之小便不利、淋沥涩痛，其作用弱于瞿麦，同用作用加强，如八正散。若治石淋，常与金钱草、滑石等配伍。治血淋可配石韦、小蓟等。笔者使用萹蓄，剂量一般较瞿麦要大，因其作用较瞿麦平和。

牛黄预防斑疹

牛黄为牛科动物牛的胆结石，有胆黄、管黄两种，以胆黄质优。

牛黄的清热解毒作用极强，凡治热毒疮疡、丹毒、口舌生疮、咽喉肿痛均将其视为要药。其亦用来治乳岩、瘰疬、恶疮等证。临床上以牛黄命名的成药有许多，如安宫牛黄丸、牛黄上清丸、牛黄解毒片、牛黄清心丸等。其中最著名的当是安宫牛黄丸。

出生3天之内的婴儿吃点天然牛黄，就可以在其以后的生命过程中少

患热毒病证。方法是将 0.1 g 天然牛黄涂在母亲的乳头上，让婴儿吃奶时顺带吃进牛黄。此方法源于王好古的《汤液本草·黄连》，原文为："海藏祖方，令终身不发斑疮：煎黄连一口，儿生未出声时，灌之大应，已出声灌之斑虽发亦轻。"根据这种用法，将黄连改用牛黄则作用更强。

鸦胆子外用治赘疣

鸦胆子为苦木科植物鸦胆子的干燥成熟果实。

鸦胆子味极苦，有毒，腐蚀赘疣作用强，用治鸡眼、寻常疣等。可取鸦胆子仁捣烂涂敷患处，或用鸦胆子油局部涂敷。

赘疣是生长于皮肤表面的肉瘤，为多余的东西。一般用法是将鸦胆子去皮后取仁研末，以烧酒调和涂之，或同烧酒捣烂后敷患处，也可用醋调成糊状，外敷于病变部位，同样的方法也治鸡眼。此药外用是安全的。此方法能使瘤细胞发生退行性改变和坏死，进而达到治疗目的。其作为内服药物并不多用，主要是因为太苦，对胃刺激性太大，使用时可将其用胶囊装后吞服。

板蓝根消疣

板蓝根为十字花科植物菘蓝的根。根据记载，板蓝根用的是菘蓝的根，载于《新修本草》。亦有用马蓝等作为药材者。

板蓝根味苦，性寒。板蓝根的主要作用就是治疗热毒病证。现在发现其具有抗病毒作用，故对于感冒、肝病等属于病毒性者可以选用。板蓝根冲剂常用于治疗普通感冒、流行性感冒、急性咽喉炎、急性扁桃体炎等疾病。

感冒分为风寒型感冒和风热型感冒，又由于季节的不同、感受外邪的不同，有挟湿、挟暑、挟燥的不同。板蓝根主要用于因热所致的感冒。在感冒流行期，板蓝根虽有一定的抗病毒作用，但不能作为解各种毒的万能药。板蓝根为治疗咽痛的常用药，乃取其清热解毒之效。

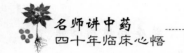
笔者体会，板蓝根的消疣作用尤强。综合各方面的经验，将板蓝根、香附、木贼草、薏苡仁同用，可以治疗诸如扁平疣、痤疮、黄褐斑等病证，而单独应用的效果要差一些。根据治疗痤疮的特点，其又具有美白作用，故若面部颜色晦暗、无光泽，适宜选用之。板蓝根的苦寒之性弱于大青叶。

另外，治疗咽喉肿痛，笔者常用板蓝根配伍玄参、土牛膝，对于虚火上炎者可以用滋阴药配伍板蓝根、肉桂内服。

连翘乃疮家圣药

连翘为木犀科植物连翘的果实。白露前采的初熟果实，色尚青绿，称青翘；寒露前采的熟透果实，色黄，则为黄翘。以青翘为佳。苏敬云其实似莲作房，翘出众草，故名。

连翘味苦、微辛，性寒。连翘主寒热、鼠瘘、瘰疬、痈肿、恶疮、瘿瘤、结热、蛊毒，并能通利五淋，治小便不通，除心家客热。张元素云："连翘之用有三：泻心经客热，一也；去上焦诸热，二也；为疮家圣药，三也。"李时珍也强调"诸痛痒疮，皆属心火，故为十二经疮家圣药"。连翘轻清而浮，透达表里，清上利下，现在临床主要用其治疗热毒疮疡、外感热邪病证。

笔者体会，连翘治疗痈肿疮疡病证，配伍金银花作用加强；治疗痤疮，配伍白蚤休疗效更好，二药同用可促进痤疮消退、改善面部皮肤晦暗。笔者临床治疗疮疡病证，常将连翘作为首选之药。

茵陈可治湿疮

茵陈为菊科植物滨蒿或茵陈蒿的地上部分。其宿根及木质茎经冬不死，届春旧茵虽枯，但能借陈茎再生新茵，故名茵陈。

茵陈一般在农历三四月间采收。谚云："三月茵陈四月蒿，五月六月当柴烧。"意思是说，茵陈应在春天采收作药物，到了五六月后即老枯，就不能入药了，只能当柴火烧。三四月采收的茵陈称"绵茵陈"。夏季时地面上的茵陈枯萎，而到了秋季，其植株上又长出新的嫩苗，称"茵陈蒿"。绵茵陈较茵陈蒿质量要好，但因汉代张仲景《伤寒论》用的是茵陈蒿的名称，故后人以茵陈蒿为常用名。实际上以茵陈的名称为妥。

茵陈味苦、辛，性微寒。本草书将茵陈作为治疗黄疸的要药，尤以张仲景的茵陈蒿汤最著名。其实，茵陈也是可以治疗湿毒的。《备急千金要方》载："遍身风痒生疮疥，用茵陈煮浓汁洗之，立瘥。"《医学入门·卷二·治热门》载："消遍身疮疥。"以茵陈治疗湿毒瘙痒，既可以内服，也可以外用。

笔者体会，治遍身风痒，以茵陈煎浓汁外洗，具有卓效。若治湿毒，可以将茵陈大剂量煎水外洗。根据其祛湿作用，治疗痤疮、疮毒等均可以选用。

吴茱萸善治口疮

吴茱萸为芸香科落叶灌木或乔木吴茱萸、石虎或疏毛吴茱萸的干燥近成熟果实。陈藏器云："茱萸南北总有，入药以吴地者为好，所以有吴之名也。"按茱当从朱，言果实色红也；萸，言木形瘦小。吴茱萸"到此日气烈，熟色赤，可折其房以插头，云辟恶气御冬"。古代用其辟秽。

吴茱萸味辛、苦，性热，有小毒。将吴茱萸外用可以治疗口疮，其首见于《本草纲目·卷二十二》，云："咽喉口舌生疮者，以茱萸末醋调，贴两足心，移夜便愈。"李时珍认为以吴茱萸治疗口疮能达到"一夜便愈"的良好效果。使用的方法是，将吴茱萸研细粉，现研现用（若放置过久，其香气散失，以致效果不佳），用食醋调成糊状，外敷涌泉穴，外以不透气的胶布或保鲜膜覆盖。虚火上浮，导致人体上部现热证（口疮）而下部现寒证，吴茱萸乃温热之品，研末后以醋调敷于涌泉穴或神阙穴，可起到助阳作用，又能引热下行。人体处于一个动态的平衡状态，将上热引下，则下寒去，上热亦轻，即古人所云上病下治、引火下行。现代医学所云的多发性口腔溃疡，常反复发作，此消彼现，痛苦异常，使用吴茱萸治疗效

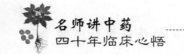

果极佳。若病程长，体质虚，可以内服中药，一般以补益脾肾为主，可以将六味地黄丸与参苓白术散配合应用。

笔者临床体会，吴茱萸外用，除了善治口疮外，根据内病外治、上病下治的原则，还可治疗以下多种疾病。①咽喉疼痛：吴茱萸研粉，略加冰片，用食醋调成糊状，敷涌泉穴。②小儿流涎：吴茱萸研粉，加少量面粉调匀，用食醋调成糊状，敷涌泉穴。③痄腮：吴茱萸、生绿豆等量研粉，加少量面粉，用醋调成糊状，敷涌泉穴。④胃脘胀痛：吴茱萸1g，黄连6g，研粉，加少量面粉调匀，敷足三里。⑤虚寒腹泻：吴茱萸研粉，用醋调，敷神阙穴。⑥虚寒腹痛：吴茱萸、丁香按照2:1比例，共研末调成糊状，或少加面粉调匀，敷神阙穴，亦可敷足三里。⑦腹痛绵绵，得热痛减。将吴茱萸、细辛按3:1比例，共研末，加少量面粉和匀，用少量白酒调成糊状，敷足三里。⑧风湿痹痛：吴茱萸用文火炒热后，用布包裹熨患部。⑨高血压：将吴茱萸粉用醋调，敷涌泉穴，也可敷神阙穴。

樟脑透皮作用强

樟脑为樟科植物樟的枝、干、叶及根部，经提炼制得的颗粒状结晶。脑，指从物体中提炼出的精华部分，因药材来源于樟树提炼的结晶，且结晶俗称脑，故名。因出古代韶州，又名韶脑。

樟脑味辛，性热，有毒。笔者体会，樟脑味芳香，具有较强的透皮作用，外用可以促进其他药物更好地被人体吸收。配伍冰片透皮作用更强，同用可以加强药力。其外用并不刺激皮肤。笔者在使用外用药物时，常常将二药同用，但以樟脑为主。樟脑有很强的杀菌作用，可改善肌肤发炎状态，适用于青春痘、痤疮、疱疹、伤口、各种癣、咽喉肿痛、牙痛。如针对皮肤的溃疡、创伤，其能促进伤口愈合，改善油性肌肤及油性头皮的油脂分泌量，并可以直接涂抹于皮肤上。应用外用药物时，加用樟脑后，药物通过皮肤吸收的作用会更强一些。若外用，樟脑可以作为麝香的代用品。

樟脑蒸气可造成急性中毒，出现意识丧失、牙关紧闭，甚至死亡。口服樟脑可引起眩晕、精神错乱、谵妄、惊厥、昏迷，最后使人因呼吸衰竭而死亡。本品对人体皮肤和衣服没有任何不良影响，所以外用樟脑是安全的。

冰片透皮作用强

冰片，因药材为白色结晶状物，呈片状，故名。

冰片味辛，有很强的透皮作用，能促进外用药物被体内吸收，故常用于治疗皮肤疾患。笔者治疗皮肤瘙痒，若使用外用药一般都加冰片。冰片有天然冰片和人工合成冰片两种，天然冰片作用强，人工合成冰片作用不强。天然冰片的来源一般有两种：从龙脑香科植物中提炼出者为龙脑香，又名梅片，开窍、清热生肌作用均强；从艾纳香科植物中提炼出者为艾纳香，又称艾片。人工合成的冰片，是以松节油和樟脑为原料，经过人工化学合成的，虽作用较差，但可以作为天然冰片的代用品。笔者曾治疗一例病人，使用苦参止痒汤（组成见"苦参"条），因该方用的是人工合成冰片而不见效，后改用天然之品，效果立竿见影。这说明冰片的疗效与药材的品质有很大关系。

冰片的主要作用是开窍，这是指将其作为内服药使用，传统使用冰片多用来开窍醒神，用于热病神昏、惊风等闭证。如果将其外用，适用的病证也很多，如用冰片点鼻治鼻中息肉下垂，用冰片点眼治目生肤翳，以纸卷后熏鼻治疗头痛等。

白蚤休善治多种妻证，并具有美容作用

白蚤休为百合科植物云南重楼或七叶一枝花的干燥根茎。李时珍说："虫蛇之毒，得此治之即休，故有蚤休、螫（shì）休诸名。"因颜色偏白，故名白蚤休。

白蚤休味苦，性微寒，有小毒。《神农本草经》称本品为蚤休。现在的《中药学》教材将重楼作为其正名，2020年版《中国药典》用的也是

重楼，这是不恰当的，因为拳参的别名也为重楼，二者很容易混淆。为了和拳参（紫参）进行区别，将拳参称为红蚤休。另外，白蚤休、红蚤休的异名都为草河车、重楼，由此容易导致用药错误。为了便于区别，可以根据《神农本草经》所载之名，用蚤休、白蚤休，或七叶一枝花名称，不用重楼名称。李时珍对此解释得很清楚，因为其能防蛇虫之毒才命名为蚤休的。

　　白蚤休可以用于多种毒证，尤其是在治疗毒蛇咬伤方面，被视为要药。《本草纲目》载谚语云："七叶一枝花，深山是我家。痈疽如遇者，一似手拈拿。"若其作为内服药使用，主要用于热毒病证，外用可将其捣碎以醋调敷。民间常用于治疗流行性腮腺炎、扁桃体炎、咽喉肿痛、乳腺炎、跌损伤痛等。其治疗疮痈肿毒，好似手提东西一样简单。又有谚语云："七叶一枝花，深山是我家。男的治疮疖，女的治奶花。是疮不是疮，采用蚤休解毒汤。七叶一枝花，百病一把抓。屋有七叶一枝花，毒蛇不敢进我家。"七叶一枝花现常用于治疗神经性皮炎、慢性支气管炎、蛇虫咬伤等。

　　笔者体会，白蚤休能消诸疮、消无名肿毒、祛除痘印，因而具有美容作用，尤其是治疗痤疮引起的皮肤暗而无光泽者常选用之，而拳参则无此作用。因痤疮导致痘印明显，也可以选用白蚤休；若因热毒证导致的，将白蚤休、红蚤休配伍应用则解毒作用增强。因白蚤休价格偏高，笔者常以红蚤休代之治疗痤疮。

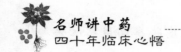

薏苡仁祛疣又美容

　　薏苡仁为禾本科植物薏苡的成熟种仁。

　　薏苡仁味甘、淡，性凉。其既作药用，也作食用，为健脾常用药物，可用治脾虚食少纳差、小便不利、水肿、脚气、泄泻、淋证、白带、肺痈、咳唾脓痰、肠痈、风湿痹痛、四肢拘挛等。通常认为薏苡仁作用平和，属于寒而不泄、淡而不燥、补而不滞、利而不克、至和至美之品，渗湿不耗真气，为治疗脾虚良药。在食用方面，可以大剂量应用。若从疗效来说，一般剂量要大并应坚持服用。多吃、常吃薏苡仁可以补充由于常食精米而失去的营养素。

赘疣是发生于皮肤的赘生物，多散布在手脚、颈脖的暴露部位。薏苡仁有抗病毒的作用，对于赘疣有一定的治疗作用，临床配伍板蓝根疗效为佳。凡面部黑斑、无光泽、晦暗，选用薏苡仁治疗有效。现在认为其能抗病毒、抗肿瘤，所以也用于肿瘤的治疗。临床上可以大剂量使用，尤其是有湿邪者更应该加大剂量，每次最少 30 g，甚至可以用 100 g 以上，因为其也是食品，故无不良反应。在有痰的情况下，使用薏苡仁也会收到明显疗效。因为痰多则湿盛，而祛除湿邪则能减少痰的生成，故薏苡仁也可用治痰证。

笔者体会，薏苡仁具有养颜和美容作用，能营养头发，防止脱发，并使头发光滑柔软，尤对面部痤疮、扁平疣、蝴蝶斑及皮肤粗糙有明显的疗效。若皮肤赘疣、不光滑者，既可单用，也可配合他药一起使用。在治疣方面，可以取薏苡仁熬粥食用，坚持 7 天以上，可以见到效果。如果将其研细粉，用温开水调敷患处，可以治疗扁平疣、寻常疣，一般要求连续应用一周以上。将薏苡仁、香附、板蓝根、木贼同用，效果更明显。根据现代医学理论，薏苡仁具有抗病毒的作用，而疣是病毒引起的一种皮肤疾病，所以薏苡仁治疣效果好。

治疗面部痤疮、扁平疣、蝴蝶斑、面部疖肿等，笔者有一首经验方，命名为薏苡仁消痤汤：薏苡仁 30 g，板蓝根 10 g，香附 10 g，木贼 10 g，桑叶 15 g，菊花 15 g，荆芥 10 g，防风 10 g，牡丹皮 12 g，赤芍药 12 g，金银花 15 g，连翘 15 g。此方具有消疮止痒、祛痤解毒的作用。水煎服，也可以做成丸剂或膏剂内服。从临床应用来看，风热甚常加刺蒺藜 12 g、牛蒡子 15 g；面部有脓点，热毒较重，加皂角刺 6 g、紫花地丁 20 g、蒲公英 20 g，也可以与五味消毒饮同用。但加用皂角刺以后，面目可能会出脓点更多，一般在一周以后症状会明显好转，这是取皂角刺的透散作用。笔者认为，若加用升麻也可以，但一般不要超过 6 g，因为升麻有升散作用。笔者曾遇到这样一种情况，就是在方中加用升麻时，虽处方中剂量控制在 6 g 以内，但药房抓药时出现了多抓的现象，故病人服用后面部的症状明显加重。所以，在后来的临床中，笔者一般不轻易使用升麻，而多用皂角刺。面黑可加具有美白作用的药物，如白僵蚕 12 g，白蔹休、冬瓜仁各 30 g，天花粉 15 g，浙贝母 15 g。

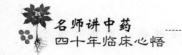

蜂蜜能润肤美容

蜂蜜为蜜蜂科昆虫中华蜜蜂所酿的蜜。

蜂蜜味甘，性平，具有补益强壮作用。《药性论》载："常服，面如花红。"这就是说，其具有美容的特点。李时珍介绍："《肘后》用白蜜涂上，竹膜贴之，日三。和营卫，润脏腑，通三焦，调脾胃。"也是讲其具有美容之功。

蜂蜜是人们熟悉的食材、药材，使用范围广。蜂蜜能润肺止咳，临床使用止咳药物时多用蜜炙就是取此作用。若食用一些刺激性食物致胃受损伤，也可以用其缓解刺激而保护胃。蜂蜜还能改善心脑血管功能，对肝脏有保护作用，对脂肪肝的形成有一定的抑制作用。其能迅速补充体力，消除疲劳，增强机体对疾病的抵抗力。蜂蜜还有杀菌作用，能很快地促进伤口愈合，如皮肤创伤、溃疡、炎症、烧烫伤、冻伤等均可使用蜂蜜治疗。蜂蜜能治疗中度的皮肤伤害，特别是烫伤。将蜂蜜当作皮肤伤口敷料时，细菌的生长繁殖会受到抑制。

食用蜂蜜时用温开水冲服即可，不能用沸水冲，更不宜煎煮，因为高温会破坏其有效成分如酶等活性物质。蜂蜜中的酶失活，颜色变深，香味挥发，滋味改变，食之有令人不愉快的酸味。新鲜蜂蜜可直接服用，也可配成水溶液服。

笔者体会，内服或外用蜂蜜，均能有效改善营养状况，促进皮肤新陈代谢，提高皮肤的活力和抗菌力，减少色素沉着，防止皮肤干燥，使肌肤柔软、洁白、细腻，并可减少皱纹和防治粉刺等皮肤疾患，从而起到养颜美容、消除皱纹、润肤祛斑的作用。蜂蜜虽是甜食，但吃多了不会发胖，相反可以帮助减肥。蜂蜜里的糖是果糖和葡萄糖，在经过肠胃时可以被直接吸收。

皂角刺透脓作用强

皂角刺为皂荚树的棘刺，又名天丁。

皂角刺能消肿排脓，用于痈疽疮毒初起或脓成不溃之证。若痤疮初起，有脓点难穿头，脓液不易排出时，可以用皂角刺治疗，在短期内（一般一周以内）面部症状会加重，但很快减轻，随之痤疮明显好转。笔者体会，此药治疗疮疡效果很好，尤其是对于疮痈不溃者，配伍穿山甲后作用加强，如仙方活命饮、透脓散。对于青年人痤疮导致的面部硬结，在治疗时加用皂角刺后，能收到明显效果。穿山甲善于走窜，通行经络而直达病所，并能使痈肿未成脓者消散，已成脓者速溃，但因穿山甲药材稀有，可用皂角刺代之。

皂角刺有非常强的祛痰作用，俗谓其具有祛顽痰、老痰之说。怪症多痰，百病多由痰作祟，所以对于一些顽固性的疾病，尤其是皮肤病变可以选用此药。

紫草乃消斑疹要药

紫草为紫草科植物新疆紫草、紫草或内蒙紫草的根。

紫草活血透疹，凉血解毒，用于温热病血热毒盛、身发斑疹、色紫黑而不红，以及水火烫伤、麻疹不透、湿疹。

紫草的颜色为紫红色，药用其根，和茜草的颜色差不多，但紫草颜色更深。其善走血分，宜用于热入血分之证。其透疹作用一般用于治疗麻疹紫黑兼有大便秘结者。根据其治疗紫黑皮疹的特点，若皮肤表现为紫暗者亦可使用。根据其能清热解毒又能治疗疹毒者，可以将紫草与牛蒡子等同用。据此也将其用于多种皮肤病证。

笔者认为，紫草消除面部色素沉着、老年斑作用强，尤其是治疗患痤疮后留下痘印及皮肤病变如颜色较深之暗斑，常选用之，配伍凌霄花作用更强。

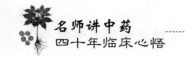

玫瑰花能美容

玫瑰花为蔷薇科植物玫瑰的干燥花蕾。《说文解字》云："玫，石之美者；瑰，珠圆好者。"就是说"玫"是玉石中最美的，"瑰"是珠宝中最美的。司马相如的《子虚赋》亦有"其石则赤玉玫瑰"的说法。颜师古注："玫瑰，美玉名也……或曰，珠之尤精者曰玫瑰。"就是说玫瑰花是花中艳丽者。

玫瑰花味甘、微苦，性温。玫瑰花花形优美，色彩艳丽，气味芬芳，浓郁甜美，质纯温和，清而不浊，和而不猛，柔肝醒胃，宣通窒滞，疏肝解郁，行气活血，入口甘柔不腻，食之芳香甘美，令人神爽。根据其行气和血的特点，现用其美容嫩肤。玫瑰花以花蕾大、完整瓣厚、色紫鲜、不露蕊、香气浓者为佳，适宜皮肤粗糙、贫血、体质虚弱者应用。

笔者体会，玫瑰花是通过行气活血达到美容目的的。若情绪不佳、脸色暗淡或脸上长斑、月经失调、痛经等，都和气血运行失常有关，应用玫瑰花具有良好的治疗效果。气血运行正常，面色自然就会红润。一般认为此为气中之血药，临床配伍佛手后作用增强。所以当情绪不稳，忧郁过度，影响面部美观时，可以选用玫瑰花泡水饮服。在应用本品时不要与茶叶泡服，因茶叶中有大量鞣酸，会影响玫瑰花疏肝解郁的功效。

玫瑰花可疏发体内郁气，浓郁的玫瑰芳香具镇静与松弛的特性，可平衡滋润疲惫的肌肤、舒缓紧张的情绪，起到镇静、安抚、解郁的功效，尤其是在调经方面效果极佳。女性在月经前或月经期间的烦躁，可通过玫瑰花调经治疗。玫瑰花可促进新陈代谢，并可增添食物的清香。

笔者常将玫瑰花、佛手、香附、郁金四药配伍使用，用于治疗肝郁气滞病证，效果较单用好。

百合能养颜

百合为百合科植物百合的肉质鳞片。

百合味甘，性微寒。《金匮要略》曰："意欲食复不能食，常默默，欲卧不能卧，欲行不能行，饮食或有美时，或有不用闻食臭时，如寒无寒，如热无热，口苦，小便赤，诸药不能治。"此即为百合病。其病因是心肺阴虚内热，表现出神志恍惚不定，言语、行动、饮食和感觉失调等，可以用百合来治疗。张仲景也将百合配伍生地或知母应用。从现在的应用来看，百合用治诸如现代医学所云的神经衰弱有较好的疗效。中医里以药名来命名病名者，惟此百合一例。

百合还有一个重要特点，就是善于止涕泪，此说见于《名医别录》。在夏季，百合也是一味清热防暑、润肺滋阴的佳品。其与绿豆同煎，对预防痱子、治疗痱毒有一定疗效。将新鲜者捣烂外敷患处，可治淋巴结结核，尤其是破溃久不收口者，坚持使用常能奏效。野生百合加盐后捣烂敷用，能治疗皮肤疮痈红肿、无名肿毒。

百合具有安神作用，而睡眠不佳又是导致面部晦暗无神的重要因素。笔者体会，常食百合可增加皮肤的营养，具有美容减皱、促进皮肤新陈代谢的功效，能使皮肤变得细嫩、富有弹性，面部皱纹逐步减退，达到防治皮肤病的目的。百合尤其对各种发热病愈后面容憔悴、长期失眠多梦及更年期的妇女容颜光泽的恢复有较强的作用，故有百合嫩肤益颜色的说法。百合能清心肺之热，所以对心火肺热引起的某些影响美观的皮肤疾病，如痤疮、面部湿疹、皮炎、疮疖等，也有一定的防治作用。现在临床用其美容，即因其具有养颜作用。

百合以个头大、味甘为优。用百合与粳米等煮粥吃，治疗体热烦躁、喜怒无常、热病后出现的神志恍惚、胸中不适、难以入眠等证。秋季天气比较干燥，出现口干舌燥、咽喉不适、声音嘶哑等时，亦可用百合与粳米煮粥食用。若血尿酸偏高，亦可食用百合。

天花粉悦泽人面

天花粉为葫芦科植物栝楼或日本栝楼的块根。天花粉用的是栝楼的块根，为什么将根又称为粉呢？因为在唐宋时代多将其加水研磨过滤澄粉后入药，故名。从目前的使用来看，一般是不将其研磨的，故云瓜蒌根则更为准确些。天花粉以色洁白、粉性足、质细嫩、体肥满者为佳，色棕、纤维多者为次。

天花粉味甘、微苦，性微寒。其主要作用是清热生津，治疗口唇干燥，以及乳痈发背、痔瘘疮疖，能排脓生肌长肉，消仆损瘀血。现主要用其清胸胃之烦热，生津，排脓。在排脓方面，未成脓者可使之消散，已成脓者可使之排出。

笔者体会，天花粉具有美白作用，凡面色晦暗无光泽宜选用本品。如《新修本草·卷八》载天花粉能"悦泽人面""作粉如作葛根法，洁白美好"。如果面部晦暗，皮肤颜色不靓，或者面部长有痘疮、脓包者，可用天花粉研末并用鸡蛋清调和后搽于面上约30分钟，如觉得皮肤太紧可缩短为10~15分钟，之后用温水清洗。此方具有清热消肿的作用，适用于暗疮红肿或面部经常长疮疖者。将天花粉作为内服药使用，配伍具有美容作用的冬瓜仁、薏苡仁、刺蒺藜、僵蚕、白蚤休等，效果更好，尤其是对因痤疮留下的痘印或面色晦暗者效果好。

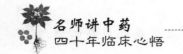 ## 白扁豆洁面润肤

白扁豆为豆科植物扁豆的成熟种子，因荚形扁命名，其种子多为白色，故又名白扁豆。

白扁豆味甘，性微温。李时珍云扁豆为"脾之谷"。扁豆以饱满、色白者为佳，其作用平和，作药用者是成熟的种子，作为食用的是未成熟而带有荚壳的嫩扁豆。在补脾、健脾方面多作为辅助药物使用。若小儿病人，可以单用此药研末后内服。本品食用时可以炒吃，也可将种子与米同煮服食，能开胃健脾，促进食欲，同时也可治疗泄泻等病证。白扁豆补气之力虽不及人参、白术、黄芪等药，但其补中寓行，补而不滞。夏天多吃些白扁豆，有调和脏腑、益气健脾、消暑化湿之功，用于脾虚湿滞所致的食少、腹满、便溏或泄泻、舌苔厚腻等，还可用于脾虚湿浊下注所致的白带过多等症。

笔者体会，白扁豆洁面润肤，古今均用其制作面膜，有祛斑增白之

效，因此可以作为美容药物使用。中药中具有"白"字的药物多有美容效果，白扁豆是其中之一。中医美白用药的途径有内服、外用两种。一般要坚持用药一段时间后才能显示效果。中药美白就是按照中医理论，调理脏腑、平衡阴阳。目前采用的治疗方法有活血化瘀法、疏肝理气法、温阳补肾法等。从内服用药来说，根据辨证论治，中药美白以治本为主，毒副作用小，疗效也相对稳定。其特点是慢调细理，通过调节脏腑功能，从而改善皮肤的质地，故中药美白不能追求速度。从外用美白来说，保养只能解决局部皮肤表皮层，可以暂时达到美白的效果。要根本解决皮肤问题，还需要内在调节。所以，要改善皮肤色泽，可以采用内服与外用相结合的方法，如此方能达到综合治理的目的。皮肤护理尤以调理脾胃为主，因白扁豆能健脾，故常作美白药物使用。

冬瓜仁为美白要药

冬瓜仁为葫芦科植物冬瓜的种仁。

冬瓜仁味甘，性寒。《神农本草经》记载冬瓜仁"主令人悦泽，好颜色"。《名医别录》云："可作面脂，令悦泽。"其作为美容之品，可以内服，也可以外用。《本草纲目》收载《肘后方》的一张冬瓜子美容方，即取冬瓜子（去壳）150 g，桃花120 g，白杨皮100 g，研细，和匀，每次饭后服3 g，连服，可使皮肤红润白净。现在的用法是将冬瓜子煎水饮服。炒熟久服之，令人润肤驻颜，轻身耐老。故冬瓜仁美容效果很好。《太平圣惠方·卷四十》载："桃花、冬瓜仁各一两，捣筛为末，以蜜调敷之。"其具有治疗面皯的作用。

笔者体会，冬瓜仁驻颜悦色，祛斑增白，轻身减肥，为美容常用药。取冬瓜仁美白，需要大剂量使用。其常用量在40 g以上，煎水内服，无不良反应。若嫌麻烦，也可以直接用冬瓜仁泡水饮服。若治疗黄褐斑，可以用冬瓜仁适量水煎，煮沸后取出曝晒干，反复3次，清酒浸泡一昼，再曝晒干后碾成细末，每日吃一匙。此方可悦泽皮肤。若因为痤疮致面部痘印明显，影响美观，在治疗痤疮时加用冬瓜仁，能促使痘印消退。若将冬

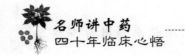

瓜仁晒干，研细末，每晚临睡时，取适量与水调和，涂洗面部，也有消色斑、润肤的作用。

笔者临床治疗面部晦暗、黄褐斑者，常将冬瓜子、茯苓、薏苡仁、天花粉、刺蒺藜、百合、葛根、山药、僵蚕、白蚤休同用，具有良好的美白效果。

刺蒺藜亦能祛风美白

刺蒺藜为蒺藜科植物蒺藜的成熟果实。蒺，疾也。藜，利也。其刺伤人，故名。

刺蒺藜味苦、辛，性平，有小毒。《名医别录》将刺蒺藜的作用总结为主治身体风痒，比较符合临床。《药性论》云："治诸风病疬，疗吐脓，去燥热。"现在临床主要用其治疗风痒。风性轻扬开泄，为百病之长。风邪侵袭人体，容易导致腠理开泄，进而导致风疹、风团、瘙痒难忍。刺蒺藜虽祛风作用不强，但对此却有效果，如痤疮、荨麻疹引起的瘙痒，加用刺蒺藜治疗有效。

刺蒺藜亦名白蒺藜，作用较平和，现有本草书认为其有毒，但临床上使用常规剂量是安全的。由于刺蒺藜一身带刺，有四通八达之意，故常用其通络，尤其是通乳，或疏通经络以疏肝解郁，治疗胸胁胀痛。现在治疗乳腺增生即将刺蒺藜作为常用之品。

笔者体会，刺蒺藜具有较强的美白作用，可用于治疗面部的黑斑、晦暗，尤其是当皮肤出现瘙痒时，应用此药具有较好的效果。因此，本品治疗痤疮、扁平疣、蝴蝶斑均有效果，一般是将其作为内服药物使用。笔者尤其喜用此药配伍冬瓜仁，因冬瓜仁也是美容要药。临床使用刺蒺藜并无不良反应。

茯苓健脾祛湿美白

茯苓为多孔菌科真菌茯苓的菌核，多寄生于松科植物赤松或马尾松等树根上。因其由松之神灵之气伏结而成，故谓之伏灵，因传写之讹，为伏苓，现作茯苓。

茯苓味甘、淡，性平。其特点是利尿不伤阴，健脾不滋腻，性质平和，补而不峻，利而不猛，既能补正，又可祛邪，无伤正之弊，故能补能泻，标本兼顾，既可以作药物使用，又可以作食物食用。凡治脾虚病证为首选之品。历代医家认为，凡用茯苓，其目的在补不在泻，故四君子汤用此。但茯苓之作用，在于泻不在于补，所以现在的中药书中均将茯苓作为利水药看待。其作用机制是通过利水使清升浊降、下行外出，而心脾肾三脏得以补益也。所以有茯苓淡而能渗、甘而能补、能泻能补、两得其宜的说法。

茯苓为治痰主药。所谓痰之本，水也，茯苓可以利水；痰之动，湿也，茯苓可祛湿。其化痰之功实与利水渗湿有关。然则利水渗湿之品，并非均能化痰，而茯苓之用，亦有所特殊者，所以苓桂术甘汤中用了茯苓利水以除痰。痰和饮只是概念的不同，饮者质地清稀，痰者质地稠浊。茯苓健脾利湿，祛饮，也就能够化痰，所以茯苓能够治疗痰饮病证。水湿上犯也可以引起面部不美观，故通过茯苓利水渗湿之功也能达到美容效果。

茯苓虽是利水药，但也能生津液，如《神农本草经》载茯苓治疗"口焦舌干"，《名医别录·上品》云其"止消渴"，张元素云其"止渴"，李杲云其"生津"等。其乃渗湿之品，何由使津生？概其甘淡渗湿，健脾，湿去脾运则气得周流；又膀胱乃津液之府，气化出焉，气得周流则津液亦随气化而生矣。所以李时珍解释"茯苓气味淡而渗，其性上行，生津液，开腠理，滋水之源而下降，利小便"。取此特点一般剂量较大。茯苓通过利水活津，又可以治疗消渴病，使津液流动达到治疗目的。另外，六味地黄丸配伍茯苓也是可以治疗消渴病的。

笔者体会，茯苓具有较强的美容、祛斑增白、润泽皮肤的作用，尤其是治疗面部黑斑、蝴蝶斑、黄褐斑、痤疮愈后留下痘印、晦暗有效。若需美白、祛面斑，可以将白茯苓、白僵蚕等量，共研细粉，以面粉、蜂蜜调敷面部。水湿上泛，会影响面部美观，导致色素沉着、面色晦暗，使用茯苓则可以靓肤，故历代医家均将茯苓作为美容之品使用。

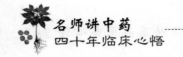

僵蚕美白效果好

僵蚕为蚕蛾科昆虫家蚕的幼虫感染（或人工接种）白僵菌而致死的干燥体。蚕病而死，死而不朽曰僵，故名僵蚕；因其色白，也名白僵蚕。

僵蚕味咸、辛，性平，具有美白作用，这在古代许多本草书中有记载。其既可以外用，也可以内服。

取僵蚕美白之效，可靓肤、祛斑，主治面色暗、无光泽，及粉刺之证，可以单用或配伍应用。其能消除老年斑、色素沉着，笔者验之于临床，确有效果，方法如下：将炒僵蚕研末后装入胶囊内服，连续服用，每天应限制在 5 g 以内；或将僵蚕配伍其他药物一起煎煮后服用，一般每天 15 g 左右。另外，将生鸡蛋置于 45 度左右白酒中，7 天后取出，取蛋黄与研末之僵蚕调匀后，外敷于瘢痕处，可以消除局部轻微瘢痕。本校一学生因刀伤致前臂留下伤迹，天热时不敢穿短袖衣服，因暴露部位影响美观。笔者在授课中将此方法介绍给该同学试用，结果其瘢痕逐渐减轻，色素沉着变淡，不仔细观察难以发现局部曾有伤迹。将僵蚕研粉后，与面粉调成糊状，外敷面部能嫩肤。若每晚用此敷脸，有祛除黄褐斑、老年斑、晒斑的功效，同时也能消瘢痕。

在中药中，一些命名上带有"白"字及一些颜色为白色的药材，多具有美白作用，如白僵蚕、白茯苓、白芷、白术、白及、白果、白扁豆、白蒺藜、百合、葛根、山药、天花粉、薏苡仁等。

多年前，笔者用一首自拟的经验方薏苡仁消痤汤（见"薏苡仁"条）治愈本校一患痤疮的女生。因该生面部留有痘印和色素沉着，需美白，于是在方中加用了僵蚕。该生服药以后，不仅痤疮治愈，痘印也逐渐消退。且其自述服药后胸部有些发胀，不久之后胸部较前丰满。笔者乃仔细推敲处方中的药物，偶然发现方中僵蚕具有丰乳作用。后在临床上给年轻女性治病时，多有意加用之，结果不少病人自述服药之后，胸部较前丰满，但身体并不长胖。于是我总结了一首丰胸的方子，命名为僵蚕丰胸汤，选用当归 15 g，川芎 10 g，鸡血藤 30 g，僵蚕 20 g，制首乌 15 g，葛根 15 g，橘络 15 g，刺蒺藜 15 g，香附 10 g，沙苑子 10 g，菟丝子 10 g，白芷 10 g，路路通 30 g。该方有促进第二性征发育的作用，主治乳房偏小、胸部曲线不明显，另还可治性情乖戾者。使用方法是水煎服，也可以做成膏剂、丸剂应用。若只需丰胸者，也可以将僵蚕研末装入胶囊吞服。对于需要丰乳者，应选用疏肝、活血、补气之品，尽量不用峻补肾阳之品，以免导致阳亢。一般胸部较平者身体多比较虚弱，可以服用党参、黄芪之类的药物。

赤芍消痘印

赤芍为毛茛科植物芍药或川赤芍的根。

赤芍可清热凉血、活血化瘀、清泻肝火，故在治疗血热病证方面，常将其作为首选之品。其配伍牡丹皮后作用增强。本品尤以清肝热作用较强，如丹栀逍遥散中芍药即多选用赤芍。赤芍、牡丹皮均能活血化瘀，用于血瘀经闭、痛经、跌打损伤，常配伍应用，如温经汤、桂枝茯苓丸、《医林改错》之膈下逐瘀汤。二者对于跌打损伤所致疼痛具有良好的止痛效果，故历代将二药作为治疗瘀血病证的要药。相比较而言，赤芍作用强。二药均清热凉血，用于热入营血之吐血、衄血、斑疹，常同用，如犀角地黄汤。二药凉血不留瘀，活血不动血。

笔者体会，赤芍消除痤疮有效，特别是对于因患痤疮后留下色素沉着、痘印难消者，应用本品时配伍紫草、凌霄花后，作用会更强一些。赤白芍配伍应用时，笔者的体会是白芍的剂量应略大一些，如赤芍 10 g，白芍 15 g，这样白芍可以制约赤芍的行散特性。

木贼为眼科疾患常用药

木贼为木贼科植物木贼的干燥地上部分。

古代本草认为木贼能治疗汗斑、粉渣，即是说其具有美容作用。通过多年的临床实践，笔者认为木贼的确能美容，对于面部疾患如痤疮、扁平疣、蝴蝶斑、眼眶发黑等有较强的治疗作用。其配伍香附、板蓝根、薏苡仁后，作用加强。

笔者临床体会，木贼的作用与菊花很相似，均能疏散风热、退翳明目，为治疗眼睛疾病的常用药物，但菊花的作用更强。菊花清热作用不强，但因为具有甘味、口感好，所以是治疗外感表证的常用药物，而木贼在临床上极少用于外感表证。在清肝明目方面，菊花乃是明目要药，而木贼作用也很强，如《本草求真·卷四·木贼》云其"为去翳明目要剂"。所以，木贼为眼科疾患常用之品。

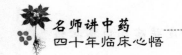 紫花地丁善治疗毒

紫花地丁为堇菜科植物紫花地丁的全草。因主根较粗、较长，地下根如钉，故名地丁；又因开紫色花，故名紫花地丁。

李时珍认为紫花地丁主治"一切痈疽发背、疔肿瘰疬、无名肿毒恶疮"。紫花地丁、蒲公英均能清热解毒，消痈散结，用治热毒疮疡，为治疮痈肿痛的要药，单用即可取效，鲜品疗效更佳，二药配伍应用效果更好，如五味消毒饮。蒲公英以治疗痈疮为主，尤长于治疗乳痈，为乳痈要药，内服、外用均可。紫花地丁凉血消肿，入血分，以治疗疔毒为主。若气分病证用蒲公英，血分病证用紫花地丁。痈肿用蒲公英，疔毒用紫花地丁。使用二药时剂量相对较大。

笔者临床体会，紫花地丁解毒作用强，尤其在治疗疔毒方面作用尤为突出。鲜紫花地丁既可捣汁内服，也可捣烂外敷，还可与其他清热解毒药如蒲公英、金银花、连翘等合用。疮疡痈疖疔毒多为热毒所致，主要采用清热解毒之法治疗，紫花地丁内服、外用均可。

乌梢蛇治顽痹

乌梢蛇为游蛇科动物乌梢蛇除去内脏的全体，其身体为乌色，梢谓事物末尾也，故名。

瘙痒与风有密切的关系，而乌梢蛇的祛风作用强，所以为治疗瘙痒常用药。《医说·卷三·诸风·蛇坠酒罂治风》载："商州有人患大风，家人恶之，山中为起茅舍。有乌蛇坠酒罂中，病患不知，饮酒渐差。罂底见蛇骨，方知其由也。"

　　蕲蛇、金钱白花蛇、乌梢蛇皆走窜，通络止痉，祛风止痒。其特点是善行而无处不到，外达皮肤，内通经络，透骨搜风。凡内外风毒壅滞之证皆宜，用于风湿痹痛之顽痹、麻木拘挛、中风口眼㖞斜、半身不遂、风疹瘙痒、恶疮、疥癣、急慢惊风、破伤风之抽搐痉挛，尤以善治病久邪深之风湿作用最强。其作用以金钱白花蛇最强，蕲蛇次之，乌梢蛇又次之。三者的作用基本相似。①蕲蛇为大白花蛇（五步蛇）的干燥全体，传统以湖北蕲春所产者为道地药材。②金钱白花蛇又名银环蛇，为银环蛇的幼蛇干燥全体。③乌梢蛇性平无毒，力较缓。

　　笔者临床体会，乌梢蛇为治疗顽固性瘙痒病证的要药，可入汤剂、丸剂、酒剂等。其祛风作用虽不及蕲蛇、金钱白花蛇强，但更习用，对于风湿痹痛亦是常用之品。可用其泡酒饮服，一般用 45 度左右白酒，以能淹过蛇体为度，浸泡半个月后可以饮用。每日服 10 ml，一日 2 次。

第九讲　肿瘤疾病用药心悟

中医学认为，精神过度紧张、忧郁，或者外邪侵犯，以及机体衰老、饮食起居的影响等，均可引起体内气血郁结瘀滞，最后诱发肿瘤。

笔者体会，治疗肿瘤尤以活血消癥为大法。采用内服与外敷相结合的方法，内外夹攻，以消癌瘤。内服以扶正固本、活血化瘀、化痰散结、清热解毒为大法，若进行手术或化疗、放疗后，应以纠正体内的阴阳平衡、增强机体抗病能力、抑瘤消癌为主；外敷以求以毒攻毒、化瘤散结。若进行了手术再用中药治疗，则应时时顾护正气，不可孟浪投药，只顾攻毒。

山慈菇尤善治食管癌

山慈菇为兰科植物杜鹃兰、独蒜兰或云南独蒜兰的干燥假鳞茎。前者习称毛慈菇，后二者习称冰球子。慈菇一株有多个鳞茎，如慈姑之乳诸子，故以名之。

山慈菇味甘、微辛，性凉，具有很强的清热解毒作用，尤其善治痈肿疔毒、瘰疬结核。内服、外敷均可，凡一切热毒病证均可以选用。

山慈菇解毒散结，消肿抗癌，广泛用治乳腺癌、宫颈癌、鼻咽癌、肺癌、食管癌、胃癌、皮肤癌等多种癌症，尤以食管癌多用，应大剂量使用。若平时吞咽不利，也是可以使用山慈菇的。

石见穿乃抗癌首选之品

石见穿为唇形科植物华鼠尾草的全草。此药用于治疗腹胀、水肿、癌肿效果很好，寓意服药后犹如"水滴石穿"，故名。

石见穿味辛、苦，性微寒，可以用于多种癌肿，抑制肿瘤生长，调节免疫功能的活性，为目前临床上治疗癌肿的首选药物。

笔者体会，石见穿治疗癌肿使用剂量一般为 30～60 g，还可以加大剂量。治疗各种癌肿，可以用石见穿 60 g 直接泡水饮服，配伍其他抗癌之品如菝葜、莪术等应用，效果较好。笔者曾治疗一例胡姓女性病人，72岁，肠癌手术后又导致肝转移、胃转移，医生建议进行化疗、放疗，否则难以生存 3 个月。病家因惧怕不良反应，坚决不做化疗、放疗，改用中药治疗，笔者为之处方：黄芪 60 g，红景天 30 g，绞股蓝 30 g，生晒参 15 g，石见穿 30 g，菝葜 30 g，灵芝 30 g，生地 15 g，石斛 15 g，麦冬 15 g，玄参 15 g，黄精 15 g，莪术 15 g，三棱 15 g，白花蛇舌草 30 g，龙葵 15 g，延胡索 15 g，莱菔子 15 g，陈皮 10 g，法半夏 15 g，茯苓 15 g，炒三仙各 15 g，鸡内金 15 g。熬制清膏，每天服 3 次，每次 1 汤匙。连续服用半年膏方后复查，所有指标恢复正常，之前的医生不信，遂将原来的检验结果及数据从电脑中调出进行比对，确认无疑。病人本人现状也的确无异常。由此看出，中药确有抗癌作用。此方即是在红蓝黄白强身汤（见"八月札"条）的基础之上加减药物而成。方中的石见穿必不可少。

白花蛇舌草为"广谱抗癌药"

白花蛇舌草为茜草科植物白花蛇舌草的全草，其叶片长，像蛇的舌状，开小白花，故名。

白花蛇舌草味微苦、甘，性寒。白花蛇舌草使用历史不长，在清热解毒方面主要是治疗痈肿疮毒。其作用与蒲公英、鱼腥草基本相似，均能清热解毒、利湿通淋，治疗热毒病证、湿热病证，只是适应证方面略有不同。蒲公英偏于消乳痈，鱼腥草偏于消肺痈，而白花蛇舌草偏于消内痈，尤其是肠痈。白花蛇舌草是治疗外痈、内痈常用品，一般应配伍用药。治疗外痈可以将鲜品捣烂后外敷。从解毒方面来看，白花蛇舌草以治疗毒蛇咬伤为常用。谚语云："有了白花蛇舌草，不怕长虫咬；认得白花蛇舌草，

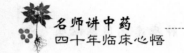
桶粗的蛇也能捞。"治疗毒蛇咬伤时，可单用白花蛇舌草鲜品捣烂绞汁内服或水煎服，渣敷伤口；亦可与半边莲、紫花地丁等同用。

现临床用白花蛇舌草治疗黄疸型肝炎、乙型肝炎以肝经湿热蕴久成毒为主，表现为胁肋胀痛、口苦纳呆、呕恶腹胀、小便短赤者，取其清热利湿之功，疗效明显。因湿热所致的尿频、尿急、尿痛，在辨证用药的同时使用白花蛇舌草，疗效也很明显。对急性扁桃体炎、前列腺增生、乳腺增生、子宫肌瘤、湿疹、小儿肺炎、阑尾炎等的治疗，可单味使用白花蛇舌草水煎服，或开水冲泡，代茶饮，一般剂量较大。由于白花蛇舌草有利尿作用，现用其治疗蛋白尿有效，临床可以配伍续断、黄芪应用。

白花蛇舌草具有抗癌作用，从现在的使用情况来看，其可以治疗多种癌症，如肺癌、肝癌、食管癌、胃癌、膀胱癌、乳腺癌、淋巴肉瘤等。临床上将其作为治疗癌肿常用之品，配伍半枝莲后作用加强。套用一个西医说法，白花蛇舌草、半枝莲为"广谱抗癌药"。治疗癌肿病证，二者在使用时剂量要偏大，且白花蛇舌草的剂量应大于半枝莲。白花蛇舌草、蒲公英、鱼腥草、白英、猪殃殃、半边莲、半枝莲均有清热解毒、利尿消肿的作用，亦能用于癌肿者，在抗癌方面以白花蛇舌草用之较多。

守宫能抗癌

守宫为守宫科动物无疣壁虎的干燥全体。守宫就是壁虎，亦名天龙、蝎虎。

守宫味咸，性寒，有小毒。传统以守宫治疗风证，如惊厥、惊风、瘫痪等。守宫在古代被认为是五毒（蛇、蜈蚣、蝎子、蟾蜍、守宫）之一，何以认为其为五毒之一呢？古人认为守宫极淫，喜水，每遇水则交，若人饮用了此水就会中毒死亡。如果皮肤接触守宫尿液，吸收后会导致中毒，轻则水肿、出血、坏死，重则呼吸衰竭而死亡。因此，古时将其列入五毒之一。民间流传守宫之尿甚毒，入眼则瞎，入耳则聋，滴到人身上就会引起溃烂，而人吃了守宫爬过的东西便会中毒死亡。故捕捉守宫时不可不慎。从现代对其作用的认知来看，守宫的水溶液对人体肝癌细胞有明显的抑制作用。守宫以蜘蛛为食，解毒治风力量强，故用于治疗恶性肿瘤。守宫的血清体外试验表明可抑制食管癌细胞的生长，体内试验表明可抑制小鼠肉瘤的生长。

笔者体会，守宫治疗癌肿确有疗效。治疗食管癌，可用守宫与米适量炒至焦黄，研成细粉，分次以少量黄酒调服。也可以将守宫 50 g、泽漆 100 g，用黄酒 100 ml 浸泡 5～7 日。每日饮用 3 次，每次 25～50 ml。守宫在常规临床用量时，安全可靠。其也用于治疗肠癌、原发性肝癌、肺癌等。笔者临床治疗肿瘤，常将守宫、蟾皮配伍同用。

青皮散结作用强

青皮为芸香科植物橘及其栽培变种的幼果或未成熟果实的果皮。李时珍曰："青橘皮乃橘之未黄而青色者，薄而光，其气芳烈。"

青皮味苦、辛，性温，主气滞，消食，破积结及膈气。青皮破滞削坚，皆治在下之病。有滞气则破滞气，无滞气则损真气。凡体内坚结病证皆可以选用此药。治疗胁下积块一般将青皮作为首选之品。

青皮的作用部位主要在肝胃，行气力量强，主治气滞重证。古代本草记载有"陈皮治高，青皮治低"的说法，就是指青皮所治疗病证的部位要较陈皮靠下一些。陈皮主治肺脾病证，青皮主治肝胃病证。青皮善治肝气郁滞所致的胁肋胀痛、乳房肿痛、胁下肿块、小肠疝气、食积痰滞所致胃脘腹部疼痛、食少嗳气。因其行气力强，故曰破气。

青皮破气力量强，治疗肝硬化、肿块、肝炎所致胁肋疼痛作用强。除治肿瘤外，其使用剂量不宜太大。若郁滞较盛者，用此药疏肝作用强。在疏肝方面，青皮作用强于香附。青皮主要治疗气分的病变，有的中药书中云其治疗癥瘕，而癥瘕多为血分病证，所以青皮也是治疗血分病证的，但其治疗血分病证又不及郁金、姜黄等作用的部位深。若治疗气滞重证选用青皮效果佳。由于青皮散结作用强，故多将其用于治疗乳腺疾病，如乳腺增生、乳腺肿瘤。笔者的一首治疗肿瘤疾患的经验方红蓝黄白强身汤（见"八月札"条）就选用了青皮。笔者治疗乳腺结节、乳腺增生、肝郁气滞

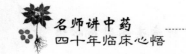
证，将青皮、八月札配伍同用，散结作用更强。

莪术抗肿瘤作用极强

莪术为姜科植物蓬莪术或温郁金、广西郁金的根茎。

莪术味苦、辛，性温。唐代《药性论》云莪术"破痃癖冷气，以酒醋磨服"。莪术以破血行气之功见长，又能消食。《大明本草》谓："（莪术）治一切气，开胃消食，通月经，消瘀血，止仆损痛，下血及内损恶血。"特点是专攻气中之血，主破积消坚，有星移电闪之能，祛积聚癖块、经闭血瘀、仆损疼痛。其可通过活血作用而治疗癥瘕积聚，但非重剂不足以祛癥。现用其抗癌，作用极强。有人认为莪术作用强，而且不伤正气。

笔者体会，莪术所治疗的病证主要是血分病证，为破血之品，故治疗癥瘕病证作用强。现在治疗肝癌、胃癌等多种癌肿，均将莪术作为首选之品。元代王好古认为莪术有益气作用，虽现在不将其作为益气之品看待和应用，但其也不伤正气。莪术抗肿瘤常与三棱同用。三棱虽抗癌作用不及莪术强，但也能破气破血，故同用可以加强药力。莪术也能消积止痛，在治疗脾胃病方面，适量加入莪术，无论是缓解症状还是调节脏腑功能，疗效甚为可观，尤其是胃胀突出时加用之，可以开胃化食，帮助消化。

菝葜乃抗癌常药

菝葜（bá qiā）为百合科菝葜属植物菝葜的根状茎。菝葜又名金刚藤。《本草纲目·卷十八·菝葜》说"其根甚硬"，所以又称铁菱角。

菝葜味甘、酸，性平。菝葜利小便，散肿毒，主治腰背寒痛、风痹。历来将其用治关节疼痛、肌肉麻木、水肿、淋病、疔疮、肿毒等。现在临床主要用其抗癌。

李时珍认为，菝葜的作用与萆薢相似。但现在临床应用时，萆薢偏于治疗小便异常，而菝葜主要是用来抗癌，需要大剂量使用。从临床应用来看，用其治疗胃癌、直肠癌、胰腺癌、恶性淋巴肉瘤等，能使癌肿缩小，病人生存期延长。对于炎症肿痛，菝葜的治疗效果也很好。在用法方面，可以入煎剂，也可以大剂量熬膏应用。

笔者体会，菝葜为抗癌药，同时具有增进食欲、减少呕吐，以及利尿消肿、增强体力等多方面的作用。此药使用时一般剂量较大，多在 30 g 以上，若剂量小则作用不明显。笔者治疗肿瘤疾患的经验方红蓝黄白强身汤（见"八月札"条）即选用了此药。笔者治疗肿瘤时将石见穿、菝葜同用，且量大，作用更强。

黄药子外用治瘿瘤作用强

黄药子为薯蓣科植物黄独的块茎，又名黄独。

黄药子味苦，性寒，有毒。黄药子为治疗瘿瘤要药，主要作用的部位是颈部。根据其使用特点，凡颈部肿胀、疼痛、结块，即现在所说的甲状腺疾病，包括甲状腺腺瘤、甲状腺囊肿、甲状腺功能亢进、甲状腺癌等多种疾病，皆以其为首选治疗之品。因此在表述此药作用时，多云其具有消痰之功。所消之痰，通常指肺窍以外的痰，即广义之痰，包括痰包、痰核、瘿瘤、瘰疬等。

黄药子有毒，尤其是对肝脏有损害，作内服药使用时剂量不能太大，以免对人体造成伤害。李时珍有一首治疗天疱疮的方剂，是用"黄药子末，搽之"（见《本草纲目·卷十八》）。也就是说，其外用效果好。现多用其治疗甲状腺部位的癌肿，以及消化、呼吸系统肿瘤。

笔者体会，以黄药子外敷治疗甲状腺肿大，效果良好。笔者有一首经验方，名甲状腺外敷散：姜黄 50 g，白蚤休 50 g，黄药子 50 g，延胡索 50 g，大黄 50 g，三棱 50 g，莪术 50 g，天花粉 50 g，乳香 50 g，没药 50 g，细辛 30 g，樟脑 20 g，肉桂 20 g。将上述药物一起研末，每次取适量，以红醋调成糊状后，外敷局部。每次外敷一般不要超过 3 小时，若时间过长，会导致局部皮肤瘙痒、破溃，并影响随后用药。若已经出现皮肤破溃，应停药，待皮肤转为正常后再用药。切忌一次外敷时间过长。此方具有活血化瘀、散结止痛的作用，也用于其他部位的肿块，如痰核、包块、瘰疬。全方重在促进气血的运行，以达到消除肿块之目的。

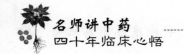 蜈蚣抗癌，为治噎膈首选之品

蜈蚣为蜈蚣科动物少棘巨蜈蚣的干燥体。

蜈蚣味辛，性温，有毒。以蜈蚣抗癌，见于张锡纯《医学衷中参西录·药物·蜈蚣》，其记载："有病噎膈者，服药无效，偶思饮酒，饮尽一壶而病愈，后视壶中有大蜈蚣一条，方悟其病愈之由不在酒，实在酒中有蜈蚣也。"中医学所谓的噎膈，相当于西医的食管癌、胃癌。受此启发，将蜈蚣晒干研末，每天服 2～3 条，用治食管癌、乳腺癌、皮肤癌、鼻咽癌、结肠癌、宫颈癌、肝癌等，有一定疗效。

临床上可以用蜈蚣治多种癌肿，而根据张锡纯的认识，蜈蚣为治疗噎膈的首选之品。笔者在临床上治疗乳腺癌时也常常选用蜈蚣，因其止痛作用较强。治疗其他癌肿，现也使用之。

蜈蚣祛风作用强于全蝎，在治疗内风证方面，主要是用于症状更重者，所以有蜈蚣治疗急惊风之说。如果抽筋的频率快、来势急迫，就用蜈蚣治疗；抽筋的频率慢，就用全蝎治疗。从临床使用来看，蜈蚣在治疗风湿痹痛方面作用很强，对于顽固性风湿痹痛，以疼痛较重者效果好。在治疗风湿痹痛时，如果病程短、病情轻，则不宜轻易选用此药，以免引邪入络，而导致病情久久难愈。笔者初学中医时，曾治疗一风湿病人，见其服药 5 剂无疗效，乃求教于一年长中医老师，老师建议我在原方中加用 2 条蜈蚣。照此法开方 5 剂后病人即高兴地告知，效果非常好。自此笔者在治疗风湿日久之风湿病痛时，乃加用蜈蚣，多能收效。蜈蚣、马钱子均为治疗风湿顽痹之药，但使用蜈蚣更安全。另外，用蜈蚣加盐浸油，取油擦小儿秃疮，疗效颇佳。以蜈蚣加茶叶同敷患处，可治瘰疬。

蜈蚣虽有很好的医疗作用，但其毒性也不容忽视。若被蜈蚣咬伤，其毒液会由毒沟注入人体引起损害，如红肿刺痛、局部坏死、发热、头昏、头痛、恶心、呕吐，严重者甚至会昏迷。蜈蚣的毒液为酸性，被咬后应立即用碱性溶液清洗。人乳汁治疗蜈蚣咬伤的效果很好。若轻证可用人乳汁

直接涂在咬伤部位。蜈蚣最喜吃鸡毛，诱捕蜈蚣时可将鸡毛埋在土壤松散干燥处，等其来觅食即可设法捕捉。但蜈蚣也最怕鸡，若听到鸡叫，甚至会被吓死。现在临床应用本品时一般是每次 1～3 条。李时珍云："设或过剂，以蚯蚓、桑皮解之。"意思是说，若因使用蜈蚣剂量过大导致中毒，可用地龙、桑皮解。或者在使用蜈蚣时，配用此二药，则安全一些。

第十讲　妇科疾病用药心悟

妇科疾病常见月经不调、痛经、带下等。结合中医辨证来看，此类疾病选方用药多以疏肝解郁、活血通经为主。

笔者体会，治疗妇科疾病主要在于调理气血，但在临床中又以调气为主。气滞血瘀病证，起因多是气病，如肝气郁滞、气机不畅，继而导致血瘀，且女子情感细腻，容易情志郁结，从而导致气滞，故临床治疗此类疾病，除重在调气外，还应结合调血。只有气机顺畅，血瘀才不会发生。笔者尤其喜用佛手、乌药、山楂、木香等。

山楂乃调经要药

山楂为蔷薇科植物山楂的果实。果实未熟时呈淡绿色或黄绿色，熟时呈暗红色、黄褐色或红褐色，肉厚多汁。

山楂味甘、酸，性温。朱震亨在《本草衍义补遗·山楂子》云其"消食行结气，健胃催疮痛。治妇人儿枕痛，浓煎此药汁，入糖调服，立效"。以山楂治疗月经病变，尤以张锡纯最有体会，其用山楂煎剂冲蔗糖治疗青春期闭经，屡试屡验。

李时珍说："丹溪朱氏始著山楂之功，而后遂为要药。"朱震亨是金元时代人，山楂虽记载于《新修本草》，但自元代以后才广为应用。北山楂多为栽培，南山楂多为野生。北山楂果实较大，气香，味酸，以个大、皮红、肉厚者为佳，主要功用是健胃消积。南山楂果实较小，气微，味酸涩，多原粒入药，以个大、色红、质坚者为佳。二者均以核小肉厚者为佳。南山楂一般不作食用。山楂作为消食药物已为人们所熟知。传统认为山楂乃消肉食积滞的要药。根据现在的认识，山楂善于消脂肪类食积，麦芽善于消麦食积滞，谷芽善于消谷食积滞，鸡内金消一切食积。

生山楂乃治疗女子月经不调的要药，尤其是用治痛经作用强。可以将山楂、红糖适量，一同装入开水瓶中，以开水浸泡1小时后饮用，此对于缓解或治疗痛经具有良好的效果。现认为山楂还能促进子宫收缩，使宫腔血块易于排出，故能促进子宫的复原，且有止痛的作用。单用山楂煎水服就有效验。笔者有一首治疗月经病变的验方，命名为香附调经汤（见"香附"条），其中生山楂15 g乃必用之品。此方具有行气活血、调经止痛之功，主治月经不调、痛经、闭经、月经先后无定期，以及胸胁疼痛、胀满不适。水煎服，也可以做成丸剂、膏剂内服。方中山楂应该用生品，若用炒山楂则调经作用差。将山楂和荷叶泡水代茶饮，有降低血脂的作用，且可改善动脉粥样硬化，因而山楂在心血管防治方面有重要意义，现常被用作为减肥要药。在减肥瘦身方面，也要用生山楂。

香附为治疗妇科病首选之品

香附为莎草科植物莎草的干燥根茎。其根相附连续而生，故名。

香附味辛、微甘、微苦，性平。香附以莎草根之名最早记载于《名医别录》，以行气解郁为主要特点，故凡治气滞病证皆将其作为首选之品。但王好古《汤液本草·卷三·香附子》虽云香附治气的病变，却说其乃"血中之气药"。此所谓"血中之气药"，从字面上应理解为以入血分为主，兼入气分，但实际上，香附应为气中之血药才对。香附能总解诸郁，凡血气病多用之。李时珍评价香附"乃气病之总司，女科之主帅也""大凡病则气滞而馁，故香附于气分为君药，世所罕知，臣以参、芪，佐以甘草，治虚怯甚速也"。故临床上，香附以治气为主，治血为次。

香附是治疗肝经气滞的主药，为治疗"妇人崩漏、带下、月候不调、胎前产后百病"（李时珍语）之要药。临床凡治妇科疾病，皆以香附为首选之品。所以谚语讲"得了妇科病，挖点回头青"，此处回头青就是香附。香附为莎草科植物莎草的干燥根茎，将香附地上的叶片掐断，掐断处很快又会长出新的嫩叶，其叶片和生长特点很像韭菜。此药多用于女性病人，

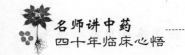

因为大抵妇人多郁，气行则郁解，故服之尤效。其实对于气郁之证，本品用于男子未尝不可。香附疏肝解郁，行气止痛。李时珍认为其"炒黑则止血"，也就是说，香附也是走血分之药，可以治疗出血病证，尤以治疗妇人崩漏为好，但必须炒黑。

笔者认为，香附应为气中之血药，非血中之气药，而郁金才是血中之气药。在治疗妇科疾病如痛经、月经不调时，如果将香附与郁金同用，疏肝解郁的作用会增强。也可以将二药配伍制成丸剂服用。若月经不调、痛经等，二药同用则可达到气血并调的目的。四制香附丸由酒、醋、姜汁、童便各取一份制成，有入气血的作用，可以治疗气滞血瘀痛经病证。

笔者体会，香附是一味性质平和的疏肝解郁药物，凡治肝气郁滞证为必选之药，笔者尤喜用此药调理肝气。香附疏肝作用较佛手平和。香附、郁金、佛手、玫瑰花配伍应用，疏肝解郁作用更强，笔者习惯将四药同用。治疗妇科月经不调、痛经、闭经，应以疏肝解郁为主。笔者有一首经验方，命名为香附调经汤，可以治疗多种原因之月经不调、痛经，此方组成：香附 12 g，郁金 12 g，当归 15 g，白芍 15 g，川芎 10 g，佛手 15 g，玫瑰花 12 g，生山楂 15 g，延胡索 15 g，乌药 10 g，枳实 10 g，木香 6 g。此方对于寒热虚实病证均可以使用。全方以行气为主，因为对青年女子而言，月经不调更多为气机阻滞所致。一般认为女子以血为本，但青年女子的月经问题，笔者认为主要还是气机不畅所致，故对其治疗应重在行气，兼用血分之药，使气机调畅，疼痛就会缓解。治疗痛经，笔者体会如下。①选药不能太猛烈，以选用药性平和者为宜，诸如生山楂、橘络、橘叶、佛手、玫瑰花等。一般不要轻易选用动物药物，如土鳖虫、穿山甲，只有当出现闭经等严重征象者方可用虫药。②除了严重的闭经外，药量不能太大，因为量大容易伤正气。尤其是生长发育期间的少女，不宜大剂量使用通经药。③经期不要服通经药，因为通经药多活血，会导致出血过多。

郁金乃治倒经要药

郁金为姜科植物温郁金、姜黄、广西莪术或蓬莪术的块根。因善解郁气而命名。

郁金味辛、苦，性寒。《新修本草·卷九》云郁金"主血积，下气，生肌，止血，破恶血、血淋、尿血、金疮"。认为其能治疗瘀血病证。张元素云其"凉心"，也就是说有凉血的特点。李时珍云："（郁金）治血气心腹痛、产后败血冲心欲死、失心癫狂蛊毒。"郁金的疏肝作用较强，为治肝郁病证之首选药物，配伍香附以后，解郁作用加强。有"郁金为血中之气药，香附为气中之血药"之说。香附药性平和，入气分，兼走血分，能疏肝行气、调经止痛，善治肝郁气滞之月经不调。郁金药性寒凉，主入血分，又入气分，活血凉血、行气解郁，偏治肝气郁滞、气滞血瘀之痛证，尤以血热兼瘀者为宜。故在调经方面，二药同用，作用更强。

郁金善治倒经。所谓倒经，指女子在来月经时，不是从下部出血，而是有规律地从上部出血，表现为鼻出血、牙龈出血、吐血、咳血等。这种情况多是血分有热，使得血液不循常道所致。因郁金清热凉血，故凡治因血热而致倒经以其为首选之品，但在语言表述方面，一般是不说郁金止血的。临床若见有女子出现周期性的上部出血，就应考虑为倒经。有些病人因上部出血而苦恼，通过各种检查又查不出任何原因，按照倒经治疗往往效果良好。治疗倒经，除选用郁金外，一般应同时配伍牛膝，以引热下行。

益母草为治经产病要药

益母草为唇形科植物益母草的地上部分。其功宜于妇人，故名。因乾属阳，坤属阴，妇人属阴，故益母草又名坤草。

益母草味辛、苦，性微寒。其最早记载于《神农本草经》，用来治疗瘾疹瘙痒，可作浴汤。通常所用益母草是刚开花时割取后晒干入药的。嫩益母草又称为童子益母草，有微弱的补血作用。益母草历来被作为治疗妇科疾病的要药，主治诸如月经不调、痛经、产后诸病，向有"妇科经产要药"之谓。其实益母草活血作用并不强，一般治疗血瘀病证并不多用。

益母草利水消肿，可治疗肾炎水肿，具有消蛋白尿的作用，主要作用

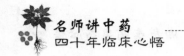

机制是通过活血化瘀，增加肾脏的血流量，改善血液的浓、黏、凝、集状态，从而消除炎症和尿蛋白，使肾脏恢复功能。

现在认为益母草有降压作用，主要适用于肝阳偏亢之高血压。天麻钩藤饮（天麻、钩藤、生石决明、山栀、黄芩、川牛膝、杜仲、益母草、桑寄生、夜交藤、朱茯神）有平肝阳、降血压之作用。其中方中所用的益母草，一般认为取其活血作用，而实际上此方中的益母草本身就具有降压作用。

益母草、茺蔚子均能活血化瘀、调经止痛，用于妇女月经不调、经闭、痛经、产后恶露不尽、瘀滞腹痛以及跌打损伤、瘀血作痛等症。茺蔚子为益母草的种子，主要用于肝热目赤肿痛或目生翳膜等症。二药在使用方面的区别是：益母草治疗经产疾病，主要是治疗实证；茺蔚子主要用于实中挟虚证。具体使用方面的区别是：根茎花叶（益母草）专于行，子（茺蔚子）则行中有补也。《本草汇言·卷三》云："益母草，行血养血，行血而不伤新血，养血而不滞瘀血，诚为血家之圣药也。"益母草配伍香附具有行气活血之功，治疗妇科疾病时常配伍应用。益母草因能利水消肿，故肥胖者也常选用。

笔者临床体会，益母草在调经方面配伍泽兰作用更强，在治疗肥胖症时亦常将益母草、泽兰同用，这样有利于利水消肿，以减轻肥胖。笔者认为此二药均为减肥药。

地榆善治血崩

地榆为蔷薇科植物地榆或长叶地榆的根。

地榆既能凉血止血，又能收敛止血，用于血热便血、痔血及崩漏、血痢等，作用部位主要在大肠，故尤以治疗便血多用。笔者临床体会，其对于崩漏的治疗效果也很好。苏颂《图经本草·卷七》云："古断下方多用之。"笔者有一首经验方黄芪止崩汤，由黄芪、升麻、三七、地榆组成，此方补气、活血、凉血、升提，专治妇科崩漏，能很快达到止血目的。《本草纲目·卷三十六·五加》甚至有"宁得一斤地榆，不用明月宝珠"

的说法。

另外，地榆也是治疗疮疡的良药，《本草纲目·卷十二·地榆》引杨士瀛语云："诸疮痛者加地榆，痒者加黄芩。"若疮疡而疼痛较重可以选用地榆。有"地榆烧成炭，不怕皮烧烂""家中有地榆，不怕烫伤皮"的说法。将地榆研粉，用麻油调成软膏，涂于创面，每日数次。也可将地榆焙干后研成极细粉末，将麻油或菜油煮沸，然后迅速投入地榆粉，搅拌使成糊状，盛于消毒缸内备用。用时将药糊直接涂于创面，可以很快形成一层厚厚的药痂，能起到预防和控制感染、消除疼痛、促进创面迅速愈合、促进新皮生长等作用。

黄芪善治崩漏

黄芪为豆科植物蒙古黄芪的根。

黄芪味甘，性微温。黄芪补益虚损，尤善治以气虚为主的病证。黄芪内托阴疽，为疮家圣药，又能无汗则发之，有汗则止之。

黄芪"为补气诸药之最，是以有耆之称"（《本草求真·卷一》），为常用的补气药物，也具有固表、托疮、利水等作用。近代医家张锡纯《医学衷中参西录·药物》指出："能补气兼能升气，善治胸中大气下陷。"黄芪的主要作用是补气升提，用于治疗气虚下陷的病证。从升举的力量看，黄芪要强于人参，但补气力量却不及人参。从临床应用来看，人参侧重于补脏腑气，所以气虚者多选用之；而黄芪主要是补益卫表之气，故为治肌表不固所致自汗、盗汗首选之品。黄芪通过补气治疗汗证，能外达肌表肌肉，固护卫阳，充实表分，固表止汗，用于多种虚证所致的津液外泄之汗证，故可以治疗自汗、盗汗。经常容易感冒的人，出汗过多，这是表虚不固所致，可用黄芪泡水饮。黄芪善治气虚水肿，现用其消除蛋白尿。若全身性的浮肿，或有些人虽无明显的浮肿，但肌肉松软，体型肥胖，犹如浮肿貌，患者常常自觉身体沉重，活动不灵活，关节重痛，就可以用黄芪补气消肿。

黄芪以补气见长，使气旺阳升，促进津液的生成与输布，从而达到生津止渴之目的，故可用于脾虚不能布津之消渴。现认为黄芪所含黄芪多糖具有双向调节血糖的作用。

一般情况下，黄芪用常用量，但在某些特殊情况下可以大剂量使用，如补阳还五汤；也可以先用少量，一般从15～30 g开始，后再逐渐加大剂量。

笔者体会，黄芪治疗崩漏应该大剂量使用。笔者有一经验方，命名为黄芪止崩汤：黄芪60 g，炙升麻10 g（注：高血压者减量），三七10～20 g，地榆炭30 g。以之治疗崩漏具有良好的效果。如刘某，45岁，诊断为子宫腺肌症，每次行经时出血如注，出瘀血块，继则漏下，绵延20余天。因出血日久而致面色苍白，周身无力，西医建议手术治疗，病人不愿接受手术，希冀中药调治。笔者乃予上方，很快达到止血目的。又如雷某，25岁，连续阴部出血60天，断断续续出血，面色苍白，周身无力，病家不愿用西药。乃投以上方，其中的三七用10 g。服1剂药血即止，又连续用方3剂，再无漏证。

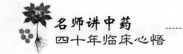

紫石英乃治不孕症要药

紫石英为氟化物类矿物萤石族萤石，主含氟化钙。采挖后，除去杂石。

紫石英温肾助阳，用于肾阳亏虚、宫冷不孕、崩漏带下，为治疗不孕症常用药。以紫石英治疗不孕症，首载于《神农本草经》，云："主心腹咳逆邪气，补不足；女子风寒在子宫，绝孕十年无子。久服温中，轻身延年。"后世根据其中谈到的治疗绝孕十年无子，用紫石英治疗不孕症，主要是取其温暖胞宫的作用。其对于排卵功能低下者，如排卵障碍性不孕、免疫性不孕、原发性不孕皆有良好的治疗效果，对促子宫发育也有作用。紫石英可促排卵，调节子宫发育。

笔者以五子衍宗丸、六味地黄丸加紫石英治疗不孕症，具有良好的效果。药物组成为：枸杞子15 g，车前子15 g，五味子10 g，覆盆子10 g，菟丝子15 g，沙苑子15 g，蛇床子15 g，王不留行12 g，熟地15 g，山药

15 g，牡丹皮 10 g，山茱萸 15 g，茯苓 15 g，泽泻 10 g，楮实子 15 g，韭菜子 15 g，莲子 15 g，女贞子 15 g，紫石英 30 g。此方共有十二"子"，能温暖胞宫，促进受孕。

丝瓜络善通乳络

丝瓜络为葫芦科植物丝瓜的干燥成熟果实的维管束。丝瓜络犹如网络，纵横交错，故名。

丝瓜络味甘，性平。李时珍《本草纲目·卷二十七》云："丝瓜老者，筋络贯串，房隔联属，故能通人脉络脏腑，而祛风解毒、消肿化痰、祛痛杀虫，及治诸血病也。"其所以解毒，是因为丝瓜络入经络，可解热邪，使热除而风去，络中津液不致结而为痰，变成肿毒诸症。后医家皆以其通经络，和血脉，化痰顺气。其尤善治乳肿疼痛。

丝瓜络善祛风通络，其特点如下：①善通筋络，用于风湿痹痛、筋脉拘挛、肢体麻痹；②善通胁络，用于胸胁胀痛，尤其能入肝活血通络，常用于气血瘀滞之胸胁胀痛；③善通乳络，用于乳汁少、乳汁不通、乳痈；④善通经络，用于跌打损伤、胸痹等。唯药力平和，多入复方中应用。如果乳汁少，可以将丝瓜与鲫鱼、猪蹄等煨汤服用。丝瓜络通络作用平和，治疗胸胁部位的疼痛、咳嗽、胸闷可以选用。笔者使用此药一般剂量比较大，多在 30 g 以上，其单用效果不明显，所以常配入复方中使用。丝瓜络治疗乳腺增生效果好。笔者体会，以丝瓜络配伍八月札后通络、止痛作用增强，所以治疗乳房肿痛、乳腺增生均可以选用之。

第十一讲　其他用药心悟

药有个性之专长，方有配伍之奥妙。通过临床实践，笔者发现一些药物具有独特的作用，与传统用药有所不同。通过反复验证，确证有独特作用辄笔录之。这些药物因不便于归于前面某脏腑经络用药中，乃撰以其他用药心悟。另外，有些药物的次要作用在临床中往往被忽略。为推广用药，笔者下面结合自己的认知予以介绍。

仙鹤草善治脱力劳伤

仙鹤草为蔷薇科植物龙芽草的全草。

仙鹤草味苦、涩，性平，具有收敛作用，现临床主要用于止血，也用治其他病证，如吐血、咯血、尿血、便血、月经先期或月经后期、赤白带下、日久赤白血痢、面寒腹痛、疮毒等。其为治疗出血病证的常用药物，可单独使用，对症配伍治疗效果更佳。单从止血作用来看，仙鹤草不及白及强。

仙鹤草为治疗脱力劳伤的要药，又名脱力草。所谓脱力劳伤指的是身体不能突然承受某种重力而导致身体受伤，出现疲倦乏力、精神萎靡、面色苍白等，虽经休息但一时仍不能恢复。取仙鹤草补虚治疗脱力劳伤的方法是：将其与红枣炖吃，或加入适量红糖搅匀，吃枣喝汤，可达调气血、治劳伤之效。此法用于贫血、精力委顿、乏力等，还能起到补脾健胃、增强抗病能力的作用。根据其治疗脱力劳伤的特点，仙鹤草还有强壮之功，可以治疗气血虚弱之眩晕，若配黄芪、大枣为基本方，治疗血小板减少性紫癜、过敏性紫癜，疗效颇佳。此作用较山楂强。现在认为仙鹤草具有抗过敏作用，所以对于一些过敏性疾病如过敏性鼻炎，也常选用，常配伍防风、蝉蜕、僵蚕、徐长卿等。仙鹤草可以降低血糖，用治消渴病，临床可以配伍玄参、苍术。

仙鹤草在我国南北皆产，其多生长在山野、荒坡、路旁，是常用中药，也是一种食用野蔬。仙鹤草除可煮汤食外，还可清炒。把其嫩茎叶洗净，入沸水中焯一下，捞出挤干水，再入热油锅内，后加适量作料，即可以食用。

沙棘增强抗病力

沙棘为胡颓子科植物沙棘的果实。

沙棘为我国的特产，是营养丰富的果实。根据现在的认识，沙棘有以下多种作用。①补气，增强免疫力，恢复体力，消除疲劳，增强人体对癌症的抵抗能力，特别对胃癌、食管癌、直肠癌、肝癌等消化系统的癌症疗效明显。另外，还能减轻放疗及化疗的毒副作用，促进癌症病人康复。②降低胆固醇，缓解心绞痛发作，防治冠状动脉粥样硬化性心脏病。③有祛痰、止咳、平喘作用，对咽喉肿痛、哮喘、咳嗽多痰等呼吸道系统疾病均有很好的治疗效果。④保护和加速修复胃黏膜，治疗胃和十二指肠溃疡以及消化不良等，对慢性浅表性胃炎、萎缩性胃炎、结肠炎等病证疗效显著。⑤对妇女宫颈糜烂有较强的治疗作用。⑥对糖尿病有辅助治疗作用。⑦治疗神经衰弱，改善睡眠质量，提高记忆力及维护神经系统的正常活动。⑧保护肝脏，降低转氨酶，对急性肝病、慢性肝病、酒精肝、脂肪肝、肝硬化有明显的缓解作用。⑨护肤养颜，防止皮肤老化，淡化老年斑、黄褐斑，改善睡眠质量。笔者尤喜将其用于癌肿病人，以增强抗病力。

绞股蓝抗疲劳

绞股蓝为葫芦科植物绞股蓝的根茎或全草。生则青色，熟则紫黑色。

绞股蓝味甘、苦，性寒，始载于《救荒本草》，明代时期虽有记载，

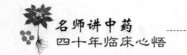

但并未广泛应用。后来有人发现其有很强的补虚作用，又因生长在南方，故有"南方人参"的称谓。谚语云："北有长白参，南有绞股蓝。"绞股蓝与人参有相似之处，可用来治疗气虚病证，对脾虚、肺虚病证病人有补益作用。绞股蓝用于抗疲劳时，可用沸水冲泡 3 ~ 5 次，当天饮完。

绞股蓝泡水汤色淡黄清澈、芬芳清香，滋味清淡微苦，回味甘醇。初次饮用绞股蓝茶水时，应从少量开始，循序渐进。不要空腹喝，因为其药性寒，可能引起腹泻。也不要喝隔夜泡的绞股蓝茶。绞股蓝中所含的皂苷溶点较高，所以用开水冲泡，这样既能让绞股蓝的有效成分充分浸出，又能保持茶色和良好的口感。绞股蓝水能使体力充沛，不易疲劳。它还具有安神、调脂、防血栓、促进睡眠、抗衰老等作用，可增强抗病能力。

高血压引起的眩晕头痛、烦热不安、失眠等，可将绞股蓝 15 g、杜仲叶 10 g 用沸水泡开后饮用。将绞股蓝 15 g、红枣 5 枚文火煮至红枣熟，再喝水吃枣，能改善思维和记忆力。若需美容，可用绞股蓝泡水饮服。

笔者体会，绞股蓝若入煎剂可以大剂量使用，多在 30 g 以上，量小则起不到治疗作用。从临床使用来看，其配伍红景天后作用增强，因此常将二药同用。笔者的经验方红蓝黄白强身汤（见"八月札"条）中即配伍有二药。绞股蓝所含的绞股蓝皂苷具有抗疲劳、抗缺氧、抗高温、抗低温等作用，所以尤宜于机体抵抗力低下病人服用，以增强抗病能力。

红景天强壮效果佳

红景天为景天科植物红景天或大花红景天的根茎。

红景天味甘，性寒，生长在雪域高原。雪域高原因终年积雪，高寒，干燥，紫外线照射强烈，草木难以生存，但是红景天却能在此恶劣的环境中生存，故其药用价值不容小觑。红景天具有很强的生命力和特殊的适应性。其免疫作用类似于人参，作药用，具有补不足、减多余的双向调节作用，能够培补正气，故凡虚损病证皆可以选用。

红景天为强壮药物，主要用于虚损病证，故对于因放疗、化疗后身体虚弱、抗病力下降的癌肿病人，笔者尤喜用之。其能明显提高抗病能力。

笔者使用此药，用量一般多在30 g以上，常年使用未发现有不良反应。肿瘤病人经过手术、应用抗癌西药后会显得尤为疲劳，而红景天能增强人体对不利环境的抵抗力，具有明显的增强机体抵抗力的作用，可改善机体状态。

现在发现红景天具有抗疲劳、抗缺氧、抗寒冷、抗微波辐射、提高工作效率、提高脑力活动的作用，且对肿瘤有抑制作用。其能对人体各个系统如循环系统、神经系统、内分泌系统、免疫系统等进行调节，使机体达到最佳状态，使人体的血压、血糖稳定，心脑血管功能等恢复到正常水平，能有效地消除人的紧张情绪，改善睡眠，消除抑郁状态，提高注意力，增强记忆力，预防阿尔茨海默病等。临床应用发现，其对于风湿性关节炎、类风湿关节炎有治疗作用，尤其对关节肿胀有明显的消肿和抑制作用。

入药，可以直接泡沸水饮服，每次取红景天10～15 g；若感到疲劳，可以加桂圆肉、枸杞子同用。红景天也可以泡酒，将红景天浸泡在白酒中，1周后即可饮用，每日1次，每次不超过50 ml。红景天也可以与肉类煲汤服用，每次取红景天20～30 g、黄芪15 g、枸杞子30 g、大枣适量，炖汤食用，具有强壮作用。民间常用其来煎水或泡酒，以消除劳累或抵抗山区寒冷。

笔者体会，红景天具有很强的强壮作用，故对身体虚弱、精神不振病人具有极佳的疗效，若配伍绞股蓝则补益作用增强，尤其适用于肿瘤病人。笔者喜将红景天、绞股蓝、黄芪、生晒参同用，因其可使补虚作用增强。

灵芝补全身之气

灵芝为多孔菌科真菌赤芝或紫芝的干燥子实体。

灵芝味甘，性平，是一味药性平和的药物，应用范围非常广泛。本品扶正固本，具有提高机体抵抗力的作用，能补全身之气，从整体上调节人体脏腑功能，所以心、肝、脾、肺、肾五脏虚弱者，均可服之。灵芝自古

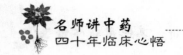

以来就被认为是吉祥、富贵、美好、长寿的象征，有仙草、瑞草之称，一直被视为滋补强壮、固本扶正的珍贵中药。

常言说"若要睡得好，常服灵芝草"。灵芝对气血不足、心神失养所致的心神不宁、失眠、惊悸、多梦、健忘、体倦神疲、食少等症有良效，可单用研末吞服。其可使食欲增强、体重增加，心悸、头痛、头晕症状减轻或消失，也可使精神振奋，记忆力增强。又由于无不良反应，故灵芝为老幼皆宜的保健营养品。

灵芝可通过补益肺气而止咳平喘，可治痰饮证，见形寒咳嗽、痰多气喘者，尤其对虚寒型及痰湿型的哮喘作用显著。可单用，或与党参、五味子、干姜、半夏等益气敛肺、温阳化饮药同用。根据现在的认识，其具有解痉、松弛平滑肌、消除免疫过敏反应等作用，对支气管炎及哮喘有良好的治疗效果。灵芝能增强皮肤新陈代谢，滋养皮肤，有清除色素沉着和祛斑的作用；临床与黄芪水煎外用，能减少皮肤皱纹。

灵芝具有抗癌作用，临床上可将其作为癌症病人的辅助治疗药物。如将灵芝剪成碎块，放在茶杯内，用开水冲泡后当茶喝，一般成人一天用量为 10~15 g，可连续冲泡 5 次以上。也可以将灵芝剪碎，放入罐内，加水煎煮，一般煎煮 3~4 次，把所有煎液混合，分次口服。另外，将灵芝剪碎放入白酒瓶中密封浸泡，3 天后，白酒变成棕红色时即可饮用，还可加入冰糖或蜂蜜，适于失眠、消化不良、咳嗽气喘、老年性支气管炎等症。灵芝要顺纹剪，否则会伤其灵气。无论猪肉、牛肉、羊肉、鸡肉，都可以加入灵芝炖，并按各自的饮食习惯加入调料喝汤吃肉。煲灵芝的首选配搭是鸡肉。鸡汤的味道较浓，可盖住灵芝本身的味道。

灵芝为平和的补益之品，临床一般是大剂量应用，多在 30 g 以上，也可以将其作为食疗品应用。现在临床使用的灵芝有多种，但以野生者为佳。

枸杞子阴阳气血均补

枸杞子为茄科植物宁夏枸杞的成熟果实。

枸杞子味甘，性平。历代的本草书籍中均记载枸杞子具有补益强壮作用。现在的《中药学》书籍多将枸杞子编在补阴药中，而其所补之阴侧重于肝肾之阴。故当出现头晕、目眩、腰酸腿软、耳鸣、视物昏花时，可用枸杞子治疗，如杞菊地黄丸中含有枸杞子。根据李时珍的认识，其还能补益肺阴。其配熟地黄相须为用，可治疗肝肾阴亏之腰膝酸软、月经不调、遗精、早衰之候，亦可治疗肝肾精血不足之头晕、耳鸣、二目昏花等症。

关于补阳，《本草纲目·卷三十六·枸杞》引陶弘景语云："去家千里，勿食萝摩、枸杞。此言二物补益精气，强盛阴道也。"这是讲枸杞子具有补阳作用。其可以治疗性功能低下，具有助阳举坚的作用。五子衍宗丸中配伍枸杞子即为此理。而从临床应用来看，枸杞子确可补阳，能治疗因精液异常而不能生育者，但枸杞子的助阳力不强，须坚持服用才有疗效。其作用平和，适合于体质虚弱、抵抗力差的人服用。

枸杞子能坚筋骨、耐寒暑，历来被用作防衰抗老的要药，有补虚延年的效果。现在的研究也证明，枸杞子的确能改善和提高机体的免疫功能，延缓衰老。在很多延年益寿名方中，多用到它，如龟龄集、延龄广嗣丸、还少丹、七宝美髯丹等。酿制补酒亦多选用枸杞子。

枸杞子的服用方法较多，可入煎剂、酒剂、膏剂等，比较好的方法是将其泡酒服。一般来说，健康的成年人每天吃 15 g 左右的枸杞子比较合适。为简单方便，可以将枸杞子直接泡水当茶饮用，亦可食用。枸杞子有一定的美白作用，如《药性论》记载枸杞子"易颜色，变白，明目安神，令人长寿"。临床中可以将枸杞子与其他药物一起使用以达到美白目的。枸杞子可防止脱发，使头发乌黑发亮，治疗黄发、白发、面色无华、皮肤干燥等均有显著疗效。由于其还能促进头发黑色素的生成，故对斑秃有很好的疗效。

枸杞子专于补肾、润肺、生津、益气，为肝肾真阴不足、劳乏内热补益之要药。以枸杞子配菊花，可用于肝肾虚损之目昏瞻视、目生云翳，如杞菊地黄丸；配菟丝子用于肾精不足、肝血亏损之二目昏花、视物不清、遗精早泄、头昏耳鸣、腰痛。

枸杞子还能治消渴，临床上配伍黄芪、山药、葛根、生地、鬼箭羽、

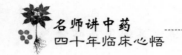

山萸肉，治疗气阴不足之糖尿病有效。

《本草汇言·卷十》对枸杞子的评价尤高，认为其兼有人参、黄芪、当归、熟地、肉桂、附子、知母、黄柏、黄芩、黄连、苍术、厚朴、羌活、独活、防风等药的特点。据此可以认为枸杞子能补益人体气血阴阳。在中药中，能补益人体气血阴阳的药物除了枸杞子外，还有一味药，就是紫河车，但紫河车并不常用。所以说，枸杞子是治疗虚损的要药。

枸杞子因具有补气作用，故一些气虚乏力者可以选用。

从枸杞子的主要作用来看，其应该是以补血为主。根据中医理论，色红的药材多具有走血分的特点；而从临床应用来看，枸杞子也常用来治疗血虚病证，主要是精血虚证。所以古代的一些补血剂常配伍有枸杞子。《重庆堂随笔·卷下》云枸杞子："《圣济》以一味治短气。余谓其专补心血，非他药所能及也。与元参、甘草同用，名坎离丹，可以交通心肾。"

阿胶滋补需防滋腻

阿胶为马科动物驴的去毛之皮经熬制而成的固体胶。

阿胶为血肉有情之品，乃补血、止血要药，用于血虚诸证，尤以治疗出血而致血虚者为佳。

古代本草书中记载的阿胶是用牛皮熬制的，为黄明胶，而现在所用的阿胶为驴皮所制。阿胶较黄明胶补虚作用强，止血作用也强，可以治疗多种出血病证。阿胶滋阴，用于阴亏所致骨蒸潮热、盗汗、腰膝酸软等；其补血，用于心肝血虚所致的心悸、失眠。使用阿胶，一般是烊化，也可入煎剂，需用阿胶珠。阿胶珠有两种，用蛤粉炒者，偏于止咳；用蒲黄炒者，偏于止血。

笔者临床体会，一般熬制膏滋时多以阿胶收膏，但阿胶滋腻碍脾，宜少佐行散之品，常用木香、陈皮，同时每日使用的剂量不宜太大。为提高膏滋的成膏率，可将阿胶、桃胶同时应用。陈化多年的阿胶，临床治疗效果更好，而刚刚出产的新阿胶容易使人上火。

鸡内金乃化石要药，当重剂

鸡内金为雉科动物家鸡的砂囊内壁，即脘腔（pí chī，鸡脘腔即鸡的胃）里黄皮，鸡肫也。其色黄，似金色，药用价值高，故名鸡内金。

鸡内金味甘，性平。本草书籍记载"脘腔，裹黄皮，主泻利以及主小便利、遗溺，除热，止烦"。传统用其治疗遗尿。《医学衷中参西录》云："鸡内金，鸡之脾胃也，若中有瓷、石、铜、铁皆能消化，其善化瘀积可知。"若有瘀血积滞，气化不能升降，可用鸡内金治疗，亦可与白术等份并用。鸡内金为消化瘀血积滞之要药，更为健补脾胃之妙品。现临床上将鸡内金作为治疗结石的主药。

在消食药中，以鸡内金作用最强，其可以消各种食积，包括米、面、肉食、果菜，单用效果尤佳。从临床使用来看，入煎剂不如研末服效果好。临床所用鸡内金均是经过炒制的。

笔者临床体会，鸡内金治疗体内结石效果非常好，多用于胆结石、尿路结石。如果是胆结石，首选鸡内金、金钱草，加用疏肝行气的香附、郁金、佛手、枳壳、木香、八月札、玫瑰花、虎杖、延胡索等，在上述行气药中，首选郁金。尿路结石首选鸡内金、金钱草、海金沙，适当加用以下药后效果会更好，如枳壳、乌药、路路通、枳实或枳壳、冬葵子、王不留行、川牛膝或怀牛膝、白茅根、延胡索、石韦等。临床使用鸡内金消结石应重用，一般在 30 g 以上。另外，鸡内金亦为治疗遗尿首选之品，并宜重用。

青果能软化鱼骨

青果为橄榄科植物橄榄的成熟果实。李时珍指出，此果虽熟，其色亦青，故名。青果亦名橄榄。因其味苦涩，久之方回甘味，犹若忠臣之谏言，故又名谏果。

青果味甘、苦、酸，性平。其有色黄者不堪，病物也。一般而言，其他水果都是小果时颜色为青，成熟时变成黄色或红色，而青果从结实到成熟一直是青色。青果味极酸，具有很强的生津作用，口干口渴时可将其与乌梅配伍同用。凡治口干舌燥，可将其作为常用之药选用。

青果的解毒作用颇受古代医家重视。其既能解酒毒，又能解鱼鳖毒。古人指出其能解河豚毒，可作辅助药应用。青果是治疗鱼骨鲠喉的要药，生活中若鱼刺卡住咽部，吞之不下，吐之不出，可以将青果泡水饮服，也可以入煎剂内服。如果是鲜青果，将其捣烂榨汁，加水，可灌服使吐。笔者根据青果治疗鱼骨鲠喉的特点，用其治疗咽喉肿痛。凡咽部有异物感、疼痛、肿胀，笔者均将本品视为要药。青果配伍土牛膝、木蝴蝶、诃子又可治疗慢性咽炎。治疗声音嘶哑，笔者将青果、蝉蜕、木蝴蝶作为常选之品，也可将青果单独泡水饮服。

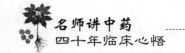# 益智仁善治磨牙、涎水过多

益智仁为姜科植物益智的成熟果实。脾主智，此物能益脾胃，故名。

益智仁味辛，性温。笔者临床体会，益智仁乃治疗磨牙、涎水过多的要药。益智仁作用的部位主要在脾肾，而以治疗脾病为主。益智仁能暖脾胃而和中，助肾阳而固下，用治脾肾虚寒证。笔者临床体会，治疗涎唾多或者口臭，皆以益智仁、佩兰为要药。益智仁用治脾胃虚寒证，以口唾清涎、胃中冷痛为特征，此种情况多见于老年人。佩兰用治脾胃湿浊证，以口甘多涎、胃中满闷、伴恶心呕吐等为特征，而口水多常见于小儿。如属脾胃湿热所引起的口涎自流，常伴有唇赤、口苦、苔黄等症，则宜用栀子、黄芩等品，不可用辛温的益智仁。涎唾多而自流，因脾虚不能摄涎所致。益智仁善于温脾摄涎唾，是治疗涎唾的要药。《医学启源·卷下》云："治人多唾，当于补中药内兼用之，不可多服。"临床上，其可配伍人参、白术等。

益智仁是治疗磨牙的主药。磨牙是指睡眠时有习惯性磨牙或白昼也有无意识磨牙的表现，对此，病人本人一般是不知道的。磨牙产生的原因有多种，其中一种与精神紧张有一定的关系，当劳累，或心情不畅快时，磨

牙的情况可能会更甚。有人常常被告知在夜间磨牙，醒后感到面部肌肉很疲劳，甚至出现牙齿酸痛。如果经常磨牙，由于摩擦的原因，牙齿会越来越短。益智仁治疗磨牙效果较好。从临床来看，磨牙与肾的关系密切，故在治疗时一定要顾护肾。

所以，治疗磨牙一般要选用补肾药，且以药性较温和者为好，切忌大辛大热之品，以免上火。笔者查找文献，发现古代书籍基本未记载关于治疗磨牙的论述。其实磨牙与湿浊有关，而湿浊主要责之于脾，所以在治疗方面，祛湿这个环节也很重要。一般可以选用佩兰、藿香、砂仁、白豆蔻、陈皮之类的药物，不能用猛烈之品。笔者有一经验方治疗磨牙效果好，命名为补肾止齘（xiè）汤：佩兰12 g，泽泻10 g，茯苓15 g，藿香10 g，益智仁10 g，牡丹皮10 g，山药15 g，熟地15 g，山茱萸15 g，石菖蒲10 g，厚朴10 g，陈皮10 g，天花粉15 g，车前子12 g。所谓齘，是指在睡梦中牙齿发出摩擦声响。此方是按照肾主骨与脾开窍于口的理论选用药物的，由六味地黄丸与化湿、利湿药物组成。六味地黄丸中熟地滋阴补肾；山茱萸补养肝肾，并能涩精，取肝肾同源之意；山药补益脾阴，亦能固肾。三药配合，肾、肝、脾三阴并补，是为三补，仍以补肾为主。泽泻利湿而泄肾浊，茯苓淡渗脾湿，牡丹皮清泻肝热。三补三泻，其中补药用量重于泻药，是以补为主。佩兰、藿香祛除脾胃湿浊，芳香醒脾；益智仁温脾暖肾；磨牙属于九窍的病证，故用石菖蒲开窍；厚朴、陈皮燥湿；车前子利湿；天花粉消肿。祛湿则能消除磨牙的现象。全方可达到补益肾亏、祛湿运脾、固齿的目的。

牵牛子善通二便

牵牛子为旋花科植物裂叶牵牛或圆叶牵牛的成熟种子。

牵牛子逐水退肿，祛积通便，具有通利二便的特点，且利小便的作用较寻常利水药如茯苓、泽泻、猪苓强。《儒门事亲》禹功散即以其利水消肿，用治胸腔积液、腹水、水肿体实者。其逐水之力虽略缓于甘遂、大戟、芫花，但仍属峻下之品，故以治水湿停滞而正气未衰者为宜。可单用，亦可入复方。

李时珍记载："一宗室夫人，年几六十，平时苦肠结病，旬日一行，甚于生产，服养血润燥药则泥膈不快，服硝、黄通利药则若罔知，如此三十余年矣。时珍诊其人体肥膏粱而多忧郁，日吐酸痰碗许乃宽，又多火病，此乃三焦之气壅滞，有升无降，津液皆化为痰饮，不能下滋肠腑，非血燥比也。润剂滞留，硝、黄徒入血分，不能通气，俱为痰阻，故无效也。乃用牵牛末，皂荚膏丸与服，即便通利，自是但觉肠结，一服就顺，亦不妨食，且复精爽。盖牵牛能走气分，通三焦，气顺则痰逐饮消，上下通快矣。外甥柳乔，素多酒色，病下极胀痛，二便不通，不能坐卧，立哭呻吟者七昼夜。医用通利药不效，遣人叩予。予思此乃湿热之邪在精道，壅胀隧路，病在二阴之间，故前阻小便，后阻大便，病不在大肠、膀胱也。乃用楝实、茴香、穿山甲诸药，入牵牛加倍，水煎服，一服而减，二服而平。"牵牛子与大黄、芒硝通便的作用机制是不一样的。大黄有可能会导致继发性便秘，而牵牛子则不会。牵牛子在祛除湿热方面的疗效也是很好的，因为李时珍所治外甥柳乔"素多酒色"，而酒色之体极容易湿热留滞，故用牵牛子有效。

笔者临床体会，若见大便秘结，于通导大便方中加牵牛子 5～10 g，绝不用大量，多具有较为明显的治疗效果。笔者治疗大便秘结者，是不轻易选用大黄、芒硝的，而常用牵牛子，从小剂量逐渐加量，安全无副作用，又多能收到明显效果。

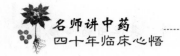 南沙参治头痛

南沙参为桔梗科植物轮叶沙参等的根。

传统使用南沙参是取其养阴清肺化痰、益胃生津之功，用于肺阴虚的燥热咳嗽以及热病后气津不足或脾胃虚弱证。《本经逢原·卷一》谓沙参"有南北两种，北者质坚性寒，南者体虚力微"。比较简要地说明了南北沙参的区别。古方中的沙参多指的是南沙参，北沙参直到清代才入药，故清代以前所用沙参为南沙参。南沙参、北沙参均养阴润肺，益胃生津。在

养阴方面，北沙参作用较南沙参要强一些。

赵学敏《串雅内编·卷一》有一首治疗头痛的方子，用"川芎一两，沙参一两，蔓荆子二钱，细辛五分。水二碗，煎八分，加黄酒半碗调匀，早晨服之。一剂之后，永不复发"。这里将沙参与蔓荆子配伍在一起使用，具有很好的治疗头痛的效果。笔者临床验证，此方效果良好。以沙参治疗头痛，本草书中极少记载。对于方中的沙参，根据临床验证，南北沙参皆可。

笔者临床体会，将南北沙参一起使用，再与陈世铎《辨证录·卷二·头痛门》之散偏汤联合应用，治疗头痛效果尤佳（见"蔓荆子"条）。

细辛外用治牙痛效果好

细辛为马兜铃科植物北细辛、汉城细辛或华细辛的全草。因根细味辛，使用时应细心谨慎，故名。

细辛味辛，性温，有小毒。细辛的特点是辛温芳香，宣通走窜，外散风寒，内化寒饮，上止头痛，下通肾气，通鼻力强，止痛效果好。临床用其治疗牙痛，多外用。将细辛置于痛牙上，能很快起到止痛作用。从现代对其作用的认知来看，此是由于细辛具有麻醉作用。笔者常将细辛、防风、白芷、龙胆草各等量，泡水漱口或含后吞下，用治牙痛。此方具有祛风止痛、泻火消肿的作用，用于各种原因所导致的牙痛，如龋齿疼痛、风火牙痛。上方各药剂量不宜太大，一般每次泡用各取 1～3 g 即可。上述组方简单、药量小，容易被病人接受。如病人高某，左下齿疼痛二日，问及具体痛点则表述不清，病人不能咀嚼，讲话亦感疼痛，遇热遇冷均感不适。乃按照上方（细辛、防风、白芷、龙胆草）开药，嘱其使用时各取少许（各 1 g 左右）以开水泡之，频饮服。两小时后病人痛止。从临床来看，白芷、细辛为治牙痛常用药物，而防风当以祛风为主。治牙痛重在祛风，无论是风火牙痛还是虚火牙痛，均应如此。所以防风治牙痛，效果也极好。此方味道很苦，含漱即可。

俗语说"牙痛不是病，痛起来真要命"。牙痛可能由多种原因导致。

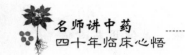

从中医的辨证分析来看，牙痛常见风火牙痛、胃火牙痛、虚火牙痛，多因平素口腔不洁或过食膏粱厚味，胃腑积热上冲，或风火邪毒侵犯伤及牙齿，或肾阴亏损、虚火上炎、灼烁牙龈等引起。齿为骨之余，龈为胃之络，故牙痛一般是从胃和肾进行治疗。而以细辛外用，重在临时止痛，当牙痛止住之后，还要从内治方面进行调理。对于因某些疾病引起的牙痛，虽可减轻一时的疼痛，但止痛不等于治疗。

另外，细辛亦治口臭。《本草经集注·草木上品》云："人患口臭者，含之多效。"也就是说，将细辛研末后含于口中具有香口祛臭的作用。临床可将细辛与具有香口祛臭的砂仁、白豆蔻、藿香等组方一起应用。

木鳖子可治腰痛

木鳖子为葫芦科植物木鳖的成熟种子。因外形像螃蟹，又名木蟹。

木鳖子为治疗痈肿、疔疮、瘰疬、痔疮、无名肿毒、癣疮、风湿痹痛、筋脉拘挛作用较强的药物。其可治诸毒，但由于本身有毒，所以并不多用。

笔者临床体会，将木鳖子去壳取仁，一次1粒，内服治疗腰腿疼痛，效果良好。以其外用，可以治疗牛皮癣、干癣、秃疮等，方法是将木鳖子去外壳，蘸醋磨取药汁，用棉花或毛笔蘸涂患处，每日或隔日1次。木鳖子和鸡蛋一起用可以抑制本鳖子的毒性，这是前人的经验。古代本草记载其不宜与猪肉同用。可以将其研碎外用，治疗瘀血病证。

木鳖子、番木鳖是不同的药材，其异同点如下。①外形有些相似，均有毒。番木鳖是外来药物，正名是马钱子。外来药物多用"番""胡""西"字命名，以区别于原产于中国的药材。②均能消肿散结止痛，用于痈疽、无名肿痛、风湿痹痛。番木鳖通经络作用强，用治风湿顽痹、麻木拘挛，亦可用治跌打损伤、骨折肿痛。其善搜筋骨间风湿，开通经络，透达关节，止痛力强。番木鳖毒性大于木鳖子。二者用量均不宜过大。木鳖子祛毒作用强，用治恶疮肿毒、乳痈、瘰疬等。

五灵脂止痛作用强

五灵脂为鼯鼠科动物复齿鼯鼠的干燥粪便。

五灵脂活血止痛，用于瘀血阻滞引起的脘腹胁痛、痛经、经闭、产后腹痛及一切血滞作痛之证。《本草纲目》记载其可治"男女一切心腹、胁肋、少腹诸痛"，且止痛作用强，可单味服用。但因为本品有一股腥味和臊味，并且入煎剂时混于水中，汤液难看，病人难以接受此药，所以用之不多。

五灵脂有解毒之功，治疗蛇、蝎、蜈蚣咬伤疼痛，可研末以酒调服，并与雄黄调敷患处。蒲黄、五灵脂均能活血化瘀，用治瘀血所致的痛经、经闭、产后腹痛以及血滞作痛、跌打损伤等，常同用，如失笑散、少腹逐瘀汤。五灵脂活血作用强于蒲黄。五灵脂虽止痛作用强，但因乃鼯鼠的粪便，不常用。笔者更喜用三七、延胡索止痛。

另外，五灵脂通过活血能祛除脂浊，进而起到降脂作用，用治高脂血症。据此，五灵脂亦用于治疗冠心病心绞痛，特点是其入血分促进血行，祛浊气而和阴阳，临床可以配伍姜黄等。

三七散瘀止痛作用强，为治出血病证首选之品

三七为五加科植物三七的干燥根，本名山漆，因能使金属器皿所导致的创伤愈合，如漆粘物，以音似之，故名。

三七味甘、微苦，性温，可活血止血，对出血兼有瘀滞者疗效尤佳。其对于身体各个部位的出血病证均为首选用药，且内服、外用均具有良好的疗效，可单味研末吞服。本品祛瘀生新，止血不留瘀，化瘀不伤正。

三七的止痛作用很强，善于治疗各种疼痛，如胸痹、头痛、颈椎痛、腰痛、跌打损伤疼痛，或筋骨折伤、瘀肿疼痛，可单用研末冲服，或与其他活血行气药同用。其为治瘀血诸证之佳品、外伤科之要药。

笔者临床体会，此药对于颈椎、腰椎病变引起的疼痛治疗效果良好，

对于其他原因引起的疼痛也有很好的治疗效果。近代名医张锡纯在《医学衷中参西录》中记载："乙丑孟夏末旬……愚睡正当窗，醒时觉凉风扑面袭入右腮，因睡时向左侧也。至午后右腮肿疼……遂急取三七细末二钱服之，约数分钟其疼已见轻，逾一句钟即疼愈强半矣。当日又服两次，至翌晨已不觉疼，肿亦见消。继又服两日，每日三次，其肿消无芥蒂。"这是张锡纯自己的亲身体验，其病就是现在的腮腺炎，用三七治愈。这说明三七不仅是止血要药，也是消肿止痛良药。

现有用三七治疗瘢痕者，可以将三七研粉，用食醋调成膏状，外敷。由于三七活血作用强，有补虚作用，可以用治体虚引起的疲倦、乏力、精神不振等。一般将其泡药酒应用，效果好。那么，三七到底补益何种虚损呢？《本草纲目拾遗》认为是补血。而民间多用其与鸡炖吃，用于治疗虚损病证如乏力、气短等。故笔者认为三七的补益作用主要是补气，如一些冠心病病人，在服用三七之后，气短、乏力、胸闷症状就能缓解。这既与三七活血作用有关，也与其补气作用有关。

徐长卿止痛作用强，尤善治腰痛

徐长卿为萝藦科草本植物徐长卿的根及根茎。李时珍指出，徐长卿，人名也，常以此药治邪病，人遂以名之。

徐长卿味辛，性温。《神农本草经》称徐长卿主"疫疾、邪恶气"，也就是说其具有辟秽作用，按照现在的说法就是具有预防传染病的作用，并可治疗水土不服引起的疾病。如坐车船导致烦闷、头痛、欲吐者，也可以选用之。现单用徐长卿捣碎以布囊系于衣带上，可使人免晕车晕船之苦。今人用此品煎服治登山呕吐、晕车晕船，即受其启迪。由此推断，其有镇静作用。若内服可配乌梅同用。现在认为徐长卿具有抗过敏的特点，为治疗过敏性疾病的常用药物，既可入煎剂，又可作外洗剂。

徐长卿可治疗毒虫引起的疾病。若被毒蛇咬伤后，可将其配伍适量半边莲共捣烂，敷于伤口周围，轻者每日换药1次，重者每日换药2次，同时用徐长卿、半边莲等大剂量煎服。若脘腹疼痛可用徐长卿配伍他药煎服。所以谚语云："虫蛇伤、脘腹痛，徐长卿，效果佳。"徐长卿浸酒后，除风湿作用强。其可祛风止痛，解毒消肿，温经通络，用治跌打损伤、筋骨疼痛，也治疗心胃气痛、带状疱疹、月经不调、痛经等。

　　笔者体会，徐长卿止痛作用强，所治疗的部位广泛，尤对腰痛疗效好。如因闪挫致腰部疼痛不能转、负重，日久酿成劳损之证，以徐长卿单用治疗即有效，也可配伍在复方中应用。一般认为徐长卿主要治疗实证腰痛，而杜仲主要治疗虚证腰痛，若两者同时应用，效果更好。现代医学的腰椎间盘突出、腰椎肥大等疾病，应用徐长卿治疗具有很好的效果。在止痛方面，本品配伍延胡索后作用加强。大学《中药学》四版教材将徐长卿列入麻醉止痛药一章中，后来教材又取消了麻醉止痛药这一章。而从五版教材以后便不载徐长卿这味药。其实徐长卿乃常用的止痛要药。从临床来看，徐长卿的止痛作用广泛，可用于风湿、寒凝、气滞、血瘀所致的各种痛证，如治疗风湿性关节痛、腰痛、肾绞痛、牙痛、胃痛、经期腹痛、跌打损伤、毒蛇咬伤等。近年来，其也用于手术后疼痛及癌肿疼痛，可单味应用，或随证配伍相关的药物。其止痛机制，被认为是麻醉作用。细辛有毒，用量不能大，若临床需用细辛者，可以徐长卿代之。笔者认为，凡是疼痛病证均可将徐长卿作为首选之药。

　　另外，徐长卿在治疗瘾疹方面疗效确切。瘾疹多系风热搏于营分所致，严重者丘疹遍体，瘙痒不止，而徐长卿具有祛风止痒之效，故可治疗瘾疹。徐长卿亦可治疗湿疹，为治瘙痒佳品。

苏木外用止痛作用强

　　苏木为豆科植物苏木的心材。李时珍指出，海岛有苏方国，其地产此木，故名。

　　苏木味甘、咸、辛，性平，历来被作为活血化瘀之品使用。传统将其作为内服药使用，而其外用则具有极强的止痛作用。

　　苏木作用与红花很相似，都治疗瘀血病证及妇科疾患，但红花的作用要强一些。苏木与川芎、益母草、香附同用，活血消瘀止痛功效显著，常用于妇女血瘀、癥瘕、经闭、腹痛及外伤瘀血疼痛、痛疽等。明代缪希雍《神农本草经疏·卷十四·苏方木》云其"能祛一切凝滞留结之血；妇人产后，尤为所须耳"。这是说对于妇科疾病，苏木常作为首选之品。现在认识到苏木有一定的镇痛作用，并能对抗马钱子碱与可卡因的中枢神经兴奋作用。历代本草记载苏木能祛风，并认为其与防风同用作用强。而从现在临床来看，苏木并不作祛风药物使用。

笔者体会，将苏木外用煎水热敷，具有非常好的止痛效果。治疗跟骨疼痛、骨质增生，用苏木煎水外泡效果尤佳。笔者经验方麻桂止痛液（见"海桐皮"条）中即配伍有本品。临床上治疗痛经，根据苏木、红花作用相似的特点，二者可以互相代替使用。李时珍认为"苏方木乃三阴经血分药，少用则和血，多用则破血"。苏木外用常用量为 30 g 以上。

延胡索为止痛要药

延胡索为罂粟科植物延胡索的干燥块茎。原名玄胡索，简称玄胡，本草学家认为因避宋真宗讳，改玄为延，称延胡索、延胡；至清代避康熙（玄烨）讳，又改玄为元，故又称元胡索、元胡。

延胡索味苦、辛，性温，既能活血散瘀，又能行气。气为血之帅，气行则血行，行则通，通则不痛，不通则痛。临床上延胡索是以止痛为主要特点的，为止痛要药。

《本草纲目·卷十三》又有"心痛欲死，速觅延胡"的说法。本品临床可入煎剂或研粉吞服，不良反应少。李时珍说："（延胡索）能行血中气滞、气中血滞，故专治一身上下诸痛，用之中的，妙不可言。荆穆王妃胡氏，因食荞麦面着怒，遂病胃脘当心痛，不可忍。医用吐下行气化滞诸药，皆入口即吐，不能奏功，大便三日不通。因思《雷公炮炙论》云'心痛欲死，速觅延胡'，乃以玄胡索末三钱，温酒调下，即纳入，少顷大便行而痛遂止。又华老年五十余，病下痢腹痛垂死，已备棺木。予用此药三钱，米饮服之，痛即减十之五，调理而安。……盖玄胡索能活血化气，第一品药也。"这里李时珍列举的病例，将延胡索评价为止痛第一品药，说明其止痛效果特佳。延胡索可用治多种疼痛，如头痛、心痛、胸痛、胃痛、胁痛、腹痛、痛经、风湿痹痛，以及妇女月经不畅、经闭、产后瘀血及跌打损伤等引发的多种疼痛。从部位上来说，全身病证均可以选用延胡索，但其尤以治疗胃痛效果最佳。笔者在临床上治疗疼痛病证，如颈椎病、肩周炎、腰椎间盘突出均选用本品，效果良好。延胡索辛温而不燥，活血而不猛。笔者体会，延胡索可以治疗因为气滞、血瘀、寒凝、外伤等所致的多种疼痛病证，乃所有止痛药中最多用者，将其与川芎配伍后活血作用增强。

另外，延胡索、马钱子均有很强的止痛作用，但如果将此二药在一张处方中同时应用，将会产生恶心、呕吐、抽筋等反应。延胡索可增强马钱子的毒性效应，因此不要将此二药同用于一张处方中。

穿山甲通络作用强

穿山甲为脊椎动物鲮鲤的鳞甲，原名鲮鲤。李时珍指出，其形肖鲤，穴陵而居，故曰鲮鲤；而俗称穿山甲，因药用其甲片，故名。

穿山甲味咸，性微寒，最早记载于《名医别录》。其以砂炒后应用，俗称炮山甲、炮甲珠。

穿山甲性走窜，主行散，活血散瘀之功强，其作用可归纳为"三通"，即通经脉、通乳汁、通血脉。在通经脉方面，其善治妇科月经不调、痛经、闭经，若因血瘀所致者，单用即有效果。在通乳汁方面，《本草纲目》载若乳汁不通，将穿山甲炮制后研末以酒冲服，乳汁即通。有"穿山甲，王不留，妇人服了乳长流"的说法。在通血脉方面，其善治全身多部位瘀血病证，为瘀血阻滞所致经络不通、全身疼痛的常用药。其对瘀血日久的风湿性关节炎的治疗效果好，关键在于其可搜风通络。

李时珍认为穿山甲"风疟、疮科、通经、下乳，用为要药"。近代医家张锡纯在《医学衷中参西录·药物·穿山甲》中记载："其走窜之性，无微不至，故能宣通脏腑，贯彻经络，透达关节，凡血凝、血聚为病皆能开之。以治疗痛，放胆用之，立见功效。并能治疗癥瘕积聚、周身麻痹、

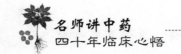

二便闭塞、心腹疼痛。若但知其长于治疮，而忘其他长，犹浅之乎视山甲也。""身上若有血箭证，或金伤出血不止者，敷以山甲末立止，屡次用之皆效。"可见，除上述"三通"作用外，穿山甲尚可以治疗诸多病证。

笔者体会，穿山甲是通络的极妙之药，凡治经络不通以及官窍不通均可以选用。如治风湿痹痛、腰腿疼痛、痛经、鼻塞、耳闭、小便不利等闭阻之证，选用穿山甲效果好。笔者在临床上治疗窍闭病证多用本品。此药以研末冲服为宜，这样既节约药材，又可提高疗效。将炮山甲研粉，每次冲服 3 g，每日 2～3 次。因为其可通络通窍，故凡治窍闭的病证适当加用之，疗效会更好一些。如治鼻窍不通、耳窍闭塞、小便不利均可以加少许穿山甲，以加强疗效。

穿山甲与皂角刺同用后透脓作用增强，尤其是排除脓液、溃坚效果良好。其善于走窜，通行经络而直达病所，能使痈肿未成脓者消散，已成脓者速溃，加速病变愈合。治疗疮疡、窍闭病证，笔者常以皂角刺代穿山甲使用。

路路通善通经络

路路通为金缕梅科植物枫香树的干燥成熟果序，因通行的特点命名。枫香树树脂亦入药，即白胶香。

路路通味苦，性平，主要作用以"通"为特点，可以用"三通"来总结，即通经络、通小便、通乳汁。在通经络方面，主要用于治疗经脉不通所致的风湿痹痛、肢体关节疼痛等。根据《本草纲目拾遗》的记载，其性能通十二经穴，也就是说可以通行全身任何部位。由于其兼有下行利水作用，所以主要治疗下部病变，如腰腿痛、筋脉拘挛。治疗半身不遂所致的肢体活动不利，也可以选用之。穿山甲通经络的作用强，但受价格和货源等因素的影响，并不多用，此时就可以用大剂量路路通来代替。临床也用路路通治疗月经闭阻、月经不调。

路路通因为利尿而走下，常被用于减肥瘦身，故凡肥胖者笔者多喜用之，常用量在 30 g 以上。根据其通行的特点，临床也应用其治疗耳鸣。

其通过通经络而降血脂，故若煮水长期饮用可改善高血脂、血栓、血流不畅、脑梗死等状况。

海桐皮外用治疗骨质增生

海桐皮为豆科植物刺桐或乔木刺桐的干皮或根皮。李珣曰："生南海山谷中，树似桐而皮黄白色，有刺，故以名之。"

海桐皮味苦、辛，性平。根据其祛风的特点，传统用其治疗风湿痹痛，但作用并不强。若将其外用治疗骨质增生，效果也好。海桐皮还可以治疗腰背疼痛、四肢麻木、头昏目眩、牙痛、痢疾、疥癣、跌打损伤。

笔者体会，海桐皮作为内服药可以治疗痹证，而外用可治疗损伤疼痛、骨质增生，可采用浸泡、熏洗的方法。海桐皮能明显改善病人关节的僵硬状态，并消退肿胀，使关节功能活动恢复正常。笔者有一经验方，命名为麻桂止痛液：麻黄30g，桂枝30g，细辛20g，苏木30g，延胡索30g，刘寄奴30g，威灵仙30g，海桐皮30g，艾叶50g，樟脑10g，冰片3g，黄精或熟地黄30g。此方具有温经止痛、活血通络的作用，可治疗风湿关节疼痛、肌肉麻木、冷痛，尤以骨质增生导致的疼痛效果好。其使用方法是煎水热敷，浸泡，每次半个小时。所用煎液浸泡或热敷后，可待下次再加热应用，1剂药可以连续应用3～4天。由于海桐皮又能止痒，所以将其煎水外用，治疗皮肤瘙痒也有效果。

五加皮泡药酒，饮酒不生痰

五加皮为五加科植物细柱五加的根皮，习称南五加皮。李时珍认为，此药以五叶交加者良，故名五加皮。

五加皮味辛、苦，性温。中医治病时，为了使药物发挥更好的疗效，通常会借助酒来增强药力，用得最多的就是药酒。药酒有内服和外用的区别。《素问·汤液醪醴论》曾指出"自古圣人之作汤液醪醴者，以为备耳"。醪为浊酒，醴为清酒。

五加皮除作为煎剂使用外，也常常泡酒服用以治疗风湿痹证。饮酒容易生痰。王纶《明医杂著·卷四·风症》云："酒温行气活血，故饮少觉好，但湿热之味生痰助火，实能增病。又此等病多有因酒后毛窍开、气血热，因为寒风凉气所袭而成，惟五加皮一味浸酒，日逐服数杯，于此病有益。诸浸酒药，惟五加皮与酒相合，且味美。煮酒时入五加皮于内，泥之盈月后可服。"在制作酒剂时，加用五加皮，所制作的酒剂不生痰，也更好饮用，因此酒剂中一般加用五加皮。根据这个记载，笔者在给病人用药酒方的时候，一般是加用五加皮的。但由于五加皮味苦，故在使用中剂量不宜过大，以免影响口感。若在酒中同时加用甜药，如熟地、枸杞子、黄精等，可以抑制五加皮的苦味，并使人感觉酒越喝越甜。以药酒治疗疾病，既能给人以享受，又能药食兼用，效果会更好。

药酒的优点如下。①容易保存。酒本身具有一定的杀菌防腐作用，经久存放，也不会发生腐败变质现象。②省时省力，便于服用。有些药方药味庞杂众多，制成药酒后，药物中的有效成分溶于酒中，服用起来方便。这样就不必经常购药、煎药，且省时省力。③易于接受。药酒没有白酒的辛辣呛口，也没有汤剂的苦涩难以下咽。药酒一般口感好，甘甜悦口，即使不习惯饮酒的人，也乐于接受。④吸收迅速。人体对酒的吸收较快，药力通过酒的吸收而进入血液循环，周流全身，能较快地发挥治疗作用。⑤疗效确切。酒与中药结合，能更好地发挥中药防治疾病的作用。⑥制作简单。药酒配制方便，药性稳定，安全有效，而且中药的各种有效成分都溶于其中，药借酒力、酒助药势而提高疗效。⑦适应证广。药酒既可治病防病，又可养生保健、美容润肤，还可作病后调养和日常饮用而延年益寿。适量饮酒，可以怡情助兴。有"酒为百药之长"的说法。⑧易控剂量。药酒是均匀的溶液，单位体积中的有效成分固定不变，按量服用，便于掌控剂量。

生活中应怎样泡药酒、饮用呢？

（1）选药。①应选用甘味药，如熟地、黄精。忌苦味、涩味、怪味、异味药物，以免口感不好，影响饮用。②宜选用根类、果实类，如人参、枸杞子等。不要选用质地疏松的药材，因其占空间大，吸酒多，浪费酒。

③不要选用感官上不能接受的中药材，如有人畏惧蛇、蜈蚣等，就不要用这些药材泡酒。

（2）选酒。宜选用45度左右的白酒，现有些科普书籍云泡药酒要用高度酒，其实不妥。因为高度酒（指53度以上的酒）刺激性强，也容易使药材硬化，有效成分不易溶解出来，且刺激性强。不善饮酒的人尤其不要用高度酒泡药酒。低度酒（指38度以下的酒）会使药酒变质，不易保存。

（3）用量。一般白酒应高于药面5 cm左右，使药材全部浸入酒中。如果药材吸酒性强，可多放酒；如果吸酒性不强，耗酒不多，可少放点酒。若将药材粉碎后泡酒则便于浸泡，也能使有效成分快速溶于酒中。药性强的多加酒，药性平和的少加酒。

（4）泡法。①冷浸法。此法比较常用，系将药材碎成片或粗粉，或用药材饮片与酒一同置于陶瓷罐或带塞玻璃瓶等非金属的容器中，密闭放置，浸渍半个月后，即可饮用。若酒饮完，可以再加酒浸泡，直至药味清淡为止。若所制药酒需加糖或蜜矫味时，可将砂糖、蜂蜜等与酒充分混合搅匀，再加药材进行浸泡。此法多用。②热浸法。即将药材与酒放于容器中后，密封，将容器置于热水中，以加快药材有效成分的溶解速度。每天换1～2遍热水，一般7天后即可以饮用。③煮酒法。先将药料和酒同煮一定时间，然后再放冷贮存。此法能加快有效成分的浸出速度。但煮的时间不宜过长，以出现泡沫为宜。

（5）饮用。药酒一般温服为好，这样有利于药效的发挥。剂量可根据药物的性质和各人饮酒的习惯来决定，一般每天服用50 ml，可一次饮完或分两次饮用。

（6）禁忌。若患有感冒、头痛、发热、哮喘、肺结核、咯血、高血压、冠心病、神经衰弱、肝硬化、急慢性胃炎、胰腺炎、糖尿病、痛风、骨折、阳痿、酒精过敏者不宜饮用。妇女经带胎产期间不要饮用。

笔者体会，五加皮虽不能化痰，但却可以杜痰。通过多年的临床，笔者总结出一张滋补强壮的药酒方，命名为枸杞子补酒方：枸杞子100 g，三七50 g，红参50 g，海马20 g，当归50 g，黄精50 g，熟地50 g，五加

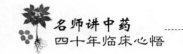

皮 10 g。将上述药物浸泡于 45 度左右的白酒内，酒的度数不高于 48 度，不低于 42 度，采用冷浸法，浸泡半个月后饮用，每日饮用不超过 50 ml。此药酒方刚开始饮用时味苦，这主要是因为方中五加皮味苦，但慢慢地药酒味道变甜。此药酒具有强身健体的作用，体质虚弱、身体疲乏、夜尿多、平素怕冷者尤为适用。若每天少量服点药酒，坚持服用，可使精力旺盛，不易疲劳。方中加用五加皮即取其杜痰之功。

五加皮有南、北之分。南五加皮为五加科植物细柱五加的根皮，是五加皮的正品。通常所说的五加皮指的是南五加皮。北五加皮为萝摩科植物杠柳的根皮，《中国药典》命名为香加皮。二者均能祛风湿、强筋骨、利水。南五加皮长于祛风湿、补肝肾、强筋骨；北五加皮长于利水消肿，有一定毒性，不能过量使用。泡药酒不用北五加皮。

五倍子收敛作用范围广

五倍子为漆树科植物盐肤木、青肤杨或红麸杨叶上的虫瘿，主要由五倍子蚜寄生而成。特点是其形似海中文蛤，生于叶上，大者如拳，而内多虫。

五倍子味酸、涩，性寒，收敛作用范围非常广泛，如敛肺止咳、收敛止汗、涩肠止泻、固精止遗、收敛止血、收敛止带、收湿敛疮，故凡汗、血、尿、精、便、带因虚损所致者均可以选用之。李时珍云："敛肺降火，化痰饮，止咳嗽、消渴、盗汗、呕吐、失血、久痢、黄病、心腹痛、小儿夜啼，乌须发，治眼赤湿烂，消肿毒、喉痹，敛溃疮、金疮，收脱肛、子肠坠下。"其所主治的病证，均可以通过收敛作用缓解。五倍子的收敛作用不及五味子强，故治疗内科病证五倍子较少用。

笔者体会，将五倍子外敷肚脐可以治疗多种滑脱病证，如遗尿、尿频、遗精、滑精、久泻、自汗、盗汗等。临床使用本品时采用内服与外用相结合的方法，效果很好。若小儿皮肤细嫩，可以在外用的部位先抹点麻油，以防药物对皮肤产生刺激，然后再敷上外用药。笔者常用五倍子治疗遗尿，方法是：将五倍子研末后，用醋调成糊状，覆盖于肚脐上，外面再用不透气的塑料薄膜覆盖，也可以用胶布、不透气的膏药覆盖，以利于药物被体内吸收。一般是晚上用，第二天清晨去掉，连用几次就能收到良好的效果。

乌药善行三焦气滞

乌药为樟科植物乌药的块根，以浙江产量最大，尤以天台山地区所产乌药最为地道，故俗称天台乌药。乌以色名。南人亦呼为矮樟，其气似樟也。

乌药味辛，性温。据《本草纲目·卷三十四》记载，乌药以行气为主要特点，可以治疗多个部位病变。对于胸腹胀满、气逆不顺之疼痛，用之最合适。本品历来作为行气的常用药物使用，凡一切属于气逆而见胸腹不快的病，皆宜用此治疗，实有理其气之元、致其气之用、于达阳之中而有和阴之妙。乌药可治疗小便异常，取其温肾缩尿之功，配伍益智仁、山药即缩泉丸，治肾阳不足、膀胱虚冷者。乌药治疗客寒冷痛、胸腹胀满，或肾经虚寒、小便滑数者，最为合拍。其顺气之功，上入肺，中入脾，下通膀胱与肾，凡胸、腹、阴部气滞病证者，均可以选用。笔者认为乌药擅长治疗上、中、下三焦气滞病变，但更偏治下腹部病变。在治疗气滞病证方面，配伍香附、枳实、木香后作用加强。此四药尤多用于妇科气滞病证。

乌药的行气作用部位较广，且行气作用强于香附。黄宫绣云："（乌药）功与木香、香附同为一类，但木香苦温，入脾爽滞，每于食积则宜；香附苦辛，入肝、胆二经，开郁散结，每于忧郁则妙；此则逆邪横胸，无处不达，故用以为胸腹逆邪要药耳。"笔者体会，治疗脘腹胀痛、月经不调等属气滞病证者，乌药为首选之品。结合前人经验，在治疗尿路结石方面，笔者亦常选用乌药。乌药行气作用部位较广，又不耗气，实为行气要药。若治疗全身气滞病证，笔者将乌药作为首选之品。若小便次数多，笔者一般多选用乌药、鸡内金、桑螵蛸治疗。

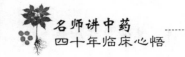
石菖蒲善通九窍

石菖蒲为天南星科多年生草本植物石菖蒲的根茎。石菖蒲乃百草之先生者，蒲类之昌盛者，故名。

石菖蒲味辛，性温。石菖蒲最早记载于《神农本草经》："开心孔，补五脏，通九窍，明耳目，出声音。"此药以治九窍病证为特色。《本草汇言·卷七》云："（石菖蒲）能通心气，开肾气，温肺气，达肝气，快脾气，通透五脏六腑，十二经、十五络之药也。"故凡治五脏气道阻塞之病，皆以石菖蒲为首选之药。

菖蒲全株芳香，分九节菖蒲、石菖蒲和水菖蒲，可作香料或驱蚊虫，其茎、叶可入药。通常作药用的是石菖蒲。"菖蒲者，水草之精英，神仙之灵药"（《本草纲目·卷十九·菖蒲》）。菖蒲是我国传统文化中可防疫的灵草，其先百草于寒冬刚尽时觉醒。南方地区于端午节这天，有在家门口悬挂菖蒲、艾叶的习俗，此即取其辟秽作用。这一习俗一直沿袭至今。为什么要将菖蒲悬挂在门口呢？古人认为，菖蒲乃天中五瑞之首，叶片呈剑形，象征祛除不祥的宝剑，插在门口可以避邪。所以方士们称它为"水剑"，后来的风俗则引申为"蒲剑"，可以斩千邪，悬于床户又可用以却鬼。农历五月是热天的开端，五月是毒月，五日是毒日，五日的中午又是毒时，此时毒蛇开始猖獗，所以民间有在端午节饮雄黄酒的习俗。夏秋之夜燃菖蒲、艾叶，以驱蚊灭虫、祛邪避疫。石菖蒲具有芳香之性，可以治疗湿浊为患的病证，配伍佩兰则芳香化浊作用更强。

明宁献王朱权撰《臞（qú）仙神隐书》载："石菖蒲置一盆于几上，夜间观书，则收烟无害目之患。或置星露之下，至旦取叶尖露水洗目，大能明视，久则白昼见星。端午日以酒服，尤妙。"这是对石菖蒲的赞誉。古时用油灯照明，而油灯有烟，故古人夜读时常在油灯下放置一盆石菖蒲，原因就是石菖蒲具有吸附空气中微尘的功能，可免灯烟熏眼之苦，同时用石菖蒲叶尖露水洗眼睛也可提高视力。

石菖蒲善治九窍的病证。①心窍闭塞的神昏、癫痫。如菖蒲郁金汤治疗痰热蒙蔽、高热、神昏谵语；《医学心悟》之安神定志丸（人参、茯苓、茯神、远志、石菖蒲、龙齿）治疗湿浊蒙蔽清窍之健忘、耳鸣、嗜睡。②肾窍闭塞的耳鸣耳聋。凡耳窍不通，治疗时加用石菖蒲则作用明显。笔者临床体会，其可以与郁金同用。现也有用其治疗链霉素中毒所致神经性耳聋者。③肺窍闭塞的鼻塞不通、咽喉不利、声音嘶哑、鼻塞不闻香臭。石菖蒲是治失音的要药，因其有开窍祛痰之功。"凡寒饮闭塞，肺气不宣，则令人音暗。菖蒲能逐饮宣窍，而声自开"（《本草正义》）。此药专治金实不鸣的失音。④大肠不利的水谷不纳、痢疾后重等。如《医学心悟》的开噤散（人参、黄连、石菖蒲、丹参、石莲子、茯苓、陈皮、冬瓜仁、陈米、荷蒂）中，就有石菖蒲。⑤膀胱不利的小便浑浊、膏淋。现用其治疗乳糜尿。

笔者体会，石菖蒲可以治疗多种窍闭的病证，尤以治疗声音嘶哑疗效为好，配伍蝉蜕后作用更强。

石菖蒲是治疗记忆力减退的常用药，人参、远志亦能益志，可以配伍应用。

生地黄控制亢奋

生地黄为玄参科植物地黄的块根。《大明本草》曰："生者以水浸验之。浮者名天黄，半浮半沉者名人黄，沉者名地黄。入药沉者为佳，半沉者次之，浮者不堪。"就是说将此药置于水中，以沉于水底者为佳。原名"芐（hù）"，因芐以沉下者为贵，故字从下。鲜用者习称鲜地黄，晒干为干地黄。《本草纲目》谓生地黄乃鲜地黄。地黄颜色乃黑色，主要作用是滋肾阴。何以云"地黄"呢？这是因地黄与脾土有关。种植地黄的土地收获地黄后，不能再种植地黄，即地黄必须在"生地"上种植，因其已经吸收了前面土地的土气能量。

生地黄味甘、苦，性寒。《备急千金要方》中著名的犀角地黄汤即以其清热凉血治疗热病。《大明本草》用其治疗吐血、鼻衄、妇人崩中血晕。《医学启源·卷下·生地黄》提到生地"凉血补血，补肾水真阴不足。此

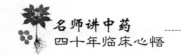
药大寒，宜斟酌用之，恐损人胃气……其用有三：凉血一也，除皮肤燥二也，去诸湿热三也"。比较准确地表述了生地黄的作用。现在临床主要用其清热凉血，养阴生津。

另外，怀生地是指产于河南新乡、焦作一带（旧时怀庆府）者，其品质最优，产量最大。若药材肥大体重者，品质较优，称大生地。若药材细小者，品质稍次，称小生地、细生地。商品以块根肥大、味甜者为佳。临床若用鲜品时量宜加倍，或以鲜品捣汁入药。鲜地黄作用与干地黄相似，但滋阴之力稍逊，清热生津之力较强。

笔者体会，在诸多凉血药中，以生地黄最常用，这是因为血热病证容易伤阴，阴虚则火旺，而生地能养阴。许多病人使用激素以后，表现出亢奋状态，此时重用生地黄有较好疗效，也可以配合知母同用。凡是因使用激素后出现的亢奋症状，皆以生地黄为首选之品治疗。另外，生地能补肾，不仅能明显改善症状，而且对尿蛋白的消除有良好效果，可重用。黄芪培土利水，芡实补肾固精，生地养阴填精。三味相伍培补脾肾，标本兼治。若服生地偶有便溏，可减生地用量，酌加山药、葛根即可。

🌿 生姜可蔬可和，可果可药

生姜为姜科植物姜的新鲜根茎。李时珍曰："按许慎《说文》，姜作，云御湿之菜也。"王安石《字说》云："薑能彊御百邪，故谓之薑。"初生嫩者其尖微紫，名紫姜，或作子姜；宿根谓之母姜也。

生姜味辛，性温。生姜与干姜性气无殊，但止呕、发汗、散风之功优于干姜，其尤为家庭菜蔬、止呕要药。李时珍说："（生姜）可蔬、可和、可果、可药，其利博矣。"中医认为，生姜乃治疗胃寒要药。俗话说得好："冬吃萝卜夏吃姜，不用医生开药方。"夏天吃姜对身体好。

可蔬，是指生姜可以当蔬菜食用，主要是将生姜腌吃或糖渍吃。生姜有点辣，而且是越老越辣，有"姜还是老的辣"的说法。

可和，是指生姜能去腥味、膻味，还能增添香味，可解鱼蟹等毒。其以独特的祛腥除膻本领和特殊的辛辣芳香，受到人们的青睐。几乎所有家庭中都备有生姜。

可果，是说生姜可以当果品食用，现在市面上就有用生姜制成的类似于果脯的食品。

可药，是指生姜可作药用。《本草纲目》载有"上床萝卜下床姜"之说，"下床姜"是指清晨起床时，气血运行尚待促进，胃中之气有待升发，这时如果吃点姜或喝碗姜汤，可以健脾温胃，激发阳气升腾，加强气血运行，使食管和胃部暖热，肠道舒畅，食欲大增。男子应多吃姜，因为男子多阳虚，故又有"男子多吃姜，胜饮人参汤""女子不可百日无糖，男子不可百日无姜"的说法。但如果在晚上食用过多的姜就不妥了，因为夜晚入睡时，胃肠功能相对较弱，而生姜性温，有促进胃肠蠕动的作用，食用过多的姜不利于休息。用生姜煎水内服治疗风寒感冒，有一定的解表作用。生姜还能治疗脾胃的病变，尤其是在治疗呕吐方面具有极好的疗效。姜为呕家圣药，可以治疗多种呕吐，无论寒、热、虚、实所致的呕吐均可以选用。在家中也可以将其用作食疗来治疗和预防呕吐，尤其对于胃寒证效果较好。若晕车、晕船的人外出旅游，在出发之前嚼生姜服下，或在肚脐上贴一片生姜，或在乘坐车船时常把姜放在鼻下嗅闻，均能消除或减轻晕车、晕船的症状。也可以将生姜切片后敷在内关穴上，一般是男左女右。故有谚语说"出门带块姜，时时保安康"。生姜在解毒方面，并不限于解鱼蟹、半夏之毒。根据古代本草记载，其还能解禽兽、虫、草木诸毒，《本草纲目》"附方"中在记载生姜时，就有解多种毒作用的认知。

笔者体会，生姜在治疗胃寒方面作用突出，为止呕圣药。另外，生姜亦可外用治疗脱发，特别是斑秃，方法是将鲜生姜浸泡在白酒内 2 天，然后用浸制的生姜液搽患处，每天 3 次，每次 1～3 分钟，连续使用。此法亦治雀斑。用鲜姜片擦手、脚、耳朵等易患冻疮的地方，可以防止冬天生冻疮，此乃取其温散作用。

血竭乃止血要药

血竭为棕榈科植物麒麟竭的果实及树干中渗出的树脂。《本草纲目》

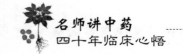
称此药为骐麟竭。李时珍曰："骐麟亦马名也。此物如干血，故谓之血竭。曰骐麟者，隐之也。"这是说药材因颜色如干血，故名。

血竭味甘、咸，性平，善治跌打损伤、内伤血聚、一切疼痛。其最大的特点是善治瘀阻出血病证，李时珍认为其"散滞血诸痛、妇人血气、小儿瘹疢"，并认为"河间刘氏云血竭除血痛，为和血之圣药是矣"。结合临床，其尤善止血。

目前国产血竭多为龙血树树脂，以外色黑似铁、研面红似血、火燃呛鼻者为佳。血竭的活血止血作用非常强，治疗疮疡溃破后久久不收口者效果尤佳。可以直接外用，为伤科要药。古代许多治疮疡的方剂均以血竭为主药，因其既能活血化瘀，又能止血，具有双向调节作用。经隧之中，既有瘀血踞住，则新血不能安行无恙，终必妄行而吐溢。许多血证，因为瘀血内阻，脉络不通，血不循经而妄行外溢，故治法不是盲目止血，而是以活血化瘀为主。针对此，血竭为常用药。血竭止血，无论是内服还是外用均可。

笔者体会，血竭止血生肌作用特强。笔者曾治疗一位阑尾炎术后创面久久不收口的病人，其伤口一直微微流水，每天到医院换药，已达三年之久，期间曾用多种药物，包括高档进口药，均不能使伤口愈合，病人甚至怀疑得了癌症，不堪其苦。笔者乃以单味血竭研末撒在病人创面上，该创面第二天就收口了。病人对此感到惊奇无比。

红花和血、活血与破血

红花为菊科植物红花的筒状花冠，其色红，以色名。《金匮要略》中称其为红蓝花，因叶颇似蓝，故有蓝名。

红花味辛，性温，夏季开花，于花色由黄转为鲜红时采摘。以花片长、色鲜红、质柔软、无枝刺及子房者为佳。主产后血病。

总体来说，红花活血力量中等。一般认为，其量大破血，常规剂量活血，量小能和血兼养血。所谓和血，即和利血脉的意思，而且不伤正气，红花取其和血作用一般用 3 g 左右。和血代表药物有当归、丹参、鸡血藤、合欢皮等。所谓活血，又称行血、化瘀、祛瘀、散瘀、除瘀、消瘀，特点是活血的力量中等，适用于常说的瘀血病证，代表药物有川芎、延胡索、郁金、桃仁、红花等。活血药也为所有化瘀药物的代名词。所谓破血，也可以说破瘀、破癥、攻瘀、逐瘀等，指的是活血的力量强，并且容易损伤正气，代表药物有水蛭、虻虫等。

一般将红花作为活血常用药，是治疗妇科疾病的主药。从作用来看，红花之功类似于苏木。从治疗瘀血病证来看，红花对于全身各个部位之瘀血皆适用，但更偏于治疗月经病变。在有的中药书中除记载红花活血通经外，另有云其祛瘀止痛，用于瘀血痛证者。笔者认为红花的功效就是活血，至于其他作用，均是根据活血引申出来的。

宋代顾逢《船窗夜话》中提到：新昌有一姓徐的妇女产后病危，其家人请来名医陆日严诊治。待他赶到病人家时，病人气已将绝，惟有胸膛微热。陆日严诊后考虑再三说："此乃血闷之病，速购数十斤红花方可奏效。"他用大锅煮红花，沸腾后倒入三只木桶，取窗格放在木桶上，让病人躺在窗格上用药气熏之。药汤冷后再加温水入桶中，如此反复。少顷，病人僵硬的手指开始伸动；半天左右，终渐渐苏醒，脱离了险境。家人不胜感激。

笔者体会，用红花 10 g 左右能治疗瘀血重证。据此，笔者使用红花灵活掌握剂量，如治紫癜一般剂量在 5 g 以内，而治疗癥瘕则用 15 g 左右，治疗瘀斑则用常用量。临床以红花配伍桃仁，则作用增强。红花治疗痛经，止痛作用不及延胡索强。《金匮要略·妇人杂病》载"妇人六十二种风，及腹中血气刺痛，红蓝花酒主之。"这里的"六十二种风"，乃泛指一切风邪病毒。妇人经产之后，风邪最易乘虚侵入腹中，导致气血不畅，用红花可使血气流畅，达到治疗目的。

桔梗载药上行

桔梗为桔梗科草本植物桔梗的根。

桔梗味苦、辛，性平。桔梗利咽，利肺中气，乃肺经之药也。若治咽中痛，此药为首选之品。所谓"舟楫之剂"，即云桔梗具有升提作用，故诸药中有此一味，不能下沉。朱震亨《丹溪心法·卷二·咳嗽》曰："干咳嗽难治，此系火郁之证，乃痰郁其火邪在中，宜苦梗开之。下用补阴降火之剂。"这是用桔梗开宣肺气。结合肺与大肠相表里的理论，若肺金之气郁在大肠，亦宜用桔梗开之。此药能开提气血，故气药中宜配伍之。

在临床上治疗喘证是不用桔梗的，若治喘证误用桔梗会加重病情。其有升提作用，古代云其作用时有"提壶揭盖"之说，主要是指下部的疾患可通过开宣肺气达到治疗目的，如治大便不通、小便不利等。桔梗由于有升提特点，可调畅气机，助脾胃清气上升，故可以用于治疗脾胃气虚泄泻，如参苓白术散中即配伍有本品。

对于桔梗的升提作用，也有提出异议者，如周学海《读医随笔·卷五》云："桔梗不能升散。李东垣谓桔梗为药中舟楫，能载诸药上浮于至高之分。当时未曾分明甘苦，而推其功用，则当属于甘者；若桔梗泄肺，是泄至高之气，不能升气于至高也。"对此，周学海与李东垣的观点相悖，但从临床应用桔梗的情况来看，桔梗是可以用于升提的。根据桔梗能升提的特点，其能载药上行，引导其他药物到达人体上半身部位，但现在的中药书籍多不明确云其升提、载药上行的功效。临床上需要治疗上部疾病时，配伍桔梗可以加强作用。

桔梗具有升提的作用，主治气机下陷的病证；而牛膝具有下行的特点，主治腰膝以下的病变。桔梗的升提作用正好与牛膝引药下行作用相反，临床可以根据升降的作用趋势，灵活选用此二药，并合理应用剂量。也就是说，桔梗配伍牛膝，升降结合，有欲降先升、欲升先降的作用，可以治疗气机不利、血瘀阻滞的病证，尤对于胸中血瘀、血行不畅而导致的胸痛、头痛日久不愈、痛如针刺而有定处等有良好的疗效。如血府逐瘀汤就将二药配伍一起使用。因桔梗升提作用强，故阳亢病证者应慎用之，但配伍具有下行作用的牛膝后，则少有此虑。

笔者体会，桔梗、枳壳常配伍使用，因桔梗主升、开宣肺气，枳壳行气兼有微弱的降气特点。二者配伍，升降相依，相反相成，正符合肺的特性，故临床使用桔梗止咳时，一般多要配伍枳壳，如杏苏散、败毒散、荆防败毒散、参苏饮。桔梗为祛痰要药，可通过祛痰达到治疗咳嗽病证的目的。但临床单用桔梗止咳作用要弱一些。桔梗可以治疗多种痰证，包括热痰、寒痰、湿痰、燥痰。现代研究认为其所以能化痰，是因为含有皂苷。桔梗乃升提之品，若长期腹泻，便如稀水黏液，伴有神疲乏力、食少消瘦，多为湿浊瘀血阻于肠腑、气血失和、脾虚气化不利而致湿浊内生导致的，可用桔梗 30 g，炒焦，存性入煎。因肺与大肠相表里，故桔梗炒焦后则去其升散之性，可由入肺改为下行大肠，以疏利大肠之气机，消除大肠之壅结。

无牛膝不过膝

　　牛膝为苋科植物牛膝（怀牛膝）和川牛膝（田牛膝）的根。植物茎似牛之膝，故名。

　　牛膝味苦、甘、酸，性平。《神农本草经》载牛膝主治"膝痛不可屈伸"。最早提出牛膝具有下行作用的是朱震亨，其《本草衍义补遗》云："牛膝能引诸药下行。"后临床医家治腰膝疼痛则多选用之。牛膝既是祛邪之药，如可活血化瘀、利尿通淋，又是扶正之品，如可补益肝肾、强壮筋骨。补益作用主要是用于治疗腰膝疼痛等。牛膝分为怀牛膝、川牛膝、土牛膝。通常所说的牛膝指的是前两种，其中怀牛膝补益肝肾作用强，川牛膝活血化瘀作用强，且下行之功更强。现也有认为牛膝就是怀牛膝者。

　　牛膝的最大特点是下行，包括引热、引火、引药、引血下行。①引热、引火下行，主要是治疗人体上部的火热病证，尤其是口舌生疮、咽喉肿痛等。②引药下行，主要是能够引导其他药物更好地发挥潜降的作用，治疗诸如上部的头痛、眩晕等，同时也能增强其他药物的作用。治疗肝阳上亢病证常选用牛膝，如镇肝熄风汤中就配伍有牛膝。据此，治疗高血压病证亦常选用之。现治疗脑部疾病亦将其作为常用之品。③引血下行，主要是治疗人体上部的血热病证，如牙龈出血、鼻出血等。玉女煎中就配伍有牛膝。《本草纲目·卷十六》载有一首治喉痹乳蛾（扁桃体肿大）的方剂：新鲜牛膝根一握，艾叶七片，捣和人乳，取汁灌入鼻内，须臾痰涎从口鼻出，即愈。无艾亦可。如无人乳汁加醋亦可。

根据牛膝的下行作用，凡治腰膝以下病变可将牛膝作为首选之品。有"无牛膝不过膝"的说法。意思是说，凡治疗膝关节以下的病变，若不配伍牛膝，治疗效果就差。从临床来看，腰以下病证选用牛膝治疗可引导他药更好地到达下部，以发挥作用。治疗下半身的各种病变，诸如风湿痹痛、跌打损伤、瘀血阻滞，均将牛膝作为常用之药。治疗淋证也将其作为要药。这些都是取牛膝的下行作用，以治疗人体下部疾病。

笔者体会，凡治腰膝以下病变，牛膝为必用之品。凡治上部病证如肝阳上亢、阴虚火旺，牛膝也为必用之品，这是取其上病下治、引火下行之效。牛膝尤善通淋涩，治茎中痛，配伍冬葵子、王不留行作用更强。若治淋证极难见效者，以牛膝、乳香煎服有效。现用其治疗前列腺疾患所致的淋痛。

《神农本草经》载牛膝"久服轻身耐老"，也就是说其具有补益的特点，通常云其补益肝肾。结合李时珍的认识"得酒则能补肝肾"，再加上牛膝本身又是活血药物，所以也可以理解为其以通为补：通利是主要的，补益是次要的。此作用以怀牛膝为佳。

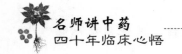桑叶止汗作用有争议

桑叶为桑科植物桑的叶。

桑叶味苦、甘，性寒，清肺热，虽作用平和，但却很常用。明清时期，桑叶应用范围扩大，如《本草蒙筌·卷四》云："采经霜者煮汤，洗眼去风泪殊胜。"《本草纲目·卷三十六》云："治劳热咳嗽，明目，长发。"现在临床上使用桑叶主要是取其疏散风热、明目之效。中药书中载桑叶亦为疏散风热药。其生发作用强，特点是甘寒清润，轻清发散，宣散燥气，清泻肝热，凡治肺热、风热、肝热、阳亢皆可以应用。桑叶质轻，治疗风热感冒作用并不强，但其价格便宜，货源充足，所以为临床常用之品。说其可治风热感冒，主要是桑菊饮中配伍此药。治疗燥热伤肺、咳嗽咽干之证，也可选用本品，如清燥救肺汤。

桑叶最早记载于《神农本草经》，云其"叶主除寒热出汗"。后世对这句话有不同的理解。有人理解为桑叶能发汗，有人理解为桑叶能止汗。所以对于桑叶，后世有发汗和止汗的不同认知。

金元大医家朱震亨于《丹溪心法·卷三·盗汗》云："青桑第二叶，焙干为末，空心，米饮调服，最止盗汗。"清代张志聪《本草崇原·卷上》云："《本经》盖谓桑叶主治能除寒热，并除出汗也。"桑叶有止汗妙品之谓，临床可用于治疗汗出证，无论自汗、盗汗均可选用。在具体应用时，须量大。

以上这些经验之谈，若遇到大汗，可以效法。

笔者体会，如果治疗自汗、盗汗，还是应选用常用止汗之品，如黄芪、白术、五味子等，选用桑叶宜斟酌。以桑叶发汗来说，其作用不强；以桑叶止汗来说，尚有争议。笔者曾多次试用其止汗，作用不显。虽文献记载桑叶有止汗之说，但验之临床，止汗效果不佳。

另外，用桑叶治疗脱发、白发，无论是内服还是外用均有很好的疗效，这在《备急千金要方》等书中早有记载。尤其是将桑叶煎水外洗见效快。笔者尤喜将桑叶煎水洗头。桑叶煎水对于治疗胡须脱落、眉毛脱落也有疗效。桑叶因作用平和，临床上可以适当加大剂量使用。笔者验方二桑洗发水煎水洗头，有生发固发的作用。该方组成：桑叶 50 g，桑白皮 50 g，侧柏叶 50 g，生山楂 50 g。

黄连苦口利于病

黄连为毛茛科植物黄连、三角叶黄连或云连的根茎。李时珍云其根连珠而色黄，故名。

黄连味苦，性寒。汉代主要用黄连治疗湿热痢疾，如张仲景的葛根芩连汤。魏晋时期，多用其清热解毒疗疮疡，泻火燥湿治疗肠胃疾病。历代本草均以黄连治疗热毒病证。元代王好古在《汤液本草·卷中》认为"古方以黄连为治痢之最"，因治痢宜用辛苦寒药，辛能发散而开通郁结，苦能燥湿，寒能胜热，使气宣平而已。诸苦寒药多泄，惟黄连、黄柏性冷而

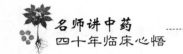

燥，能降火祛湿，而止泄痢，故治痢以之为君。《本草纲目·卷十三》云："黄连治目及痢为要药。"治疗湿热痢疾，黄连为首选之品，并多与木香同用。黄连治痢，木香调气，则后重自除，如香连丸。所以有黄连为治疗痢疾要药之谓。

宋代《图经本草·卷五》记载，用黄连以雪水或甜水煎浓汁，趁热洗，冷即再温洗，甚益眼目，并有复明的作用。若眼睛红肿热痛，可以取一块豆腐置碗中，将黄连放豆腐中间，隔水蒸豆腐，取碗中之水洗眼，可以起到清热解毒、明目的作用。《汤液本草·下卷》载："海藏（即王好古）祖方，令终身不发斑疮：煎黄连一口，儿生未出声时，灌之，大应。已出声灌之，斑虽发，亦轻。"因其味苦，民间歇后语中常用其来形容一些生活的事情，如"哑巴吃黄连——有苦难言""黄连木刻图章——刻苦""地下刨黄连——挖苦""黄连树下一棵草——苦苗苗""黄连木刻寿星——苦老头""黄连树下弹琵琶——苦中作乐""黄连拌蜜吃——苦中有甜"。

黄连味苦，是治疗热病的良药。其虽可以清热，但久用之，或量大，反而有伤阴之虑；而伤阴之后，阴虚又火旺，反而致热。从黄芩、黄连、黄柏三药的作用来看，均能治疗痢疾，但以黄连作用最强。黄连、黄芩均可以治疗呕吐，黄连主治胃热呕吐，黄芩主治胆热呕吐。

曾经有一个恶作剧。某部队驻在南方偏远的高山上，营部通讯员每天都要徒步向连队送信。在一个炎暑季节，营部通讯员送来信后，全身湿透，连队的一位理发员将4片复方黄连素片研细泡水，当作茶叶水给营部通讯员饮用。通讯员因口太渴，并不知道是黄连水，而一口气将整碗水喝光。因为黄连水太苦，该通讯员当场将胃中食物全部吐出，后很长一段时间身体不适。

黄连清泄苦降，为清热泻火、解毒消肿之佳品，主清脏腑热。黄连用于心火上炎，如黄连解毒汤；胃火上炎，如清胃散；胃热呕吐，如《温热经纬》之黄连橘皮竹茹半夏汤；肝火上炎，如左金丸；热迫血行之出血证，如《金匮要略》之泻心汤。也可单用黄连为末，水煎服，更为简捷精当。

笔者体会，黄连太苦，不能久用，否则必伤元气，而且病家也不太愿意接受。《本草蒙筌》对此阐述得很清楚。笔者使用黄连一般不超过 5 g。临床使用黄连这种大苦大寒之品，应时时顾护胃，同时也要考虑到患者的接受程度，必须掌握好剂量，不可过量。

墨旱莲熬膏剂多用之

墨旱莲为菊科植物鳢肠的地上部分。新鲜者流出的汁液呈黑色，花蕾似莲花，故名。

墨旱莲味甘、酸，性寒，为止血之品，外用可以生发，亦可作为补益之药。《神农本草经疏》记载墨旱莲为治疗白发主药。该药为凉血止血之品，要防止其性寒以损阳。

墨旱莲具有止血作用，可以治疗多种出血证，但因作用不强，只宜作为辅助药物使用。其止血范围较广，诸如咳血、鼻衄、尿血、崩漏等皆可治疗。由于墨旱莲具有止血作用，并有增加血小板数量的作用，笔者在治疗习惯性流产者时常常选用之。

中药膏剂的特点是服用方便，便于保管，宜于长期应用。在熬制膏剂时，常常加用墨旱莲，因为加用此药后出膏多。其本身药性比较平和，又具有补益作用，故在中医美容古方中使用频率极高，被认为是乌须黑发、生长毛发的要药。《本草纲目》说其能"乌髭发，益肾阴"。缪希雍认为在中草药中，能使白发变黑的最佳药物即为墨旱莲。为了使出膏率高，可以选用墨旱莲、茯苓、山药、葛根、天花粉、芡实等。

熟地防麻黄之燥

熟地为玄参科植物地黄的块根，经加工蒸晒而成。

熟地味甘，性微温。熟地是生地加黄酒经过多次蒸晒至内外色黑、油润，或直接蒸晒至黑润而成，切片用。熟地大补精血、阴液，而生地只补阴。在补阴方面，熟地优于生地，是因为制后味由苦转甜，功能由清转

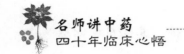
补，质厚味浓，滋补作用加强。熟地补血作用强，为补血要药。熟地尤对血虚、肝肾精血不足者疗效好。其补血作用强于白芍。一般而言，胶类药（阿胶、龟胶等）、动物药补血作用强。在植物药中从补血作用来看，应首推熟地。

熟地滋腻滞脾，有碍消化，但明代张景岳云熟地可以重用，在其所拟的金水六君煎（当归、熟地、陈皮、半夏、茯苓、炙甘草）中，以熟地滋补肾阴为主，合二陈汤以健脾化痰。清代医家陈士铎认为熟地不仅不生痰且能消痰，不过这只是一家之言。根据前人经验，熟地、麻黄同用可以散阴疽，治疗阴疽流注、脱疽、痰核、鹤膝风、瘰结，如阳和汤。熟地温补营血，麻黄开腠理以达表，二药同用解阴寒痰凝而散寒通滞。

笔者体会，熟地的确碍脾。若熟地、麻黄组方，麻黄得熟地则通络而不发表，熟地得麻黄则补血而不滋腻。临床可根据这种用药的特点将性质相反者同用，以达到治疗疾病的目的。所以笔者在使用麻桂止痛液（见"海桐皮"条）时常加黄精或熟地以制约麻黄的温燥之性，可以防止在使用麻黄、桂枝后出现皮肤干燥。

另外，熟地具有降低血糖的作用。治疗糖尿病多以滋养肾阴为根本，再对症酌加补益肺胃之阴以及清热之品。熟地因尤善滋补肾阴，可与生地、百合、石斛、麦冬同用，增强其滋阴、生津止渴之功。熟地也为治疗肾精亏虚者不可或缺之药，如治疗成人早衰、头发早脱或干枯不荣、须发早白、齿摇早脱、耳鸣耳聋、健忘痴呆等，常选用之。为防其滋腻，常配伍砂仁。

鳖甲乃驱蚊要药

鳖甲为鳖科动物鳖的背甲。

鳖甲味甘、咸，性寒，主治癥瘕积聚，又善退虚热。龟与鳖，虽同为阴类，而性实不同。龟性喜出，而鳖喜入；龟性静而不动，而鳖性动而不静。故龟长于补而鳖长于攻；龟可为膏以滋阴，而鳖可为末以攻坚也。《本经逢原·卷四》云："龟用腹，腹属肾。鳖用肋，肋属肝，然究竟是削肝之剂，非补肝药也。妊妇忌用，以其能伐肝破血也。肝虚无热禁之。"

鳖甲为治疗虚热要药，一般认为配伍青蒿作用更强。鳖甲在治疗体内肿块方面疗效突出，其机制即通过软坚散结达到治疗目的，现用其治疗肿瘤。鳖甲因有软坚的作用，尤对于血管硬化疗效好。

根据李时珍的认识，"生鳖遇蚊叮则死，死鳖得蚊煮则烂，而熏蚊者复用鳖甲。物相报复如此，异哉"。这是说甲鱼畏蚊子，而蚊子又畏鳖甲。若蚊子猖獗，可以将门窗关好，将鳖甲淋上酒精，点燃，即能有效地杀死蚊子。李时珍所载鳖甲驱杀蚊子的作用，具有极高的应用价值。

鳖甲乃消瘤抗癌要药，以鳖甲配伍石见穿、菝葜、三棱、莪术等，作用加强。临床使用鳖甲剂量应大。

米泔水吸油脂

米泔水即是淘洗食用米的水。

其可用以炮制药物，主要是用来吸收中药材所含的油脂，减弱药物的辛燥气味，滑肠，调理脾胃以增进饮食。

米泔水味甘，性寒，无毒。其能清热凉血，利小便，用于热病烦渴、吐血、衄血、风热目赤。米泔水能保护头发。方法是：将米泔水烧热后洗头发，洗完后再用清水漂洗干净。经常用米泔水洗头发，能使头发油黑发亮。经常用米泔水擦手、洗脸，也可以使皮肤滋润、光滑。经常用烧开的米泔水漱口，可治口腔溃疡和消除口臭。

米泔水的用法有很多。如治疗吐血、鼻衄，可以用陈米泔水一盅，温服。若治疗鼻衄，让病人饮服米泔水的同时，令病人将麻油滴入鼻，或将萝卜汁滴入鼻。

笔者临床体会，根据传统炮制药物的方法，米泔水可供制药用，以缓和药物燥烈之性，增强健脾作用。如苍术、白术用米泔水浸软，切片，土炒或生用，可以缓其燥性，去燥而和中。苍术是一味燥烈之品，容易伤阴助火，如果用米泔水炮制后其辛燥之性即得以缓解，既能治湿又能防止化燥伤阴。现在认为苍术具有降血糖的作用，若以米泔水制后即不燥，且可

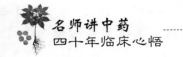

更好地发挥作用。

葛花瘦身

葛花为豆科植物野葛或甘葛藤的未开放花蕾。

葛花解酒醒脾，用于饮酒过度所致头痛、头昏、烦渴、呕吐酸水等伤及胃气之证。从古代文献记载来看，葛花是解酒的要品，可以与其他药物配伍，也可以单独泡水饮服。笔者对于因实在推脱不了而要饮酒之人常推荐其事先用葛花泡水饮，或边饮酒边饮葛花茶，这对于解酒有良好的效果。

葛花能减肥，《本经逢原》载"葛花能解酒毒，葛花解醒汤用之，必兼人参。但无酒毒者不可服，服之损人天元，以大开肌肉，而发泄伤津也"。这是说葛花虽然解酒作用强，但有损人之弊，实乃减肥瘦身之用。笔者从多年的临床应用药物经验来看，此药并无损人之害，而将其作为减肥瘦身之品，可作为临床用药参考。

笔者临床体会，葛花瘦身作用强。每遇需要减肥者，笔者多选用之。葛花可以单用泡水饮服，每天 15 g；也可以配伍荷叶、冬瓜皮等。

党参增重

党参为桔梗科植物党参的根。

党参味甘，性平。在补气方面，一般情况下多用党参，但由于党参致胖，所以又常改用太子参。

笔者体会，党参具有使人长胖的特点。多年前，笔者接诊我校一名学生，其因身体非常消瘦，身高 185 cm，而体重只有 45 kg，希望能够使用中药来增重。笔者认为，其身体消瘦多是气血亏虚所致，考虑到党参能够补益气血，就嘱其应用党参、枸杞子各 15 g，直接泡水饮服，因该学生煎中药不方便。结果这位学生连续泡服 10 天，居然增重 4 kg，喝到第 15 天时增重 6 kg。到这位同学毕业时，已经长到约 65 kg，身体非常匀称。自此，笔者发现了党参具有明显增重的特点。

笔者曾遇见一位 26 岁的女性，因月经不调用中药治疗，连服 7 剂药，结果月经未调好，体重却长了 3 kg。索看处方，发现方中有党参 15 g。笔者当即告知此药不可再服，否则还会继续增重。由于党参能使人发胖，故笔者在治疗青年女性患者尤其肥胖者时绝不轻易使用此药，但如果想长胖者则又可以选用此药。现在的肥胖儿童较多，所以临床不要轻易选用党参治疗。可选用生晒参，其不会使人长胖，且补气力量强于党参、太子参，病家容易接受。

白薇善退不明原因之虚热

白薇为萝藦科植物白薇或蔓生白薇的干燥根及根茎。微，细也，其根细而白，故名。

白薇味苦、咸，性寒，主治妇科产后虚热病证。

白薇退虚热作用较强，尤以治疗原因不明的低热为佳。从辨证的角度来看，有些低热病证分不清到底是哪一种类型，此时选用白薇就非常合适。理论上讲，中医辨证应该辨明病变部位、所在脏腑、寒热虚实属性，而实际临床上有些病证并不能辨别清楚。白薇能入血分，在清热方面，有几个特点：①可以用于阴虚外感病证，多与养阴、透解之药同用，如《通俗伤寒论》之加减葳蕤汤；②可以用于热病后余热未清，肺热较重者；③可以用于肺热咳嗽或以咳嗽痰中带血为主症者。

笔者体会，白薇是清退虚热的良药。热入营血、身热不退以及产后虚热、阴虚内热皆可选用。其具透解之性，特别对某些原因不明的低热有效。根据本草书籍记载，白薇尤善治妇科虚热病证。笔者曾治疗一位两岁幼儿，连续发热 4 个月，多次住院始终不能退热，并且诊断不清，原因不明。笔者乃根据患儿情况，采用健运脾胃之法加用白薇清退热邪，很快就达到了退热的目的。

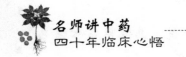
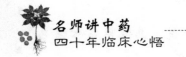黄柏治湿热、实热，也治虚热

黄柏为芸香科植物黄檗或黄皮树除去栓皮的树皮。

黄柏清热燥湿善治湿热，泻火解毒又治实热，同时又治虚热，可用于治疗肾阴不足、虚火上炎之五心烦热、潮热盗汗、遗精等。其走下焦，长于泻肾火，降火以坚阴。

黄柏主要作用的部位在下焦，若配伍知母则泻火作用增强，退虚热作用也加强。二药均能清退虚热，用于虚热骨蒸劳热；也均能清泻肾火，用于肾经虚火所致遗精、盗汗。同用可增强疗效，如知柏地黄丸。二者清泻肾火的作用一般也可说成坚阴。知母能泻能滋阴，泻而不伤阴，侧重清肺胃肾之热。黄柏取以泻为补之意，使火去不复伤阴，非有滋阴补肾之功。二药泻肾火，治疗肾经虚火时常同用，如滋肾丸、知柏地黄丸、大补阴丸、虎潜丸。黄柏最大的特点就是治疗湿热、实热、虚热。

黄芩、黄连、黄柏作用相似，均能泻火解毒，治疗热毒疮疡，同用可增强作用，如黄连解毒汤。其中黄连、黄芩更多用，如普济消毒饮、清瘟败毒饮。三者又均能清热燥湿。所谓燥湿，是指用苦味药来治疗湿邪为患的病证。通过燥湿，三者均能治疗湿热痢疾，如葛根芩连汤（芩、连）、枳实导滞丸（芩、连）、白头翁汤、木香槟榔丸（连、柏），但以黄连作用强。无论是泻火解毒还是燥湿，均以黄连最强。

笔者临床体会，黄柏为治疗下焦热病常用之品。若下焦小便不通，属于湿热者，通过用清利湿热、泻火之黄柏，可以祛除壅闭之证，配伍知母作用加强。治疗下部湿热病证，内服、外用黄柏均有良好疗效。

柴胡为治少阳病要药

柴胡为伞形科植物柴胡或狭叶柴胡的根。伞形科柴胡、狭叶柴胡分别习称北柴胡和南柴胡。

柴胡味苦、微辛，性微寒，多用其治疗少阳之热、调理气机。《伤寒论》中应用柴胡的方剂有 10 多首，而以柴胡命名的方剂就有小柴胡汤、大柴胡汤、柴胡加芒硝汤、柴胡加龙骨牡蛎汤、柴胡桂枝汤、柴胡桂枝干姜汤。柴胡的特点是轻扬宣散，疏解肝热，常配伍黄芩以和解少阳。柴胡调达肝气而疏肝解郁，用于治疗肝气郁结、胸胁胀痛、头痛、月经不调、痛经等证。根据古代经验，白芍配伍柴胡，如逍遥散、四逆散、柴胡疏肝散，则可以抑制柴胡升散之性。取柴胡疏肝作用时，剂量不宜太大。

柴胡退热作用强，既可以用于治疗表证发热，又可以用于治疗邪在少阳发热，即往来寒热。少阳为三阳之枢，一旦邪犯少阳，枢机不利，疏泄失调，则症见往来寒热，胸胁苦满，默默不欲饮食，心烦喜呕，口苦，咽干，目眩。柴胡辛散苦泄，疏泄透表，长于疏解半表半里之邪，为治少阳病要药。《药品化义·卷十一》云："所谓内热用黄芩，外热用柴胡，为和解要剂。"说明和解少阳是柴胡与黄芩二药的共同作用。

笔者体会，柴胡升提作用尤强。但火郁发之不宜用柴胡，而应用升麻、牛蒡子等具有清热解毒作用的药物。此二药应用时剂量不能太大。金元时期《医学启源》有"柴胡引胃气上升"之说，也就是认为其有升阳的作用。根据现在的认识，其能够升高血压。高血压患者，使用柴胡后会使血压更高，出现头昏、目眩、烦躁等，严重者会导致阳升风动。所以高血压患者若需使用柴胡，可以配伍具有下降作用特点的牛膝，或者配伍潜降之品。

枳椇子乃解酒要药

枳椇子为鼠李科植物枳椇的带有肉质果柄的果实或种子。

枳椇子能解除酒毒，用于治疗饮酒过度后诸症，并清胸膈之热。民间有"千杯不醉枳椇子"的说法，说明其解酒作用极强。唐代食物学家孟诜介绍说："昔有南人修舍用此木，误落一片入酒瓮中，酒化为水也。"（见《本草纲目·卷三十一·枳椇》）枳椇叶落入酒瓮中，酒就没有酒味了，可见其解酒作用之强。宋代苏颂所著《图经本草·木部·卷十二》也有类似记载，言："枝枸不直，啖之甘美如饴，八九月熟，谓之木蜜。本从南方来，能败酒。若以为屋柱，则一屋之酒皆薄。"

笔者常选用此药治疗酒精性肝病。其剂量可以适当加大，无副作用。病人服用此药后小便的量略微增多。在治疗嗜酒之人其他疾病时，笔者也常常加用枳椇子于处方中。

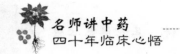

巴戟天解酒毒

巴戟天为茜草科植物巴戟天的根。巴戟天为攀缘藤本，攀附他物向上生长，原产巴郡，故名。

巴戟天味辛、甘，性微温，最早记载于《神农本草经》，主治"阴痿不起"。其作用温和，大凡治肾阳虚的病证均可以选用。其壮阳作用不及淫羊藿强，但二药配伍以后作用加强。取巴戟天补肾阳，常与淫羊藿、仙茅、蛇床子同用。根据补肾作用，本品用于治疗肾虚所致的腰腿无力，现也用于治疗支气管哮喘。有人认为，将巴戟天与山茱萸同用，代替可的松治疗肾病有效。

巴戟天主要是用来治疗肾亏阳痿、早泄、不孕、风湿痹痛、关节酸痛。以其治疗风湿，多用于下肢病变。

《本草衍义·卷七》载巴戟天可以解酒，并能治疗因饮酒导致的脚气病证。

笔者体会，生活中若嗜酒导致身体不适，可以选用巴戟天治疗。临床上具有解酒作用的药物很多，多为芳香性药材，如砂仁、白豆蔻、葛花、枳椇子等。以巴戟天来解除酒毒，后世应用并不多。

雄黄解寒毒

雄黄为硫化物类矿物雄黄的矿石。

李时珍认为"雄黄乃治疮杀毒要药"，主要用于两个方面：一是杀皮肤寄生虫，如疥虫，也用于治疗癣疾；二是用于杀肠道寄生虫，如蛔虫、蛲虫。通常所云解毒多是指解热毒，而雄黄乃辛温之品，自然不能解热毒，应该是解寒毒。从中药应用来看，解寒毒的药物很少，主要有雄黄、硫黄、蜈蚣等。寒毒多由于寒气进入体内，而人体长期受寒气侵袭形成的病证，主要影响血液循环，导致瘀血阻滞，经络不通，出现瘀斑、冻疮、疼痛等。严重者寒毒深入体内，留滞经络、筋骨，造成肌肉关节拘挛疼痛等。雄黄主要用于寒毒痛证，可以配伍温散之品以祛寒毒。同时雄黄也可以用于热毒病证，只是在治疗热毒病证方面必须配伍清热及清热解毒之品。

雄黄能解蛇、蝎等百虫毒。本草书中记载，若人佩之（雄黄），入山林而虎狼伏，入川水而百毒避，所以习称雄黄为解毒要药。民间有在端午节饮用雄黄酒的习俗，就取其解蛇虫毒的作用。雄黄酒是用研磨成粉末的雄黄泡白酒而成。从古代医家的应用经验来看，将雄黄配伍五灵脂以后，解蛇毒的作用加强。

雄黄酒为什么要在农历的端午节饮用呢？因为到了端午节以后，天气逐渐变暖，而蛇是冷血动物，在冬天要冬眠，但天气暖和以后，纷纷从洞穴中爬出。当人们在户外活动时，极有可能被毒蛇咬伤，饮用了雄黄酒以后，就可以免遭毒蛇咬伤，或虽咬伤但毒性也不会大。但从科学的角度来看，饮用雄黄酒并不妥当，因为雄黄酒有毒，对身体有害。所以虽然有饮雄黄酒庆贺端午、驱毒杀虫的习俗，但最好还是不要饮用。雄黄的主要成分是硫化砷，砷是提炼砒霜的主要原料，所以即使喝剂量很小的雄黄酒，也可能会对肝脏造成伤害。由于雄黄毒性太大，所以不能直接内服，一般多入丸、散剂。

笔者临床体会，治疗寒毒病证，雄黄还是以外用为主，内服时剂量应小。雄黄外用又能驱蚊，将香附、苍术、雄黄、樟脑研为细末，和匀，以点蚊香的方法驱蚊。

金银花解多种毒

金银花为忍冬科植物忍冬的干燥花蕾或初开的花。一般植物在冬天叶片凋谢，而金银花植物叶片在冬天时仍然是绿色的，能忍受冬天的严寒，

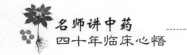

故称忍冬。其花初开时呈银白色，逐渐转为金黄色，植株上既有银白色花又有金黄色花，故名。金银花又称二花、银花、忍冬花。本品以完整、色黄白、肥大者为佳。

金银花味甘，性寒。李时珍云金银花治"一切风湿气，及诸肿毒、痈疽疥癣、杨梅诸恶疮，散热解毒"。其解毒疗效尤佳。

金银花可解多种毒。①解疮毒。金银花在治疗疮疡方面具有很好的疗效。谚语云："清热解毒金银花，人人都把它来夸。"其对于各种热毒疮疡均适用。在所有清热解毒药中，金银花由于作用强，口感好，带有清香气味，非常受人们的喜爱。《医学真传·辨药大略》云："余每用银花，人多异之，谓非痈毒疮疡，用之何益？盖银花《别录》名忍冬藤。以银花之藤，至冬不凋，乃宣通经脉之药也。又一本之中，花有黄、白，气甚芳香，故有金银花之名。金花走血，银花走气，又调和气血之药也。通经脉而调气血，何病不宜？岂必痈毒而后用之哉！"这对金银花的作用部位进行了阐明。按照此说，金花走血，银花走气，可作为临床参考用药。不过现药房不分金花、银花，而统称金银花。②解毒痢。金银花对于毒痢、里急后重、大便下血具有较强的治疗作用。③解毒蕈之毒。据《墨庄漫录·卷三》载，有5位僧人，采得蘑菇一丛，食用以后到半夜出现呕吐。其中3人赶快生吃鸳鸯草（即金银花藤），病愈；而另2人不吃鸳鸯草，结果导致呕吐而死。洪迈《夷坚志》也记载忍冬藤具有解药物中毒的作用。④解温热毒邪。金银花对温热病邪气在卫、气、营、血四个阶段的病证来说，均为首选之药。临床只要见到温病热毒就可以选用。因其口感好，宜于病家接受，乃解毒要药。

忍冬作为药用，有金银花和忍冬藤两种。通常所说的忍冬指的是藤茎。忍冬的藤茎、花作用相似，为治疗疮肿的要药。用忍冬藤治疗疮肿既可以内服，也可以外用。

夏季可将金银花泡水饮服，以解暑毒、痱毒，其作用甚于菊花。使用金银花剂量应大些。

拳参可代白蚤休

拳参为蓼科植物拳参的干燥根茎。

拳参清热解毒，用于治疗疮痈肿痛、乳痈、瘰疬、痔疮、水火烫伤、毒蛇咬伤等证。可以本品捣烂敷于患处，或煎汤外洗。

拳参的药材形态与白蚤休（七叶一枝花）相似，其作用也类似于白蚤休，但拳参颜色偏暗，故称拳参为紫参、红蚤休。二者又都有重楼、草河车的别名。在书写处方时，拳参可用红蚤休一名。拳参可用于治疗多种癌症，如肺癌、肝癌、胃癌。如用拳参治疗食管癌，能使胸腹胀闷、吞咽困难等症状消失，癌肿缩小。二药清热解毒，为治疗疮疡的药物；白蚤休解毒作用强于拳参，善疗痈疽疔疮。所谓"七叶一枝花，深山是我家。痈疽若遇者，一似手拈拿"，说的就是白蚤休治疗疮疡疗效好。现亦常用白蚤休治疗神经性皮炎、慢性支气管炎、蛇虫咬伤等。二药均能活血止痛，用于治疗瘀血病证、癌症；均能止痉，用于治疗惊风抽搐证，但白蚤休多用。拳参能止痢，凉血止血，利湿，用于治疗热痢、下痢脓血、湿热泄泻、血热妄行所致出血、湿热黄疸、水肿等。拳参尤以治疗里热所致之痢疾、腹泻疗效为佳。

笔者临床体会，拳参可以作为白蚤休的代用品。笔者在治疗痤疮时，若热毒重则选用拳参，若需美容则选用白蚤休。二药同用，清热解毒作用更强一些。

蝉花可代冬虫夏草

蝉花俗称大虫草、金蝉花，属于虫生真菌。其形成过程是：蝉的幼虫在羽化前被虫草菌感染、寄生，当气候环境适宜时，吸收虫体的营养转化成菌丝体，最终虫体被菌丝体完全占据而只剩下一个躯壳。万物复苏时节，菌丝体渐从顶端分枝发芽，且形似花朵，故而称为蝉花。

蝉花味甘，性寒，出自宋代《证类本草》。《本草纲目》记载其主治

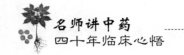
惊痫、夜啼、心悸。蝉花的记载历史比冬虫夏草早 800 年左右，但天然的蝉花非常稀少，故不被人们所熟悉。

在自然界里，说到虫和植物结合而成的中药材，人们首先会想到冬虫夏草。实际上，蝉花也是这样一种药材，与冬虫夏草同为外形具有动物和植物形态特征的奇妙生物。冬虫夏草为冬虫夏草菌寄生在蝙蝠蛾科昆虫幼虫上的子座及幼虫尸体的干燥复合体，因成品虫体似蚕，子座似草而得名。

冬虫夏草简称冬虫草、虫草，味甘，性平，可补肾益肺、止血化痰，用于肾阳不足、精血亏虚之阳痿遗精、腰膝酸痛、久咳虚喘、劳嗽痰血，为平补肺肾之佳品。虫草对于肺虚病证，尤其是肺痨病证治疗效果好。现在认为其能调节免疫系统功能，抗肿瘤，抗疲劳，增强机体耐寒能力，抗心律失常，同时可扩张支气管，改善肾功能，减轻毒性物质对肾脏的损害。冬虫夏草还能调节造血功能，减轻动脉粥样硬化。冬虫夏草对于老、少、病、弱、虚者皆宜服用，比其他种类的滋补品有更广泛的药用价值。冬虫夏草的价格目前非常昂贵，使用时将其研末入胶囊服较为适宜。

冬虫夏草价格贵，药源稀少。现认为蝉花作用与冬虫夏草相似，故可以代之。蝉花可以煮水当茶喝，简单有效；也可以与肉类产品炖吃；或用来泡酒喝；或将蝉花磨成粉，装进胶囊服用。现临床用蝉花治疗多种肾病，提高抗病力。蝉花与冬虫夏草适宜人群基本相同，但因蝉花性寒，冬虫夏草性微温，故有体寒用虫草、体热用蝉花的说法。蝉花作为冬虫夏草的代用品，同样可以达到滋补养生的目的。蝉花、冬虫夏草均以单独应用为佳。

赤石脂可代灶心土

赤石脂为单斜晶系的多水高岭土。膏之凝者曰脂，为石，其色赤，故名。

赤石脂味甘、涩，性温。赤石脂的使用历史悠久，早在《伤寒论》中张仲景就将其作为治疗久泻之品。其对于肠道病证的泄泻、久痢有一定治疗作用。此外，还可以用于治出血病证，尤其是对于胃肠出血、阴道出血具有良好的效果。将赤石脂外用也能达到收敛的目的，不过一般不将其作为首选药物使用。笔者体会，此药对于阴道出血也有良好的治疗效果。

中药灶心土为烧木材或杂草的土灶内的焦黄土块。因伏龙为灶神之名，故又名伏龙肝。灶心土味辛，性温，可温中止血，用于治疗脾虚寒、脾不统血之出血病证，尤其对吐血、便血疗效好，可单味应用。本品能温暖中焦，收摄脾气而止血，为温经止血之要药；能止呕，用于脾胃虚寒、胃气不降所致的呕吐，也可用治反胃、妊娠呕吐；能止泻，用于脾虚久泻，常与干姜、白术等配伍应用。灶心土入煎剂时应该包煎，因为入汤剂容易使汤液浑浊，不便于饮用。若遇到胃中虚寒疼痛、呕吐，在有条件的地方，可以用其泡水饮服来治疗。

因为现在烧柴火灶者很少，故灶心土已经极难寻求。赤石脂、灶心土二者的药用特点很相似，均能止血、止泻、温中，所以古今方中需用灶心土者，可以用赤石脂代之。使用赤石脂时，剂量应稍大一些。

竹茹功似枇杷叶

竹茹为淡竹去掉绿色层后所剩下的纤维，亦即竹二青。

竹茹是性质平和之品，能清热化痰、清胃止呕，主要用于肺胃病证。竹茹与枇杷叶功用相似，但竹茹偏治胃的病变，枇杷叶偏治肺的病变。也就是说，竹茹擅长止呕，枇杷叶擅长止咳。竹茹因药材疏松，占容积大，入煎剂需水量大，所以在取其化痰作用时，多以枇杷叶代之。

竹类药包括竹叶、竹叶卷心、竹茹、竹沥、天竺黄，均性寒。竹叶主要作用是清热除烦、清心利尿；竹叶卷心侧重于清心除烦；竹茹则清热化痰、清胃止呕；竹沥偏于清热豁痰、定惊透络；天竺黄亦名天竹黄，偏于清热化痰、息风定惊。从清热作用来看，竹沥作用最强，天竺黄次之，竹叶最弱。竹茹、竹沥、天竺黄均可清热化痰，治痰热咳喘。

笔者临床体会，竹茹作用平和，化痰力量不强，需重用方能达到效果。

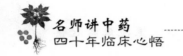 荆芥忌鱼

荆芥为唇形科植物荆芥的地上部分，原名假苏，李时珍解释因气味辛香似苏之故。荆，落叶灌木，亦含荆楚之意；芥，小草之意。荆芥意即生长于荆楚之地的一种草本植物。

荆芥味辛，性微温，最早记载于《神农本草经》。荆芥治疗皮肤瘙痒效果好，也可治疮毒初起。荆芥穗解表作用更强一些。《图经本草》云："近世医家治头风、虚劳、疮疥、妇人血风等，为要药。"强调荆芥可治疗血风病证。因其轻扬疏风，温而不燥，性质平和，故疹透不畅、疮毒初起多用之。《本草备要·卷一》记载，荆芥所治病证较防风所治更为表浅。所以，治疗外感应首选荆芥，若病邪逐渐加深，则配伍防风。因防风入骨，所以治风湿痹痛用之。

古代本草书中记载，荆芥与鱼不能同时应用。《本草纲目》中许多"鱼类"条下亦有忌用荆芥说。所以在临床上使用荆芥时，应告诫病家最好不要吃鱼。嫩荆芥亦可以作蔬菜食用，吃鱼时也不要食用荆芥。

笔者临床体会，荆芥、防风，治疗痤疮、蝴蝶斑、扁平疣、雀斑有一定疗效，亦可治疗面色晦暗，从而起到美白靓肤的作用，二药配伍应用效果要好些。现认为荆芥能抗过敏，可用于治疗过敏性疾患，尤其是治疗瘙痒，配伍枳壳后止痒作用强。

葱白不与蜂蜜同用

葱白为百合科植物葱近根部的鳞茎。

《金匮要略·果实菜谷》载"生葱不可共蜜食之，杀人，独颗蒜弥忌""食糖蜜后，四日内食生葱蒜，令人心痛"。在明代以后的本草著作中多记载，"生葱同蜜食，作下利。烧葱同蜜食，壅气杀人"。

笔者曾在湖北老年大学讲授中医食疗课时，班上有一学员告知，其一朋友因同时误食蜂蜜和葱，且一次性食用过多，最后经抢救无效死亡。录

此以示警示。蜂蜜的营养成分比较复杂，葱蜜同食后，蜂蜜中的有机酸、酶类遇上葱中的含硫氨基酸等，会发生生化反应，产生有毒物质，刺激肠胃而导致腹泻。所以，生活中最好不要将二者同用。

被雨水淋后，可以葱白、生姜煎水内服，有预防感冒的作用。临床所用之葱白指的是小葱的白色部分，也有用大葱者，但小葱的医疗作用要强一些。葱白在治疗感冒方面，因作用弱，多只作辅助药物使用。

川乌有大毒，配伍蜂蜜则安全

川乌为毛茛科植物乌头的母根。李时珍指出，初种为乌头，像乌之头也。附乌头而生者为附子，如子附母也。乌头如芋魁，附子如芋子，盖一物也。因产于川地为佳，故名。通常所云乌头指的是川乌。

川乌味辛、苦，性热，有大毒。川乌之毒性成分乌头碱不耐高热，所以久煎能降低毒性。临床若用乌头后导致中毒，可出现舌、四肢或全身发麻、恶心、呕吐、烦躁不安，甚或昏迷、皮肤苍白、心慌气短等。临床应用可久煎或配伍蜂蜜以降低毒性。汉代张仲景在《金匮要略》中载有"乌头煎"一方，就是将乌头大者五枚"以水三升，煮取一升，去滓，内蜜二升，煎令水气尽，取二升。强人服七合，弱人服五合。不瘥，明日更服，不可一日再服"。其中的蜂蜜既可以制乌头之毒，又可以增强药效。所以为安全用药，遵张仲景的用法，应将乌头与蜂蜜同用。

《本草纲目·卷十七》中的乌头指的是草乌，而非川乌。草乌的作用与川乌相似，但毒性更大，作用更强。

川乌在临床使用时应从小剂量开始，逐渐加大剂量，或与蜂蜜同用。川乌散寒作用很强，俗称逐寒湿，因此止痛作用也强，主要用于风湿痹痛重证。其尤善于祛除骨节间寒湿，也就是风湿性关节炎寒邪偏盛、冷感明显者。

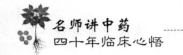
甘遂泻水逐饮，外用较安全

甘遂为大戟科植物甘遂的块根。

甘遂有毒，能泻水逐饮，用于水饮内停所致水肿、臌胀、停饮、胁肋疼痛。其力猛，可致峻泻，使体内潴留的水饮得以迅速排泄体外，为峻下之品。《本草新编·卷四》云"（甘遂）破癥坚积聚如神，退面目浮肿，祛胸中水结，尤能利水。此物逐水湿而功缓，牵牛逐水湿而功速。二味相配，则缓者不缓，而速者不速矣"。其实甘遂泻下逐水力量很强，较之牵牛子要强得多。

甘遂不宜与甘草同用。笔者曾经误将甘遂、大戟、芫花等研末做成丸剂治疗肝硬化腹水，病人内服无不良反应，后又将含有甘草的煎剂让病人内服，结果导致病人恶心、呕吐。后停用内服药后，恶心、呕吐症状很快消失。由此证明甘遂等的确不能与甘草同用。

从传统用药来看，甘遂内服剂量不能过大，因其可能产生剧烈腹痛、水样大便，以及恶心、呕吐、头痛、头晕、心悸等。但若将其外用，如敷肚脐，既有很强的利水作用，也不会出现明显的副作用。将其外敷肺俞穴治疗咳喘，取冬病夏治法，亦无明显的副作用。因此，甘遂外用是安全的。甘遂、大戟、芫花均能泻水逐饮，用于治疗胸胁停饮、水肿胀满的病证，常同用，如十枣汤、舟车丸。甘遂泻下作用尤强，大戟与甘遂的作用基本相似，只是稍弱些，但也属于峻猛之品。

笔者临床体会，将甘遂等峻下药同用外敷神阙穴，治疗肝硬化腹水效果明显。笔者验方腹水消肿散：甘遂 10 g，大戟 10 g，芫花 10 g，延胡索 10 g，细辛 10 g，麝香 0.3 g，樟脑 5 g。将上述药物研成细粉，用陈醋调匀备用。先将肚脐眼用麻油外搽，再将调好的药敷在上面，外面再覆盖一层不透气的胶布或塑料等，以利于药汁渗透入体内。此方具有峻下逐水、通利二便的作用。

川芎不可重用

川芎为伞形科植物川芎的根茎。"人头穹窿穷高，天之象也。此药上行，专治头脑诸疾，故有芎䓖之名"。本品又以川地产者为佳，故名川芎。

川芎味辛，性温，功用以祛风为主，现临床以活血行气更多用。《大明本草》云其主治"一切风、一切气、一切劳损、一切血"，乃临床常用之品。有人认为川芎可以用于治疗肝阳上亢所致头痛，根据其升散的特点，并结合古代的用药经验，对此应持慎重态度。

川芎乃治疗瘀血的要药，凡身体各部位所致瘀血病证均可以使用。其特点是辛温走窜，走而不守，可上行巅顶，下达血海，内入脏腑，外走皮毛，旁开四肢。所以凡是有瘀血者，此药为首选之品。本品活血祛瘀兼能行气，为血中之气药，主治血瘀所致的多种病证，如胸胁刺痛、跌打肿痛、闭经、痛经、月经不调、风湿痹痛、寒痹痉挛、痈疽、疮疡以及产后瘀阻腹痛等。

川芎尤以治疗头痛为常用，凡风寒、风热、风湿、血瘀、血虚等多种头痛均将其作为首选之品。金元时期的张元素在《医学启源·药类法象》中曰其为"血虚头痛之圣药也"。所以前人总结有"头痛不离川芎"之说。在治疗头痛方面，川芎、柴胡主治少阳部位的偏头痛，但川芎偏温，柴胡偏寒。根据现在的认识，川芎具有麻醉大脑的作用，又由于辛散力量强，若用量大容易导致脑血管破裂而中风，故不可大剂量使用川芎。

使用川芎时，根据前人的认识，剂量一般应限制在 12 g 以内，不宜久用。其辛温走窜，行散力量强，可以治疗全身部位的疾患，尤以治疗风湿痹痛常用。治疗现代医学所说的颈椎病、腰椎病，皆以川芎为首选之品。川芎配伍延胡索后，止痛作用增强。

木香使用剂量不宜过大

木香为菊科植物广木香或川木香的根。

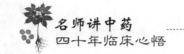
木香味苦、辛，性温。木香有广木香、云木香、川木香之分。广木香主产于南亚，以往多从广州进口，故名，其质量好，香气较浓。广木香也曾称为青木香，但现在的青木香是另一种药，为马兜铃的根。国产云南者称为云木香，四川产者称川木香。现在所用云木香是用广木香的种子在中国种植者，因此广木香与云木香的作用基本是相同的，但传统认为广木香的作用更强一些。

木香的行气作用较强，其香气浓，善走脾胃，故习惯上认为其主治脾胃、大肠病证。从临床来看，木香也善治肝胆病变，如胁痛、口苦、黄疸。现在临床用木香治疗全身各种气滞病证。

笔者体会，按照倪朱谟的认识，木香香燥而猛，不可量大；根据先师熊魁梧教授的经验，用木香时剂量应限制在6g以内，因为木香虽行气，但同时也耗气。先师曾治一例胃溃疡病人，胃痛多年，前医投以香砂六君子汤，并无效果；后延先师诊之，仍投以香砂六君子汤，竟有奇效。病家不解，我等学生亦不解，乃求教于师。师云诸医皆以木香行气，而不知亦耗气耳，若妄用之，剂量偏大，非但无效，反致疼痛更甚。胃溃疡者，病程多长，若木香量大，非行气实乃耗气耳，气耗则疼痛更重，由此形成恶性循环，故切不可急功近利。所以临床有时又将香砂六君子汤中的木香改为香附，因香附不耗气。胃痛日久，情志一定不畅，香附疏肝，正好合拍。

治疗腹部气滞，笔者多将木香、香附、乌药、枳实四药同用，这样较单用行气作用强。

砂仁使用剂量不可过大

砂仁为姜科植物阳春砂、绿壳砂或海南砂的成熟果实，以个大、坚实、仁饱满、气香浓、搓之果皮不易脱落者为佳。

砂仁芳香，化湿行气，用于治疗湿阻或脾胃气滞之脘腹胀痛、食少纳差，以寒湿气滞者最为适宜。本品与补益药同用，则是取其行气健胃之功，可使补益药补而不腻。本品实为醒脾调胃要药。其可以治疗病在上焦的湿浊、中焦的呕吐、下焦的胎动不安，乃温中和气之药也。若上焦之气横逆而不下，下焦之气抑遏而不上，中焦之气凝聚而不舒，用砂仁治之，奏效最捷。此药辛香而窜，温而不烈，利而不削，和而不争，通畅三焦，温行六腑，暖肺醒脾，养胃益肾，疏达肝胆不顺不平之气。砂仁虽治多部位病变，但从治疗的重点部位来看，主要还是中下焦病变。因芳香之气较浓，使用时剂量不宜太大，否则反致耗气。笔者体会，香砂六君子汤中的砂仁剂量不宜过大，这是因为此方所治胃脘气机不利，病程一般较长，且多伴有肝郁征象，砂仁剂量大不利于气机疏通，量小反有四两拨千斤之效。先师熊魁梧教授使用白豆蔻、砂仁、薄荷、远志、木香、升麻这几味药时，每味药剂量多限制在 6 g 以内。笔者受先师影响，一般也是这样用的。

在食物中应用砂仁可以促进食欲、促进消化。若治食欲不振，可以单用，研末吞服。

寻骨风祛风湿作用强，但不宜常用

寻骨风为马兜铃科植物绵毛马兜铃的根茎或全草，因治疗骨节间风湿作用较强，故名。

寻骨风祛除风湿，用于治疗风湿痹痛、肢体麻木、筋脉拘挛、关节屈伸不利，可单用水煎，或酒浸，或制成浸膏服。因止痛之功，其亦用于治疗胃痛、牙痛、痛肿。现在发现，寻骨风含有毒性成分马兜铃酸，部分病人服用后可能产生恶心、呕吐、头晕、乏力、心慌等症状，所以使用此药应谨慎。

笔者过去常喜用此药，但现在由于认识到其有毒性，为防止给病人、自己带来麻烦，现极少使用此药。若使用时，一般使用时间很短，剂量也不大。

马兜铃有毒，不宜常用

马兜铃为马兜铃科植物北马兜铃的成熟果实。

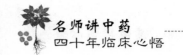
早些年发现马兜铃有毒，其主要有毒成分是马兜铃酸，轻者引起恶心呕吐，重者主要是损伤肾脏，引起肾功能衰竭。因此，在应用马兜铃时一定要严格掌握其适应证。为安全起见，最好不用或少用此药，或者使用时间不宜过久。从目前的研究来看，马兜铃、青木香、天仙藤、关木通、寻骨风、细辛、木防己中都含有马兜铃酸，所以在使用这些药物时，应持谨慎态度。

从传统的应用马兜铃的情况来看，马兜铃多是蜜炙后应用，这样可以减轻其毒性，达到安全用药的目的。笔者一般不轻易选用此药，以防给病家带来麻烦。

防己不宜常用

防己为防己科植物粉防己及马兜铃科植物广防己的根。前者习称汉防己，后者习称木防己。

古代本草书中记载的防己不分汉防己、木防己。唐代甄权《药性本草》云防己"有小毒"。近年来发现，应用汉防己剂量过大可发生中毒，表现为呕吐、震颤、四肢麻痹，严重者致人死亡。

防己苦寒之性较重，从理论上来说，可以治疗热痹，但笔者从多年的临床实践中发现，有些辨证属于热性的风湿痹痛，用寒性之药来治疗时，往往不能达到预期的效果。热痹用清热之药治疗，会导致疼痛加重，故只能选用散寒之品，稍佐清热之药。防己极易伤阳气，笔者实践体验，以防己治疗风湿疗效不佳，且因其口味非常苦，病人难以接受。苦寒伤胃、伤阳，若非临床必需，笔者多不选用之。

防己在张仲景的书中早有应用，如己椒苈黄丸、防己黄芪汤、防己茯苓汤等。

洋金花内服宜慎

洋金花为茄科植物白曼陀罗的花，又名曼陀罗。

洋金花有毒，具有很强的平喘止咳、镇痛、止痉作用，只能用于治疗痰少或无痰的病证。其含有阿托品成分，会抑制腺体分泌，导致口干，使呼吸道的分泌物减少，痰多者则使痰液变得黏稠，难以咳出来，从而会阻塞呼吸道。所以痰多病证不能使用本品治疗。

洋金花有麻醉作用，当咳喘厉害时，应用洋金花就能缓解支气管平滑肌的痉挛，从而达到缓解咳喘的目的。李时珍记载此药："相传此花笑采酿酒饮，令人笑；舞采酿酒饮，令人舞。予尝试之，饮须半酣，更令一人或笑或舞引之，乃验也。"讲的就是洋金花具有麻醉作用。因其止痛，故可以治疗风湿痹痛，现有用其治疗风湿性关节炎、类风湿关节炎者。

洋金花可以外用。笔者将洋金花配伍散寒止痛、祛风除湿之品，煎水外敷，具有止痛作用。洋金花作为内服药使用时，应严格控制剂量。笔者曾遇见一位医生因将洋金花、罂粟壳同用治疗哮喘，险致病人死亡的案例。作内服药使用时，二药不宜同时使用，因为这样毒性更大，极不安全。

龙骨，治颈椎病不可轻易选用

龙骨为古代大型哺乳动物象、牛、马等动物骨骼的化石。

龙骨味甘、涩，性平，最早记载于《神农本草经》。临床比较多用的是取其平抑肝阳之效，以治疗惊悸，如张仲景的桂枝甘草龙骨牡蛎汤、桂枝加龙骨牡蛎汤等。因其能收敛，故可以治疗体虚滑脱的病证。从临床应用来看，多用治遗精、滑精，如金锁固精丸。根据其收敛作用，有人认为其可以止血，用治尿血、肠风下血等病证，不过从使用来看，一般不将其作为止血主药使用。

笔者在临床上多次遇到一些颈椎病病人因前医误投龙骨、牡蛎而出现严重不适者，故应予注意。笔者体会，治疗颈椎病不宜轻易选用龙骨，因其为收涩之品，会使病情加重。这是因为颈椎病的发病多因血管收缩，致使血循不畅，若再用收涩之品，会导致血液更加不畅而致病情加重。冠心病患者也应慎用龙骨、牡蛎。

有一病友，患颈椎病 10 多年，发作时如坐舟车。笔者对其行推拿手法，并结合药物治疗，后病情稳定，已经 5 年未有发作。一女性病人因妇科疾病带下多就医，妇科医生乃投以龙骨等收涩之品，致使该病人服药第二日即发作颈椎病，稍活动即恶心呕吐、天旋地转。笔者乃用通经活络之品，结合手法治疗使其病缓解。

笔者有一首经验方龙牡涩精膏（煅龙骨 20 g，煅牡蛎 20 g，莲须 10 g，莲子心 10 g，莲子 15 g，山茱萸 15 g，熟地 15 g，山药 15 g，茯苓 15 g，丹皮 10 g，泽泻 10 g，五味子 10 g，芡实 15 g，金樱子 10 g，覆盆子 10 g，沙苑子 15 g，菟丝子 15 g，桑螵蛸 15 g），具有收敛固精、培补肾气的作用，治遗精早泄、腰膝酸软、精液较清稀、疲倦乏力，亦治小便频数。

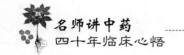

郁李仁祛头风

郁李仁为蔷薇科落叶灌木欧李、郁李或长柄扁桃的成熟种子。郁，馥郁也，花、实皆香，果实如小李子，故名。

郁李仁利小便，主大腹、面目及四肢水肿。郁李仁利水不损正气，适宜肝、肾、心脏病引起的水肿，尤其兼有大便不畅者，更为适宜。

郁李仁质润而性降，除润下作用外，还有下气特点，其通便作用较杏仁、麻仁为胜，但又不及大黄、番泻叶强，临床上主要用于治疗肠燥津亏较重者。临床上与麻仁、杏仁、桃仁、柏子仁、肉苁蓉等同用，治疗年老或产后血虚便秘或习惯性便秘效果良好。

郁李仁可治疗头风，此病乃以慢性阵发性头痛为主要临床表现，病程较长，缠绵难愈，易于复发。陈士铎《辨证录·卷二》有一首方剂，名为散偏汤，治疗各类偏头痛，其中就含有郁李仁。患者服用后疼痛消失快，且可以保持较长时间不发作。《本草新编·卷五》云郁李仁"入肝、胆二经，去头风之痛。又入肺，止鼻渊之涕。消浮肿，利小便，通关格，破血润燥……虽非常施之品，实为解急之需也。"其治疗头风的机制，乃因苦以降泄气血，加之"善入肝，以调逆气，善于通达上下"，使气血调达。

笔者临床体会，治疗头痛，可以选用郁李仁，笔者验方芎蔓止痛汤中用之，参看"蔓荆子"条。

泽兰减肥

泽兰为唇形科植物毛叶地瓜儿苗的地上部分。

《神农本草经》认为泽兰主"大腹水肿、身面四肢浮肿、骨节中水"，这一点和益母草作用相似。而从临床用药来看，泽兰所治大腹水肿，以肝的病变为多，而益母草以肾病多用。由于泽兰能利水，笔者常用泽兰、益母草治疗妇科痛经、经闭，消除炎症和尿蛋白。

笔者临床体会，泽兰、益母草均具有减肥瘦身的作用。二药同用既能用于妇科疾患，又能治疗肥胖，常用量各为 15 g。泽兰作用较平和，使用时剂量可以稍大一些。由于泽兰和益母草的功效非常相近，所以临床可以泽兰代益母草使用。李时珍、缪希雍等医家均认为泽兰为妇人经产要药，主治妇科疾病，但笔者更多用二药减肥瘦身。

乳香活血作用强

乳香为橄榄科植物乳香树及其同属植物皮部渗出的树脂。

乳香活血行气止痛，用于治疗一切气滞血瘀引起的痛证，如胸痹心痛、胃脘疼痛、痛经、经闭痛、跌打损伤瘀肿疼痛、风寒湿痹痛。乳香辛散走窜，内能宣通脏腑气血，外可透达经络肢节。乳香因活血作用强，也称为破血之药，较姜黄力甚。

乳香、没药均能活血化瘀，作用相似，常配伍同用，治疗跌打损伤、瘀血肿痛，如仙方活命饮、活络效灵丹中均含有乳香和没药。两药也同用治疗经闭、痛经。乳香、没药入煎剂味道不好闻，往往导致病人恶心、反胃、胃中嘈杂等，病人难以接受，所以更多的是外用，尤其是用治跌打损伤，如七厘散中即含有此二药。乳香止痛力强，行气力强于没药；没药偏于活血散瘀，破泄力大，散瘀力优于乳香。

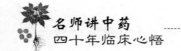

笔者尤其喜用乳香，用来外治疼痛、肿块、瘀血等，特别是骨质增生病证，与没药配伍后效果好。笔者验方骨质增生消退散（见"白芥子"条）中就有乳香。此方具有祛风散寒、活血止痛的作用，主治各个部位的骨质增生、疼痛、风湿痹痛。

附录　药名索引

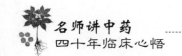

名师讲中药
四十年临床心悟

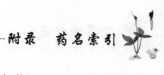

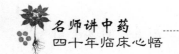

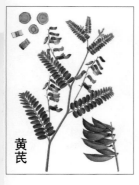

黄芪

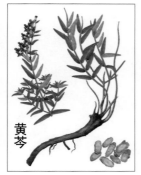

黄芩

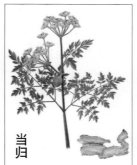

当归

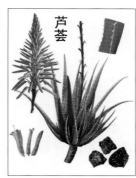

芦荟

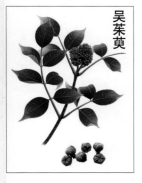

吴茱萸

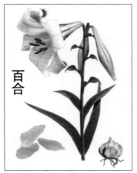

百合

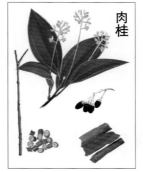

肉桂

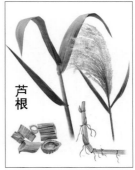

芦根

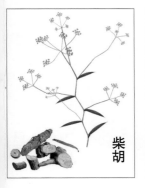

柴胡

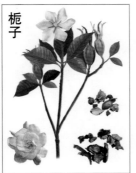

栀子

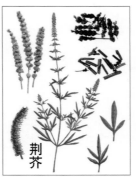

荆芥

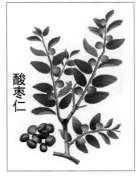

酸枣仁

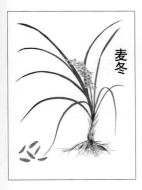

麦冬

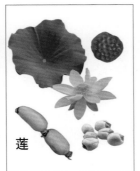

莲

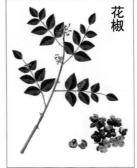

花椒

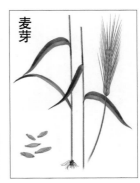

麦芽

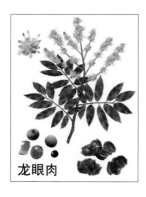

龙眼肉

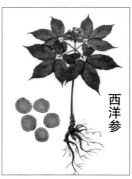

西洋参

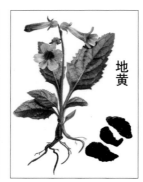

地黄

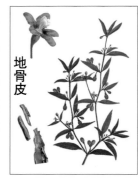

地骨皮

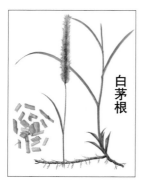

白茅根

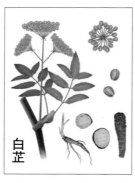

白芷

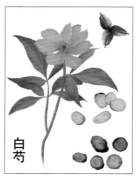

白芍

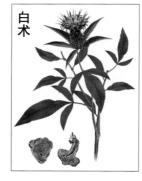

白术

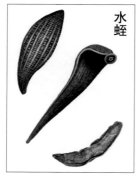

水蛭

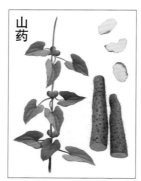

山药

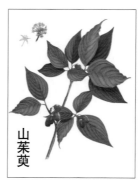

山茱萸

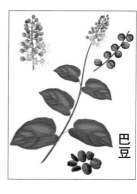

巴豆

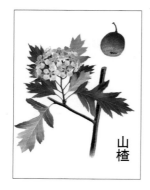

山楂

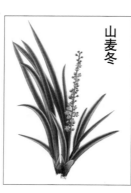

山麦冬

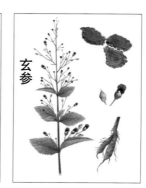

玄参

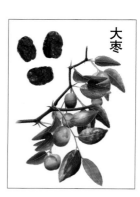

大枣